超声医学典型病例荟萃

主编 闫瑞玲 谢峰 周祖邦

科学技术文献出版社
SCIENTIFIC AND TECHNICAL DOCUMENTATION PRESS

·北京·

图书在版编目（CIP）数据

超声医学典型病例荟萃/闫瑞玲，谢峰，周祖邦主编 . —北京：科学技术文献出版社，2020.8

ISBN 978 - 7 - 5189 - 7027 - 8

Ⅰ. ①超… Ⅱ. ①闫… ②谢… ③周… Ⅲ. ①超声波诊断—病案 Ⅳ. ①R445.1

中国版本图书馆 CIP 数据核字（2020）第 156729 号

超声医学典型病例荟萃

策划编辑：张　微　　　责任编辑：张九州　　　责任校对：赵　瑷　　　责任出版：张志平

出 版 者　科学技术文献出版社
地　　址　北京市复兴路 15 号　邮编　100038
编 务 部　（010）58882938，58882087（传真）
发 行 部　（010）58882868，58882870（传真）
邮 购 部　（010）58882873
官方网址　www. stdp. com. cn
发 行 者　科学技术文献出版社发行　全国各地新华书店经销
印 刷 者　北京军迪印刷有限责任公司
版　　次　2020 年 8 月第 1 版　2021 年 3 月第 2 次印刷
开　　本　787×1092　1/16
字　　数　479 千
印　　张　20.75
书　　号　ISBN 978 - 7 - 5189 - 7027 - 8
定　　价　198.00 元

《超声医学典型病例荟萃》
编委会

主　编

闫瑞玲　联勤保障部队第九四〇医院
谢　峰　兰州市第二人民医院
周祖邦　甘肃省人民医院

副主编

左思阳　联勤保障部队第九四〇医院
张新华　甘肃省人民医院
吴　平　兰州市第二人民医院
韩智勇　兰州市第二人民医院
杨志杰　苏州明基医院
方玉军　联勤保障部队第九四〇医院
傅　民　庆阳市人民医院
于晓辉　联勤保障部队第九四〇医院
常　虹　联勤保障部队第九四〇医院
付晓燕　联勤保障部队第九四〇医院
杨清雅　武威市人民医院
杨冬梅　凉州区中西医结合医院
王小明　成县人民医院
欧兴密　联勤保障部队第九四〇医院

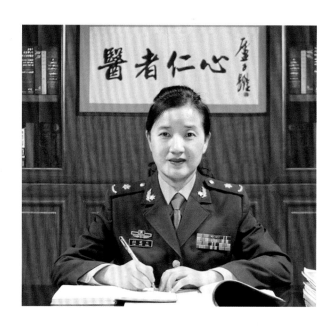

主编简介

闫瑞玲，主任医师，教授，硕士研究生导师，技术四级，文职二级，联勤保障部队第九四〇医院（原兰州军区总医院）超声医学中心主任。2015年荣获"全军优秀超声医师"荣誉，享受军队优秀专业技术人才岗位津贴。兼任全军超声医学专业委员会副主任委员，甘肃省超声医学专业委员会主任委员，中国工程学会心脏超声学会常务理事，中国医学影像技术研究会超声分会常务理事，中国医药教育学会超声分会常务理事，中华医学会超声专业委员会心脏组委员，海峡两岸医药卫生交流协会超声医学专家委员会常务委员。甘肃省医师协会超声分会副会长，甘肃省超声医学工程学会副会长，甘肃省中西医结合超声专业委员会副主任委员，甘肃省老年医学会超声专委会副主任委员。

主要研究方向：心血管超声、经食管超声、胎儿心血管超声、微创介入超声等。

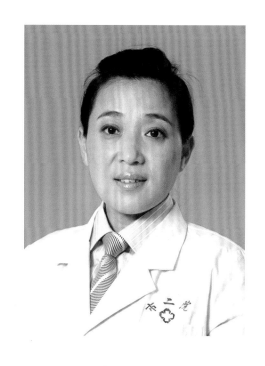

主编简介

谢峰，主任医师，硕士生导师，现任兰州市第二人民医院副院长。兰州市领军人才，兰州市第五届青年科技奖获得者，兰州市"151"人才，金城名医、金城模范医生。兼任中国超声医学工程学会腹部委员会常务委员，中华医学会儿科学分会超声医学学组委员，中国医师协会超声医学会儿科专委会委员，中国医疗促进会超声专业委员委员，中国医药教育协会超声专业委员会儿科学组常务委员，甘肃省医学会超声专业委员会副主任委员，兰州医学会超声专业委员会主任委员，兰州市超声医学质量控制中心主任等。

主要研究方向：肝胆胰消化道超声造影、新生儿超声医学、微创介入治疗。

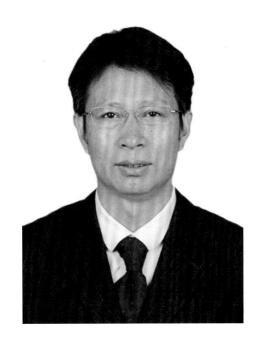

主编简介

　　周祖邦，主任医师，教授，硕士研究生导师，现任甘肃省人民医院超声医学科主任。甘肃省重点学科学术带头人。兼任中国超声医学工程学会介入超声专业委员会常务委员，中国抗癌协会肿瘤消融专业委员会常务委员，中国医师协会介入医师分会委员，中国医师协会超声分会介入委员会委员，中华医学会超声分会青年委员，中国超声医学工程学会委员，中国医药教育学会超声分会常务委员，中国超声医学工程学会颅脑超声专业委员会委员，甘肃省超声医学工程学会副会长及青委会主委，甘肃省医学会超声专业委员会副主任委员，甘肃省医师协会超声分会副会长，甘肃省中西医结合超声专业委员会副主任委员。

　　主要研究方向：介入超声。

前　言

近年来，超声医学飞速发展，随着彩色多普勒、三维超声、声学造影、弹性成像及介入超声等多种技术的不断研发，超声检查以其实时、便捷、无辐射、高效及检查费用低廉等优势在临床诊疗中发挥着越来越重要的作用，尤其在妇产、小儿以及心脏血管等疾病诊疗方面，超声医学有着不可替代的优势。然而，超声对疾病的检出率及其诊断疾病的准确性与超声医师的诊断水平、临床经验密切相关。为了提高超声医师对不常见疾病、声像图不典型疾病的认知，增长见识，拓宽诊断思路，提高专业技术水平，遂收集甘肃省各大医院的特殊病例，整理汇总，编撰成书，以供大家学习。

本书共收集 78 例疑难病例，涉及消化系统疾病、心脏血管系统疾病、浅表器官疾病及生殖系统疾病等。其中有些病例超声声像图典型，能做出准确诊断；有些病例超声声像图不典型，缺乏特异性，容易出现误诊、漏诊。所有病例均从病例简介（患者病史、专科检查、超声检查、其他影像学检查及病理检查）、相关知识（疾病概述、发病机制、临床与超声特征性表现、病理特色、诊断与鉴别诊断）及学习要点等方面对病例进行深入分析讨论，并总结诊断思路及经验体会。

全书所有病例真实完整，图文相辅，以超声图像为"砖"，循序渐进，深入剖析，影像结合临床、病理，对容易漏诊、误诊的地方进行分析、讨论和总结，思路严谨，对提高超声医师的诊断水平很有帮助，尤其是基层和低年资超声医师，对影像医师及相关领域临床医师也具有参考价值及指导意义。

本书筹备编写时间有限，在各位编者的辛勤劳作下顺利完成，在此对他们的鼎力支持表示衷心感谢！对给予本书宝贵意见及建议的专家表示诚挚谢意！本书存在的错误和疏漏之处，请读者们批评指正。

编　者

2020 年 5 月

目　录

病例 1　肝脓肿

一、病例简介

患者，男，48岁。间断右上腹部不适10天，加重3天入院。

现病史：患者1个月前受凉，出现"感冒"症状，自行吃药症状好转，10天前右上腹出现不适，呈间断性，3天前症状明显加重，伴寒战、高热。

临床诊断：①发热待查，上呼吸道感染？②2型糖尿病。

既往史：患有糖尿病史10年，慢性胆囊炎病史5年。否认肝炎、结核、遗传病史。

一般检查：体温：38.4℃，脉搏：90次/分，呼吸：18次/分，血压136/79mmHg。

专科检查：腹部平软，肝脾肋下未触及，肝区叩击痛（+）。

实验室检查：生化：谷丙转氨酶（ALT）：122U/L（0～50U/L），谷草转氨酶（AST）：113U/L（1～50U/L）。

血常规：白细胞：$10.8 \times 10^9/L$ [（4.0～10.0）$\times 10^9/L$]，中性粒细胞：$9.0 \times 10^9/L$ [（2.0～7.0）$\times 10^9/L$]，中性粒细胞比：88%（70%）。

超声检查：肝脏形态、大小如常，包膜光滑，肝右叶实质内可见大小为4.2cm×3.3cm混合性回声区，边界不清，无包膜，内部回声不均匀，可见气体样强回声，周边可见点状或棒状血流信号，近端肝内胆管局部扩张，余肝实质回声致密增强，远场声衰减（病例1图1）。

超声提示：脂肪肝，肝右叶占位性病变，感染性病灶可能。

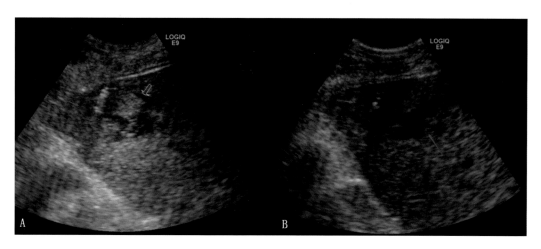

病例1图1　超声检查

注：A图：病灶内可见气体样强回声；B图：病灶内部回声不均匀，可见少量无回声，透声差

超声造影检查：17s 肝动脉与病灶开始增强，动脉期呈周边厚环状高增强，中央无增强，边界清，门静脉期、延迟期呈周边等增强中央无增强（病例 1 图 2）。

超声造影提示：肝右叶占位性病变，考虑肝脓肿。

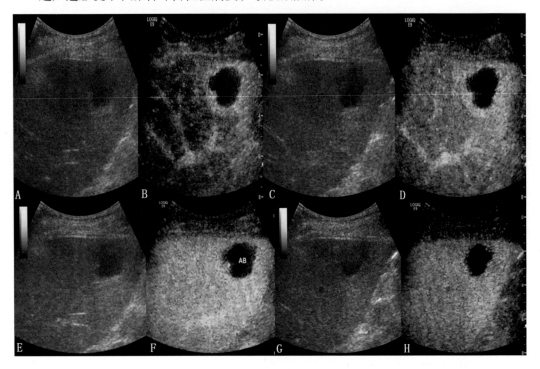

病例 1 图 2　超声造影检查

注：图 A、B：CEUS：肝动脉期周边环状高增强，中央无增强（22s）；图 C、D：CEUS：肝动脉期病灶增强达高峰（26s）；图 E、F：CEUS：门静脉期周边呈等增强，中央无增强（40s）；图 G、H：CEUS：延迟期周边呈等增强，中央无增强（85s）

核磁检查结果：①肝脏多发病变，考虑为肝脓肿（厌氧菌感染可能）；②胆囊炎（病例 1 图 3）。

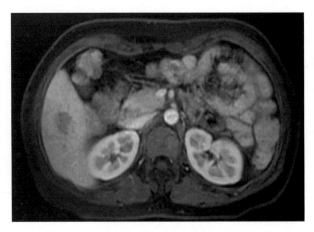

病例 1 图 3　核磁强化

介入手术：超声引导下穿刺置管引流术(病例1图4)。

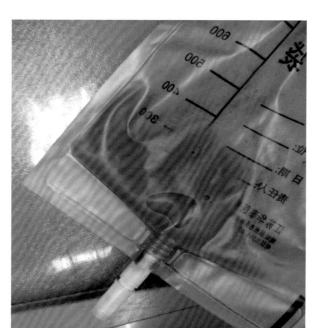

病例1图4　引流出来脓液

二、相关知识

(一)概述

肝脏内管道系统丰富，包括胆道系统、门脉系统、肝动静脉系统及淋巴系统。病原菌经过不同管道系统进入肝脏，引起肝脏化脓性病变，分为细菌性肝脓肿、阿米巴性肝脓肿、真菌性肝脓肿。细菌性肝脓肿以革兰阴性菌最多见，包含大肠埃希杆菌、粪链球菌、变形杆菌，革兰阳性菌以金葡菌最常见，感染常为混合性。阿米巴性肝脓肿常继发于阿米巴性痢疾。

(二)发病机制及病理

肝脏由肝动脉和门静脉双重血液供应，通过胆道丰富的血供和单核－巨噬细胞系统强大的吞噬作用，可以杀灭入侵的细菌并阻止其生长，因而细菌性肝脓肿并不经常发生。当人体抵抗力弱时，入侵的化脓性细菌会引起肝脏感染而形成脓肿。细菌性肝脓肿的细菌侵入原因除因患者抵抗力差诱发败血症外，还可由腹腔内感染直接蔓延所引起，亦可因脐部感染经脐血管、门静脉而入肝脏，胆道蛔虫亦可为引起细菌性肝脓肿的诱因，脓肿多发，大小不一。阿米巴性肝脓肿的发病与阿米巴结肠炎、阿米巴性痢疾有密切关系，脓肿单发。

(三)临床与超声特征性表现

1. 临床表现　起病急，肝脏发生化脓性感染后，大量毒素进入血液循环后，引起全身脓毒性反应，常出现寒战、高热、肝区疼痛、肝大和压痛等表现。体温常可高达39～40℃，多表现为弛张热，伴有大量出汗、恶心、呕吐、食欲缺乏和周身乏力。肝区钝痛或胀痛多属持续性，有的可伴有右肩牵涉痛，右下胸及肝区叩击痛，肿大的肝有压痛；如脓肿在肝前下缘较表浅部位时，可伴有右上腹肌紧张和局部明显触痛。

2. 超声表现　细菌性肝脓肿和阿米巴性肝脓肿超声不易鉴别。常见肝大，肝内出现异常回声区，疾病演化过程如下。

（1）脓肿前期（炎症期）：病灶呈现边界欠清楚的低回声区，内部回声均匀，随病情发展，内部出现呈点、片状高回声，间有呈不均匀的粗点状低回声区，无明显边界，边缘模糊不清。有时周围出现较宽的高回声圈，有时为低回声晕环，可能为周围组织水肿的结果。彩色血流信号不丰富，且血管受压征象不明显，血流多为静脉血流。

（2）脓肿形成期：病灶呈边缘较清楚的无回声区，壁厚而粗糙，内壁不光整。脓肿的内部回声特征依其液化程度和所含内容物的均匀程度而有不同。当脓肿内部含有气体时，呈现团块状强回声，内部回声显示不清。有时在门静脉内可见脓栓形成。

（3）脓肿吸收期：脓液逐渐吸收，脓腔不规则缩小，呈斑片状或条索状高回声。如果患者重新出现肝脓肿的临床症状，声像图见残腔内无回声区增大，应高度怀疑脓肿复发。

3. 超声造影表现

（1）脓肿炎症期：动脉期整体呈均匀或不均匀高增强，门脉期及延迟期呈低增强。

（2）脓肿形成早期：多表现为周边厚环、内部网格样高增强，呈"蜂窝样或花瓣状"，即尚未完全坏死的分隔呈高增强，内部小脓腔呈无增强。

（3）脓肿形成期：表现为动脉期周边环状增强，中央为液化、坏死的脓腔形成的无增强区，门脉期及延迟期逐渐消退呈低增强。

（四）诊断及鉴别诊断

1. 诊断　由于肝脓肿病程演化复杂，需多种影像学检查、实验室检查、临床症状综合考虑。超声造影结合超声引导下穿刺可以快速明确诊断。

2. 鉴别诊断

（1）肝脓肿与肝癌鉴别：前者液化前期后方肝组织回声增强，随病程发展，内部出现液化，患者常伴有寒战、高热、肝区疼痛等症状；后者常伴有病毒性肝炎肝硬化等病史，多数患者甲胎蛋白升高，依据超声造影"快进快出"典型表现可以明确诊断。

（2）肝血管瘤鉴别：肝血管瘤病程发展缓慢，常不伴有寒战、高热、肝区疼痛等症状。超声造影表现：动脉期周边环状向心性呈高增强，门静脉期、延迟期为整体呈高增强。

三、学习要点

1. 肝脓肿病程演化超声表现。

2. 肝脓肿超声造影特征及鉴别诊断。

参 考 文 献

［1］葛均波，徐永健，王辰．内科学(第9版)．北京：人民卫生出版社，2018.

［2］郭万学．超声医学(第6版)．北京：人民军医出版社，2011.

［3］刘吉斌，王金锐，等．超声造影显像．北京：科学技术文献出版社，2010.

［4］刘远高，李昌松．细菌性肝脓肿的CT、MRI影像诊断及鉴别诊断．中国CT和MRI杂志，2014，12(6)：58－60.

病例 2　肝脏局灶性脂肪变性

一、病例简介

患者，男，47 岁。间断右季肋区不适 10 年，加重 1 周入院。

现病史：患者自述 20 年前发现患有丙型肝炎，10 年前出现右季肋区轻度疼痛不适，呈间断性，可以耐受，1 周前再次出现上述症状，复查肝功能异常收住入院。

既往史：患有丙型肝炎 20 年。否认结核、遗传病史。

一般检查：体温：36.5℃，脉搏：80 次/分，呼吸：20 次/分，血压：126/72mmHg。

专科检查：腹部平软，脾肋下可触及，约 5cm，肝区叩击痛（＋）。

实验室检查：抗－HCV：阳性，谷丙转氨酶（ALT）：117U/L，谷酰转肽酶：74U/L，甲胎蛋白（AFP）：48ng/ml。

超声检查：肝脏形态、大小如常，包膜欠光滑，肝左叶实质内可见大小为 6.0cm×5.6cm 低回声区，局部邻近肝表面，边界清晰，无包膜，内部回声不均匀，未见明显血流信号，余肝实质回声增粗增强（病例 2 图 1）。

超声提示：肝弥漫性病变，肝左叶占位性病变。

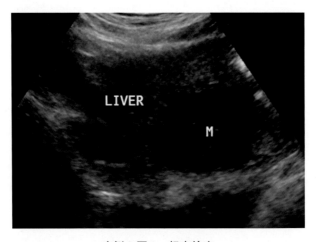

病例 2 图 1　超声检查

注：病灶边界清晰，内部回声不均匀。LIVER：肝脏；M：肝内占位

超声造影检查：动脉期自中央小范围无增强区周围快速高增强，周边呈等增强；门静脉期除中央小范围呈无增强区外，其余区域开始廓清，呈低增强；延迟期中央小范围无增强区周围呈低增强（病例 2 图 2）。

超声造影提示：肝内低回声病灶呈富血供结节，炎性病变可能。

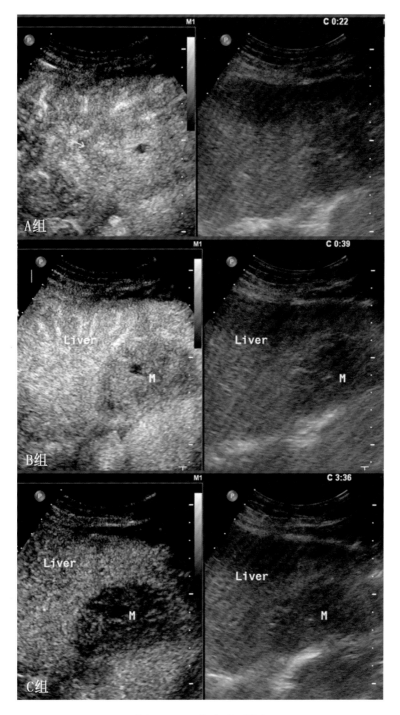

病例 2 图 2　超声造影检查

注：A 组：CEUS：肝动脉期(22s)，B 组：CEUS：门静脉期(39s)，C 组：CEUS：延迟期(236s)，D 组：肝脏；M：肝内占位

核磁检查结果：肝弥漫性病变，肝左叶占位性病变，考虑：肝脏局灶性结节增生（FNH）（病例2图3）。

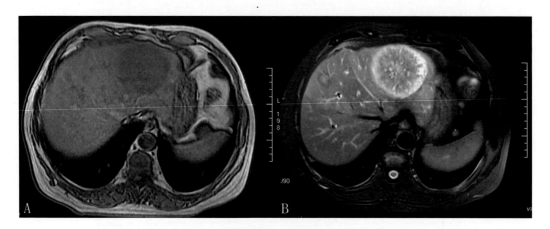

病例2图3　核磁检查

注：A：核磁平扫；B：核磁强化

手术所见：如病例2图4。

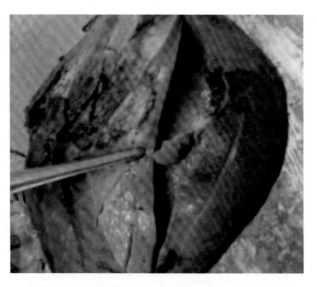

病例2图4　大体标本

超声引导下穿刺活检：镜下所见：肝细胞结构不完整，肝细胞广泛变性，部分肝细胞可见大疱性和小疱性脂肪变性，明显小静脉周围纤维化，同时见有灶性坏死，肝窦内淋巴细胞浸润，库普弗细胞肥大。病理提示：脂肪性肝病（病例2图5）。

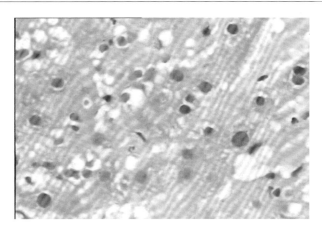

病例 2 图 5　肝穿，脂肪性肝病，HE 染色（×100）

手术活检：镜下：送检肝组织广泛坏死，坏死组织中见有残留的肝组织及大量炎性细胞浸润，坏死组织及残留组织中见有增生的胆管，周围纤维化，似"洋葱皮"样外观，胆管淋巴细胞浸润，肝组织内有脂滴。病理提示：硬化性胆管炎伴胆管周围炎，肝脂肪变性（病例 2 图 6）。

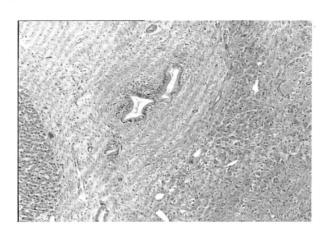

病例 2 图 6　手术切除，肝脂肪变性，HE 染色（×40）

二、相关知识

1. 概述及病理　肝脏局灶性脂肪变性（focal fatty change，FFC），亦称为"瘤样局灶性脂肪变性"（tumefactive focal fatty metamorphosis）是肝脏的一种少见的良性病变，占肝脏瘤样病变的 10.7%。FFC 是肝细胞胞质内出现脂肪滴。常见于缺氧、缺血、中毒、感染等因素影响肝细胞脂肪代谢平衡，出现脂质在细胞内堆积。肝脏脂肪变性也是慢性丙肝的主要组织学表现之一，文献报道，50% 的成人慢性丙肝患者伴有肝脂肪变性。FFC 的机制：①脂肪合成或输入过多，如肥胖病及糖尿病；②脂肪氧化利用障碍，如中毒性肝炎；③脂蛋白形成和输出障碍，如化学性肝炎。显微镜下见肝组织小叶结构尚存，肝细胞呈大小泡样脂肪变性，分布无规律。结节周围的肝组织形态基本正常，汇管区见少量淋巴细胞浸润。

2. 临床与超声特征性表现

（1）临床表现：临床上无特殊症状和体征，常由于体检时偶然发现。部分患者有类似慢性肝炎的表现，可有食欲缺乏、疲倦乏力、恶心、呕吐、肝区或右上腹隐痛。

（2）超声表现：二维超声表现为多发性占位样稍强回声结节，但经多切面观察时结节缺少占位立体效应，未引起肝内管道结构的走行改变，部分结节内还可见管道穿通征。脂肪局限性聚积是一种非肿瘤类的病变，内无肿瘤性血管，而具有与周围肝组织相似的正常血管，所以彩色多普勒超声检查未见异常血流信号。

3. 超声造影表现　动脉期呈高增强，门脉期及延迟期呈低增强。

4. 诊断及鉴别诊断

（1）诊断：FFC 无特殊症状和体征，常行健康体检时偶然发现，往往被误诊为肝脏肿瘤。该病多见于有潜在代谢性疾病的成人，如糖尿病、肥胖、酒精中毒、服用类固醇药物及过度营养，也有认为与病毒性肝炎所造成的损害有关。彩色超声及超声造影、CT、MRI 等影像学配合实验室检查可以提高检出率，确诊需要组织穿刺病理活检。

（2）鉴别诊断：FFC 需与 FNH、肝癌、脂肪肝等疾病鉴别。

FFC 组织学特征为肝实质中见片状分布的大小不等的肝细胞脂肪变性，肝细胞无异型。血清 AFP 阴性。肝癌血清 AFP 多数阳性；肝脏局灶性结节性增生可见增生的纤维间隔将肝组织分割成小叶状，纤维间隔自中心部呈放射状排列；脂肪肝（如酒精性肝病等）多为大片状的脂肪变，以腺泡Ⅲ带的肝细胞脂肪变性最为明显。

三、学习要点

1. FFC 的病因和病理。

2. FFC 声像图特征及鉴别诊断。

参 考 文 献

[1] 郭万学. 超声医学(第6版). 北京：人民军医出版社，2011.

[2] 罗孝勇，向彦霖，陈康. 肝脏多发局灶性脂肪变性的超声分析. 临床超声医学杂志. 2012，14（12）：858 - 859.

[3] 孟家榕，吴波，周晓军. 肝脏局灶性脂肪变性一例报道. 临床肝胆病杂志，2002，18(5)：299 - 230.

病例 3　肝细胞肝癌

一、病例简介

患者，女，51 岁。发现丙肝抗体阳性 10 年余，乏力、食欲缺乏 1 个月。

现病史：10 余年前发现丙肝抗体阳性，诊断"丙型病毒性肝炎"，2 年前于外院开始"干扰素"抗病毒治疗，丙肝抗体转阴后停止治疗。1 个月前劳累后乏力、食欲缺乏，遂前往我院就诊。

既往史：20 年前行"剖宫产术"，术中给予输血治疗。

一般检查：体温 36.1℃，脉搏：78 次/分，呼吸：18 次/分，血压 120/75mmHg。

专科检查：腹部微隆，脾肋下可触及，8cm，肝区叩击痛（+），腹水征（-）。

实验室检查：抗 -HCV：阳性；总胆红素：41.7μmol、直接胆红素：10.5μmol、间接胆红素：31.2μmol，Ⅲ型前胶原 N 端肽：166.82μg/l，肝胆酸：4.45μg/ml，甲胎蛋白（AFP）：630ng/ml。

超声检查：肝脏形态、大小正常，包膜不光滑，肝右叶内可见一近圆形低回声结节样改变，大小 2.3cm×2.1cm，边界欠清，无包膜，内部回声不均匀。余肝组织回声增粗增强。彩色血流：结节内可见枝状血供（病例 3 图 1）。

超声提示：肝硬化、肝右叶异常实性占位。

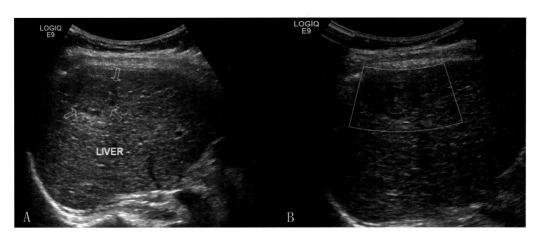

病例 3 图 1　超声检查

注：A：病灶边界不清，无包膜，内部回声不均匀；B：病灶内部可见血流信号。Liver：肝脏

超声造影检查：肝动脉增强时间 12s，病灶开始增强时间 13s，动脉期呈中央整体球状高增强，门脉期呈等增强，延迟期呈低增强（病例 3 图 2）。

超声造影提示：肝右叶富血供结节，符合肝细胞肝癌造影改变。

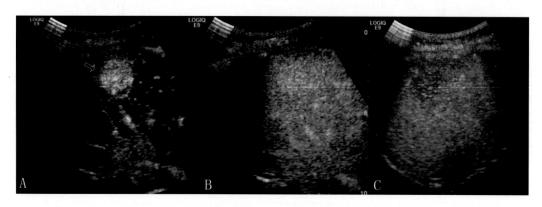

病例 3 图 2　超声造影检查

注：A 图：CEUS：肝动脉期呈高增强（27s）；B 图：CEUS：门静脉期病灶呈等增强（68s）；C 图：CEUS：延迟期病灶呈低增强（180s）

CT 及 MRI 检查：肝右叶占位性病变，多考虑原发性小肝癌（病例 3 图 3）。

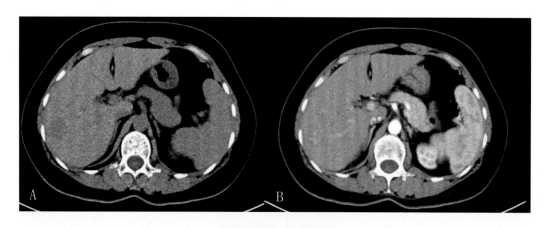

病例 3 图 3　CT 检查

注：A：CT 平扫；B：CT 强化

术中超声检查见病例 3 图 4 所示：

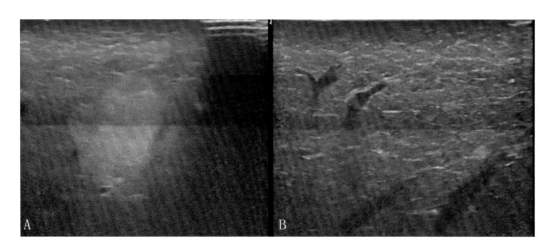

病例3 图4　术中超声检查

注：A：术中检查较大结节；B：术中检查发现小结节

手术及病理所见：免疫组化：AFP(±)、PAR(+++)、CK8(+++)、CK18(+++)、Ki67增殖指数为15%。网染：可见大小不典型结节(病例3图5、病例3图6)。

病理提示：肝细胞肝癌、肝硬化、慢性胆囊炎。

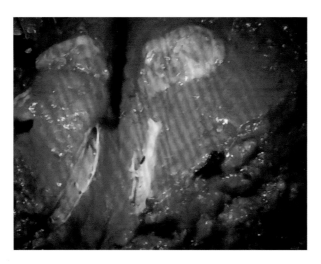

病例3 图5　大体标本

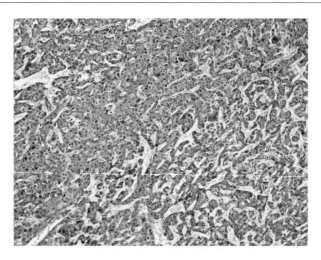

病例 3 图 6　肝细胞肝癌

二、相关知识

1. 概述　肝细胞肝癌（hepato cellular carcinoma，HCC）是一种高死亡率的原发性肝癌，是我国常见的恶性肿瘤之一，每年新发病例 45% 来自我国，年死亡人数为 11 万以上。我国肝癌患者的中位年龄为 40～50 岁，男性比女性多见。其病因与慢性乙型肝炎病毒感染、亚硝酸胺类物质、慢性丙型肝炎病毒感染、黄曲霉毒素 B1 化学致癌、饮酒过量以及非酒精性脂肪性肝硬化等物质和环境因素。

2. 发病机制及分类

（1）肝癌的发生过程：肝组织受损、增生、间变、癌变，中间受多种因素影响，如肝炎病毒感染，主要是乙型或丙型；霉变食物中的黄曲霉素；受污染的水源或食物中的亚硝酸胺的各种化学致癌物质。

（2）根据形态学分为三类：结节型、巨块型、弥漫型。

3. 临床与超声特征性表现

（1）临床表现：原发性肝细胞癌起病隐匿，早期临床表现不典型，可有肝区疼痛、食欲减退、乏力消瘦、肝大及黄疸、腹腔积液等症状。

（2）超声表现：肝内异常回声，形态各异，边界多数清晰，有假包膜，内部呈低回声、等回声、强回声或混合性回声，彩色血流信号丰富，呈不规则树枝状。邻近门静脉内可见栓子形成。特征性超声图像：晕征、侧方声影、镶嵌征、块中块征。

（3）超声造影表现　中分化或低分化 HCC 典型特征为"快进快出"和"高增强"，中分化或低分化 HCC 为肝动脉血供，CEUS 时多为早于肝实质增强，而当肝实质开始显影时，肿瘤内部的造影剂已开始消退。

高分化 HCC 在动脉期呈快速增强，在门脉期和延迟期呈同步消退或缓慢消退，反映了正常肝动脉血供减少，而肿瘤新生动脉不足，仍以门静脉血供为主的病理特点。

4. 诊断及鉴别诊断

（1）诊断：原因不明的肝区疼痛、消瘦、进行性肝大者，应及时做详细检查。如甲胎蛋白(AFP)检测和 B 型超声等影像学检查,有助于诊断,甚至可检出早期肝癌,超声引导下组织穿刺活检可以确诊。

(2)鉴别诊断:原发性肝癌应与肝硬化、继发性肝癌、肝良性肿瘤、肝脓肿及与肝毗邻器官,如右肾、胰腺等处的肿瘤相鉴别。

三、学习要点

1. HCC 病因和病理、超声声像图特征。
2. HCC 超声造影特征及鉴别诊断。

参 考 文 献

[1] 吴乃森. 腹部超声诊断与鉴别诊断学(第 3 版). 北京:科学技术文献出版社,2009.

[2] 中国医师协会超声医师分会. 中国超声造影临床应用指南. 北京:人民卫生出版社,2018.

[3] 王光霞. 腹部外科超声诊断图谱. 武汉:华中科技大学出版社,2010.

[4] 郭万学. 超声医学(下册)(第 6 版). 北京:人民军医出版社,2011.

病例4　肝小静脉闭塞症

一、病例简介

患者，女，53岁。因"间歇性腹痛、腹胀、尿少1个月，加重1周"收住入院。

现病史：1个月前外院以"药物性肝损伤"治疗，症状未缓解，行肝穿刺活检后病理示：肝细胞变性，小灶区域伴肝细胞坏死，肝小叶内可见个别淋巴细胞及中性粒细胞浸润，少许炎性细胞浸润。

既往史：否认病毒性肝炎、结核、遗传病史。

一般检查：体温：37.1℃，脉搏：76次/分，呼吸：20次/分，血压：153/96mmHg。

专科检查：腹部膨隆，肝肋下可触及4.0cm，腹水征（＋）。

实验室检查：天门冬氨酸氨基转移酶：71U/L，谷氨酰基转移酶：129U/L，总胆红素：52μmol/L，凝血酶原时间：15.7s，凝血酶原活动度：65％。

超声检查：肝形态饱满，体积增大，肝表面光滑，肝实质回声增粗，分布尚均匀，肝静脉主干明显变细，测肝左、中、右静脉内径分别为：2mm、1mm、2mm（病例4图1A图），肝静脉二级及三级分支不可见，门静脉内径不宽。彩色血流：肝静脉主干内可见充盈血流信号，分支内仅见稀疏点状蓝色血流信号（病例4图1B图），门静脉内彩色血流充盈尚可，测得血流速度12cm/s。

超声提示：肝脏增大，肝脏弥漫性病变，肝静脉变细。

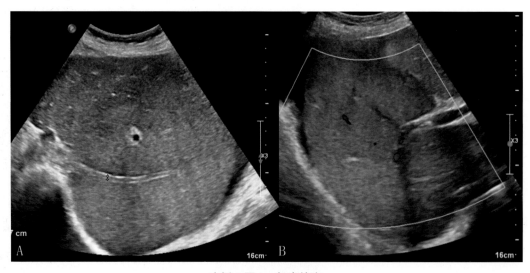

病例4图1　超声检查

注：A：第二肝门显示不清，肝静脉变细；B：肝静脉内见稀疏点状血流信号

超声造影检查：动脉期肝实质呈弥漫性不均质增强，门脉期、延迟期呈类"地图样"不均质整体增强(病例4图2)。

超声造影提示：肝弥漫性病变伴肝静脉异常声像图改变，考虑：肝小静脉闭塞症。

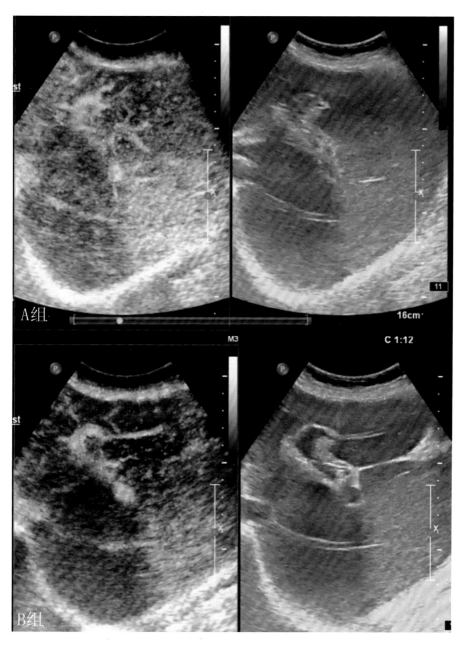

病例4图2　超声造影检查

注：A组：动脉期肝实质呈弥漫性不均质增强；B组：门脉期、延迟期呈类"地图样"不均质整体增强

CT检查结果：肝硬化，肝左内叶高密度灶，多考虑异常灌注(病例4图3)。

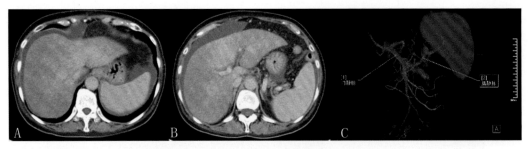

病例4图3　CT检查

注：A：CT门静脉期，肝脏呈"地图"征；B：CT门静脉期，肝脏呈"地图"征；C：CT血管造影

病理检查：超声引导下穿刺活检，中央静脉炎症及肝窦有充血，汇管区少量炎细胞浸润，小叶中央静脉纤维化静脉内膜增厚，符合肝小静脉闭塞症（病例4图4）。

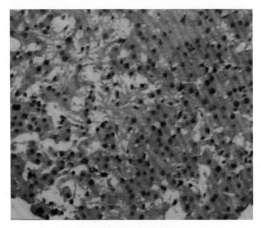

病例4图4　病理检查
注：中央静脉炎性改变伴纤维化

药物治疗后复查：第二肝门显示清晰，肝静脉主干较治疗前增宽，彩色血流信号明显增多（病例4图5）。

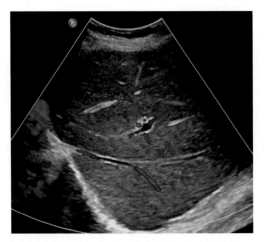

病例4图5　肝静脉彩色血流充盈明显改善

二、相关知识

1. 概述　由 Willmot 和 Robertson 于 1920 年首次报道了肝小静脉闭塞症(HVOD)，又称窦状隙梗阻综合征，为肝循环的非血栓性梗阻，伴有小叶中心性窦状隙纤维化及常见肝小静脉的纤维化狭窄或者闭塞。临床出现肝脏大、疼痛、腹腔积液等，半数以上患者可以康复，20%的患者死于肝衰竭，少数患者发展为肝硬化门脉高压。肝小静脉闭塞症是临床上相对少见疾病，容易误诊导致错失最佳治疗时间，清晰认识此疾病已是迫在眉睫。

2. 发病机制及病因　它是一类肝脏中央静脉、小叶下静脉、肝窦等小静脉非血栓性狭窄而导致的肝脏血液循环障碍；形成肝细胞坏死、胶原纤维增生、静脉内膜增厚为特征的肝血管性病变。病因主要包括肝移植、造血干细胞移植、化疗、放疗和免疫抑制剂，国内报道最多的病例是因服用土三七(含有吡咯烷生物碱)所造成的。

3. 临床与超声特征性表现

(1)临床表现：多数患者口服土三七，主要表现包括肝脾大、黄疸、腹腔积液等门脉高压表现，与其他类型的肝硬化相同。

(2)超声表现：肝脏增大，尾状叶不大，肝内回声密集、强弱分布不均，呈斑片状、"地图样"低回声改变。门静脉高压、肝静脉变细、肝动脉阻力指数增高、侧支循环形成。胆囊壁增厚呈"双边影"征象，脾脏大，腹腔积液。

(3)超声造影表现：动脉期肝实质呈弥漫性不均质增强，门脉期、延迟期呈类"地图样"不均质整体增强。

4. 诊断及鉴别诊断　肝小静脉闭塞症临床表现类似于肝硬化、布－加综合征及淤血所致的肝实质性病变。布－加氏综合征鉴别：①肝小静脉闭塞症与服用草药灌木茶和草茶等含野百合碱的植物、接受放疗、化疗或免疫抑制药有关，而布－加综合征没有相应的病史；②布－加综合征肝静脉、下腔静脉或右心房内有阻塞，肝静脉出现交通支，扩张呈静脉湖样或呈蛛网状等；③肝活检提示：布－加综合征时肝静脉内可有血栓形成，肝小静脉闭塞症则无肝静脉血栓形成，病变主要累及中央静脉和小叶下静脉，且为水肿性狭窄或纤维性狭窄。

三、学习要点

1. 肝小静脉闭塞症病因和病理。

2. 肝小静脉闭塞症声像图特征及鉴别诊断。

参 考 文 献

[1] 陈爽，李春伶，高永艳. 彩色多普勒超声对肝小静脉闭塞症的诊断价值. 中国医学影像学杂志，2010，18(2)：154－156.

[2] 王锐莹，王学梅，张义侠，等. 实时剪切波弹性成像在肝小静脉闭塞症超声诊断中的临床价值. 中国超声医学杂志，2017，33(10)：944－946.

病例 5 肝包虫

一、病例简介

患者，男性，于入院前 1 周无明显诱因出现右上腹部疼痛不适，间歇发作，无恶心、呕吐，无寒战、高热，无黄疸。

实验室检查：血常规较高。中性粒细胞计数：$16.69 \times 10^9/L$，中性粒细胞%：85.3%，白细胞计数（WBC）：$19.6 \times 10^9/L$。肝功能尚正常。

超声所见：于肝右叶胆囊旁可见大小约 40mm×31mm 不均质偏高回声，边界清，形态尚规则，CDFI：内可探及血流信号。另于肝右叶实质内可见大小约 81mm×56mm 囊性肿物影，边界清，形态规则，内可见粗大分隔，囊壁及分隔未见明显血流信号（病例 5 图 1）。

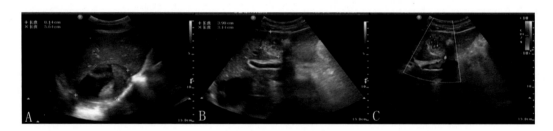

病例 5 图 1 超声检查

超声提示：

1. 肝脏不均质偏高回声肿物，建议进一步检查。

2. 肝脏囊性肿物。

CT 提示：肝脏多发病变，多考虑肝包虫（病例 5 图 2）。

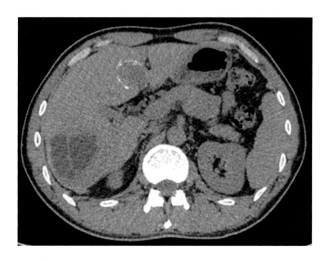

病例 5 图 2 　CT 检查

手术行肝包虫内囊摘除术 + 腹腔引流术。

病理诊断(术后)：(肝包虫)细粒棘球蚴病。

复查超声：肝左内叶见大小约 26mm × 13mm 囊性包块，张力低，壁厚不光滑，内透声差，未探及血流信号(病例 5 图 3)。

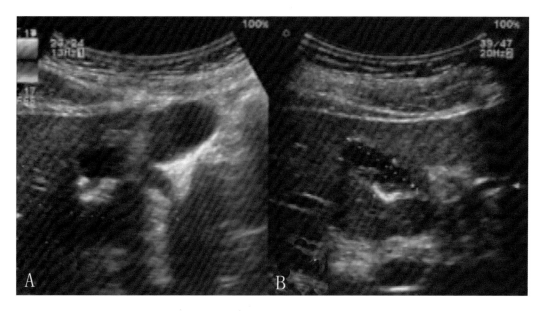

病例 5 图 3 　复查超声

复查超声：肝右叶大小约 56mm × 53mm 不均质回声，内可见少量不规则无回声区，并可见引流管回声(病例 5 图 4)。

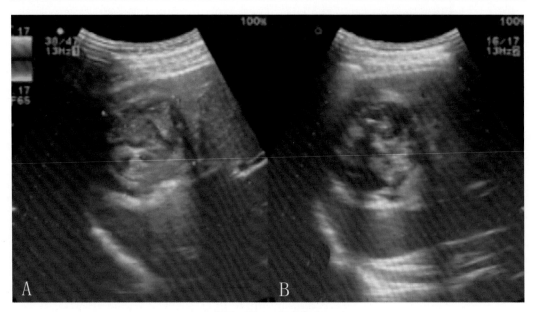

病例 5 图 4　超声复查

二、相关知识

（一）概述

肝包虫病是牧区较常见的寄生虫病，也称肝棘球蚴病。在中国主要流行于畜牧业发达的新疆、青海、宁夏、甘肃、内蒙古和西藏等省区。

（二）发病机制及分类

1. 病因　犬绦虫寄生在狗的小肠内，随粪便排出的虫卵常黏附在狗、羊的毛上，人吞食被虫卵污染的食物后，即被感染。虫卵经肠内消化液作用，蚴脱壳而出，穿过肠黏膜，进入门静脉系统，大部分被阻留于肝脏内。蚴在体内经3周，便发育为包虫囊。包虫囊肿在肝内逐渐长大，依所在部位引起邻近脏器的压迫症状，并可发生感染，破裂播散及空腔脏器阻塞等并发症。

2. 分类　主要分为两型：细粒棘球蚴；滤泡棘球蚴。

（三）临床表现与分型

1. 临床表现　潜伏期长达5~30年，初期症状常不明显，当包虫囊增大到一定程度时，可有压迫症状：压迫胃肠道、压迫呼吸道、压迫胆道、压迫门静脉等。囊肿溃破合并感染，可有黄疸、腹膜炎、胸膜炎等。体查发现：肝区多能扪及圆形、光滑、弹性强的囊性肿物。

2. 超声表现　囊肿呈圆形或类圆形，壁较厚，边界清楚、光整，囊内可见子囊，其中可见光环、光团或活动光点。病变周围可有回声增强。

（四）分类

肝包虫的超声声像图共有以下几类：单发囊肿型、多囊型、蜂窝状型、囊壁钙化型、内囊分离型、实质型（病例 5 图 5）。

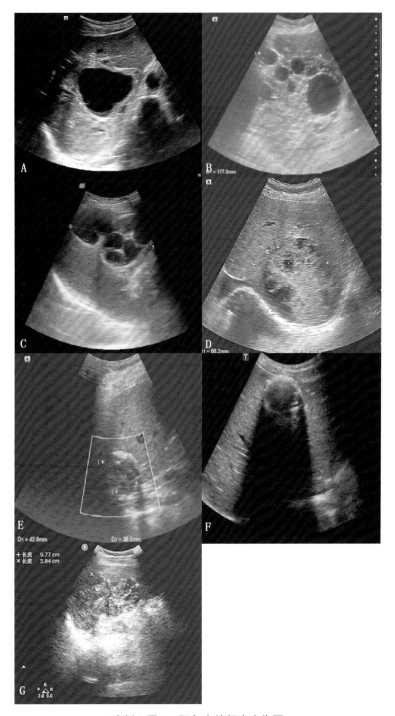

病例 5 图 5　肝包虫的超声声像图

注:A:单纯囊肿型;B:肝右叶囊实性肿物;C:肝右叶多个囊性肿物影,内可见多个线性分隔,囊内透声可,囊壁未探及血流信号;D:蜂窝状型;E:囊壁可见钙化,呈壳状或环状;F:肝混合性肿物回声,内回声杂乱,周边可见环形钙化,后方伴宽大声影——肝包虫病特征性表现;G:肝右叶混合回声包块,内可见散在强回声斑,其内可探及稀疏血流信号——肝右叶混合回声包块。超声造影提示:肝包虫

1. 单纯囊肿型　肝内孤立囊肿，囊壁光滑完整，呈双层，两层囊壁之间为极窄的（<1mm）宽窄均匀的无回声间隙，典型病例囊内有点状回声堆积（棘球蚴），堆积于囊底，活动后在囊内漂浮形成"落雪征"。

2. 多囊型　大囊腔内可见许多小囊状环（子囊），紧密连接，甚至挤压变形，其间无肝实质回声；子囊中可见孙囊回声，大小、数目不等，形成肝囊型棘球蚴病特征性征象——囊肿囊。

3. 蜂窝状型　大囊内有许多较厚间隔，其内分布多个小暗区，病变呈蜂窝状结构。

4. 囊壁钙化型　囊壁增厚、粗糙，呈"蛋壳"状或"瓦缸边"状。囊内呈不均质中低回声及无回声，亦可为点状、斑片状交错的不规则强回声，提示内容物钙化，虫体多已死亡。

5. 内囊分离型　多种原因致囊肿壁破裂感染。囊肿内外两层间隙增宽且宽窄不一，内囊壁塌陷于囊液中；囊壁增厚、毛糙或囊液内见卷曲、不规则强回声带飘动。

6. 实质型　虫体死亡，组织坏死机化。囊壁增厚，边界粗糙，厚薄不均，囊内呈杂乱不均密集强回声斑、团（子囊壁碎片充满囊腔所致）。

（五）诊断及鉴别诊断

1. 诊断　根据牧区生活史、临床表现、结合影像学，显示囊内囊和囊壁常见钙化，排除其他肝病，可以诊断。超声检查（首选）、X线检查、CT检查、包虫皮内试验阳性。

2. 鉴别诊断　需要与本病鉴别的疾病包括：原发性肝癌、肝脏良性肿瘤、肝脓肿、非寄生虫性囊肿、肝硬化门脉高压。

三、学习要点

1. 肝包虫的超声表现。
2. 肝包虫的诊断及鉴别诊断。

参 考 文 献

［1］Schwarze V, Mueller – Peltzer K, Negrao de Figueiredo G, et al. The use of contrast – enhanced ultrasound(ceus)for the diagnostic evaluation of hepatic echinococcosis. Clin Hemorheol Microcirc, 2018, 70 (4)：449 –455.

［2］Nunnari Giuseppe, Pinzone Marilia R, Gruttadauria Salvatore, et al. Hepatic echinococcosis：clinical and therapeutic aspects. World J. Gastroenterol, 2012, 18(13)：1448 –1458.

［3］侯爱勤. 肝包虫病的超声声像图特征及其诊断价值. 现代医用影像学, 2018, 17(1)：69 –70.

［4］汤庆, 胡志文, 阮镜良, 等. 肝包虫病超声特征性表现在早期诊断中的应用. 广东医学, 2017, 38 (18)：2819 –2822.

［5］杜燕, 李书兵. 超声对肝包虫病的筛查及诊断价值. 临床超声医学杂志, 2019, 21（12）：957 –958.

病例6 肝包虫

一、病例简介

患者，女，43岁，主因"右上腹痛伴皮肤黄染2周"来我院就诊。

现病史：患者自述2周前摔倒，右侧腹壁碰撞在凳子上，出现右上腹疼痛，2天后出现尿黄，继而出现全身黄染。

既往史：否认高血压、冠心病及糖尿病等慢性疾病史，否认肝炎、结核及伤寒等传染性疾病病史。有牧区生活史。

一般检查：体温：36.1℃，脉搏：78次/分，呼吸：18次/分，血压：120/75mmHg。

专科检查：全身皮肤及巩膜黄染，肝脏肋下未触及，肝区叩击痛（－）。

超声检查：

1. 在肝右叶见范围约41mm×40mm异常囊性回声区，边界清，囊壁厚，囊腔以低回声为主，间有强回声光带。肝内胆管扩张，与门静脉分支成平行管征，余肝实质回声均匀。

2. 胆囊受压，形态弯曲、饱满，体积增大，壁光滑，腔内可见多个强回声光点堆积，胆汁透声尚可。正常胆总管未显像。

3. 肝门部与胰头左侧方可探及大小为111mm×23mm的异常回声区，呈长条状，边界清晰，似为厚壁状，内部回声杂乱，以强回声光点为主，间有弱回声。内无彩色血流信号。对胆囊与胰腺挤压明显，与胰头分界不清。胰体、胰尾形态大小正常，内回声均匀（病例6图1）。

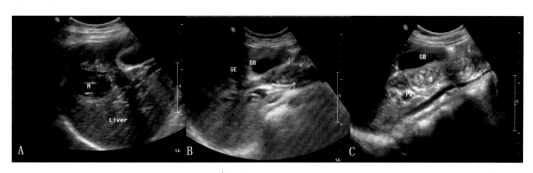

病例6图1　超声检查

注：A：肝脏内病变，呈厚壁状，包膜不完整；B：胆总管增宽，内部可见异常回声充填；C：扩张胆总管压迫胆囊及门静脉。M：肝内占位；Liver：肝脏；GB：胆囊；PV：门静脉

超声提示：梗阻性黄疸：

1. 肝包虫（单囊型）伴肝内胆管轻度扩张。

2. 胆囊大，胆囊内少量胆砂沉积。

3. 肝门部包块，来源待定：①胆总管病变？②腹腔包虫？

CT 检查提示：

1. 肝右叶囊性包块，考虑为肝包虫。

2. 胆总管扩张，其内充填软组织物，包虫不排外（病例6图2）。

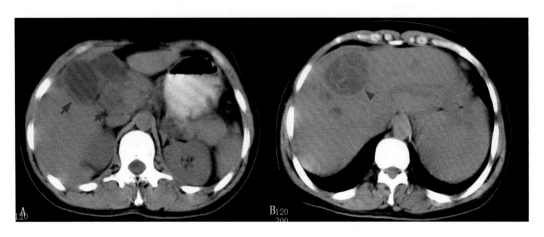

病例6图2　CT检查

注：A：胆总管内部异常充填物；B：肝内囊性病变，呈"双边"征

手术所见：胆囊大小为123mm×51mm，张力大，胆总管增宽，肝右后叶可见一大小为50mm×50mm的肿块，切开胆总管见大量褐色破碎的虫囊，将肿块打开并抽出棕黄色液体约50ml，盐水冲洗囊腔，见冲洗液由胆总管流出，临床诊断为肝包虫破裂进入胆道系统（病例6图3）。

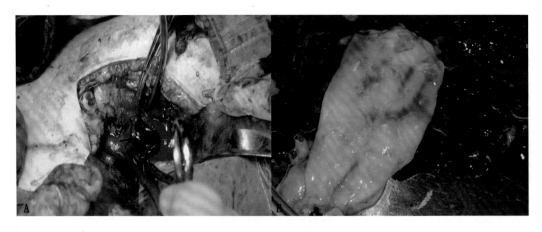

病例6图3　手术所见

注：A：术中可见胆总管内虫囊；B：肝内病变可见大量虫囊

病理结果：符合胆道包虫病(病例6图4)。

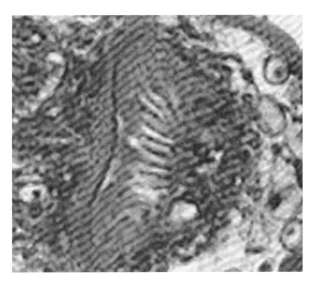

病例6图4 胆道包虫

二、相关知识

(一)概述及发病机制

肝包虫病又称棘球蚴病，由细粒棘球绦虫的蚴侵入肝脏所致。本病为地方病，是流行于我国西北、西南牧区的一种寄生虫病。细粒棘球绦虫主要宿主为犬、狐或狼，中间宿主为羊、牛、马、猪和人，此虫寄生于犬小肠绒毛，成虫不断排出有壳保护的六钩蚴，此蚴随粪便排出，黏附于犬毛或羊毛上，人或其他中间宿主接触并吞食此蚴污染的水或食物即可被感染，经胃或上部小肠的消化，六钩蚴即脱壳而出，穿过胃肠壁进入门静脉，多数停留在肝。包虫入侵的部位主要是肝脏，身体其他部位也可以感染。包虫首先形成一个小囊并逐渐增大成为囊肿，其外层由纤维组织形成，内层为虫体，囊内充满无色透明的液体，液体中漂浮着子囊与头节。

(二)临床与超声特征性表现

1. 临床表现 临床早期没有明显症状，囊肿长大时可出现压迫症状，出现肝区不适、食欲缺乏等，儿童可出现营养不良、贫血、影响发育等，当合并感染或受到外力破裂时，出现相应临床症状，如黄疸、肝脓肿、败血症等。

2. 超声表现 肝脏体积增大，局部包膜隆起，形成"驼峰征"，肝内管道结构受压显示不清或走行异常。典型肝包虫声像图：多数呈圆形，轮廓清晰，囊内为无回声，有包膜，呈双边征，外壁光滑，内壁脱落时不光滑，大囊腔内可有大小不等的圆形无回声，称为子囊，囊与囊分界清晰，有时可见细密强回声光点堆积，多为头节。

超声可分为6型：单纯囊肿型、多发囊肿型、子囊孙囊型、囊内分离型、囊壁钙化型、囊肿实变型。肝包虫常见并发症为感染或破裂，引起感染性休克。肝包虫囊内压力高，压迫周围胆管，由于肝包虫囊肿与胆道之间存在压力差，囊内压高于胆道压，形成内高外低的状态，受到外力或腹压变化大时，囊肿破入胆管，可引起肝内外胆管扩张乃至胆总管全程扩张，胆总管全程都可见一光带折叠的不均质团块，团块与胆管壁分界清晰，有时胆囊内也可见包虫组织。

（三）诊断及鉴别诊断

1. 诊断　典型的肝包虫诊断，依据牧区生活史，明确牛、羊、犬接触史，根据症状、体征、实验室检查，结合超声声像图表现，超声诊断准确率为99%。

2. 鉴别诊断

（1）肝囊肿：老年患者多见，囊壁为单层，无牧区居住及牛羊接触史，包虫实验阴性。

（2）肝脓肿：多数患者有糖尿病史，出现典型的肝脓肿病程演变过程，伴有寒战高热、右上腹疼痛，包虫实验阴性，穿刺引流可以明确诊断。

（3）肝癌：实变的包虫病二维超声图像比较困难，彩色多普勒和超声造影可鉴别诊断，内部无血流信号及造影剂进入。

三、学习要点

1. 肝包虫的地域性。

2. 肝包虫的声像图特征。

3. 肝包虫的并发症及鉴别诊断。

参 考 文 献

[1] 葛均波，徐永健，王辰. 内科学（第9版）. 北京：人民卫生出版社，2018.
[2] 郭万学. 超声医学（第6版）. 北京：人民军医出版社，2011.

病例 7　肝脏寄生虫感染坏死性结节

一、病例简介

患者，男，50 岁。间断乏力、右季肋区不适 6 年，加重半个月。

现病史：患者自述 6 年前不明原因出现乏力，右季肋区闷胀不适，无恶心、呕吐，外院超声检查提示脂肪肝，肝功能检查未见异常。半月前再次出现上述症状，遂来我院就诊。

既往史：患有糖尿病史 5 年。否认肝炎、结核、遗传病史。

一般检查：体温：36.6℃，脉搏：89 次/分，呼吸：18 次/分，血压：105/69mmHg。

专科检查：腹部平软，肝肋下可触及，约 2cm，右季肋区叩击痛（-）。

实验室检查：生化、血常规、肿瘤全项未见异常。

超声检查：肝脏形态饱满，包膜光滑，肝右叶近膈顶部实质内可见大小为 2.3cm × 1.8cm 低回声区，边界尚清，无包膜，内部回声不均匀，可见线状强回声，中央无血流信号，周边可见点状血流信号，余肝实质回声致密增强，远场声衰减（病例 7 图 1）。

超声提示：脂肪肝，肝右叶声像图所见：①非均匀性脂肪肝？②占位性病变？

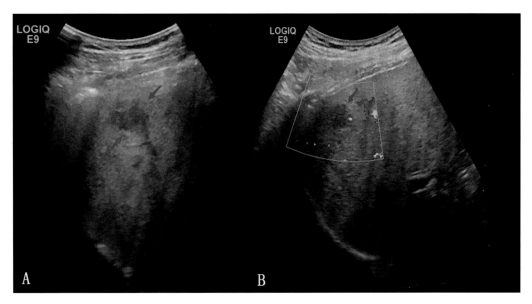

病例 7 图 1　超声检查

注：A：病灶边界尚清，内部回声不均匀；B：病灶内部无血流信号，周边可见点状血流信号

超声造影检查：18s 肝动脉开始增强，19s 病灶开始增强，周边薄环状增强，35s 病灶内部可见少量不均匀低增强，门脉期、延迟期呈无增强（病例 7 图 2）。

超声造影提示：肝右叶占位性病变，考虑感染性病灶可能。

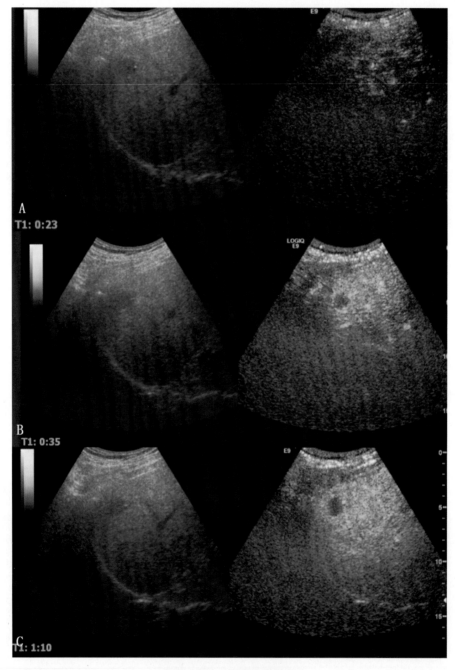

病例 7 图 2　超声造影检查

注：A：CEUS：肝动脉期周边呈薄环状高增强，中央无增强（23s）；B：CEUS：肝动脉期病灶内部呈不均匀少量低增强（35s）；C：CEUS：门静脉期病灶无增强（70s）

核磁检查：平扫肝 S7/8 段有大小 2.1cm×1.8cm 结节，T_1WI 呈稍低信号，T_2WI 呈稍高信号，DWI 呈稍高信号，增强扫描病变周边及内部可见环形、分隔样渐进性强化。检查结果提示：肝 S7/8 段结节，性质待定（病例 7 图 3）。

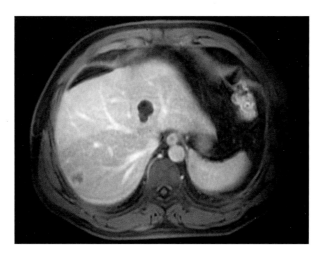

病例 7 图 3　核磁强化

手术及病理所见：肝内包块，考虑寄生虫感染（虫体坏死，形态无法辨认）（病例 7 图 4、病例 7 图 5）。

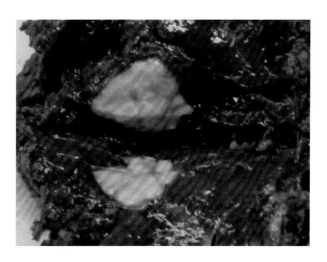

病例 7 图 4　大体标本，病灶呈鱼肉状

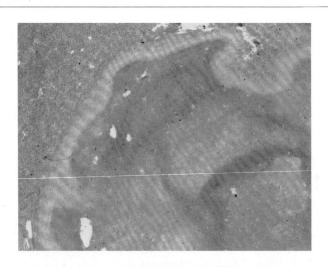

病例7图5　肝脏坏死性结节 HE 染色(×20)

二、相关知识

1. 概述　肝寄生虫感染属于肝脏特异性感染，寄生虫种类繁多，常见的有：华支睾吸虫、肝片形吸虫、肝毛细线虫、细粒棘球绦虫和多房棘球绦虫幼虫等。寄生虫通过不同渠道进入人体，沿着血液循环或消化系统滞留在肝脏，大量繁殖，释放分泌物、代谢产物和机械刺激等因素可造成肝脏损失，出现不同的临床症状。寄生虫感染一般有地域性，血吸虫感染多分布于南方，包虫感染多发生于我国西北部。

2. 发病机制　肝脏血吸虫病主要发生于次级胆管。成虫在肝胆管内破坏胆管上皮及黏膜下血管，虫体在胆道寄生时的分泌物、代谢产物和机械刺激等因素可引起胆管内膜及胆管周围的超敏反应及炎性反应，出现胆管局限性的扩张及胆管上皮增生，管腔相对狭窄和虫体堵塞胆管，可出现胆管炎、胆囊炎或阻塞性黄疸。

棘球蚴病俗称包虫病，棘球蚴对人体的危害以机械损害为主，严重程度取决于棘球蚴的体积、数量、寄生时间和部位。因棘球蚴生长缓慢，往往在感染后 5~20 年才出现症状。原发的棘球蚴感染多为单个，继发感染常为多发，可同时累及几个器官。

3. 临床与超声特征性表现

(1)临床表现：肝脏血吸虫病，轻度感染时不出现临床症状或无明显临床症状；重度感染时，主要表现为过敏反应和消化道不适，包括发热、胃痛、腹胀、食欲缺乏、四肢无力、肝区痛、血液检查嗜酸性粒细胞明显增多等。

包虫病由于棘球蚴的不断生长，压迫周围组织、器官，引起组织细胞萎缩、坏死，因此，临床表现极其复杂，常见症状有肝区疼痛、中毒和胃肠功能紊乱、过敏性荨麻疹、严重过敏时出现休克或死亡等。

(2)超声表现：肝脏血吸虫病，肝表面欠光滑，尾状叶增大，实质回声增粗，内可见众多高回声带将肝分割成网格状，呈"地图"样改变。部分为单发团块样病变，团块边界尚清晰，内部回声不均匀，呈高回声、低回声、混合性回声。彩色多普勒显示病灶内部无明显血流信号。肝包虫超声表现为囊壁均匀性增厚、双层壁征、囊砂征、多子囊征、内层囊壁分离呈百合花征、囊内实变呈脑回沟征、厚囊壁内混合回声以及厚囊壁的钙化等。

（3）超声造影表现：团块型肝脏寄生虫感染病灶在整个造影过程中均未见高增强，呈低增强改变，此种造影表现模式可能与感染导致肝脏局部坏死改变有关。

4. 诊断及鉴别诊断

（1）诊断：询问病史，了解患者是否来自流行区，以及与犬、羊等动物和皮毛接触史，对诊断有一定参考价值。X 线、B 超、CT、MRI 及同位素扫描等影像学检查，但确诊应以病原学结果为依据，即手术取出病原体，或从痰、胸腔积液、腹腔积液或尿等检出原虫或虫卵。

（2）鉴别诊断：肝内寄生虫感染多有地域性或接触史，典型寄生虫感染超声有特征性声像图改变，部分团块状病例不易诊断，需要与肝脏局灶性结节样病变、原发性肝癌、肝血管瘤、肝脓肿等疾病鉴别，超声造影可以提示病变为良性病灶，从而提高鉴别诊断率。

三、学习要点

1. 肝寄生虫感染的病因和发病机制。

2. 不同肝寄生虫声像图特征及鉴别诊断。

参 考 文 献

[1] 黄仁刚, 江南, 等. 肝脏寄生虫感染 48 例临床分析. 四川医学, 2012, 33(4)：608 - 611.

[2] 林振湖, 林礼务, 等. 肝寄生虫感染超声诊断. 中华医学超声杂志, 2011, 8(2)：407 - 410.

病例 8　肝豆状核变性

一、病例简介

患者，女，58 岁，主因"间断性吞咽困难 1 年，加重 3 天"入院。

既往史：有肝豆状核变性病史，服用青霉胺治疗 30 年。

专科检查：神经系统表现：步态蹒跚，吞咽力弱，咽反射及软腭反射均减弱，Romberg(+)。

实验室检查：血铜、铜蓝蛋白明显降低，尿铜增加，余实验室检查(−)。

超声检查见病例 8 图 1。

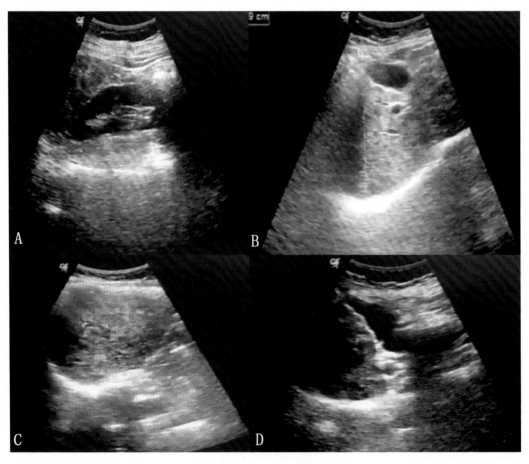

病例 8 图 1　超声检查

MRI 提示：双侧大脑半球脑白质缺血、脱髓鞘灶(Fazekas Ⅰ级)。

二、相关知识

1. 概述　肝豆状核变性(hepatolenticular degeneration，HLD)由 Wilson 在 1912 年首先描述，故又称为 Wilson 病(Wilson Disease，WD)，是一种常染色体隐性遗传的铜代谢障碍性疾病，以铜代谢障碍引起的肝硬化、基底节损害为主的脑变性疾病为特点，WD 的世界范围发病率为 1/100 000 ~ 1/30 000，致病基因携带者约为 1/90。本病在欧美大多数国家较罕见，而在意大利、日本该病多见，本病在我国尚无大宗资料的流行病学报告，WD 好发于青少年，男性比女性稍多，WD 也是至今少数几种可治的神经遗传病之一，关键是早发现、早诊断、早治疗。

2. 发病机制及分型

(1)发病机制：正常人每日自肠道摄取少量的铜，铜在血中先与白蛋白疏松结合，在肝细胞中铜与 α_2 - 球蛋白牢固结合成具有氧化酶活性的铜蓝蛋白。循环中 90% 的铜与铜蓝蛋白结合，铜作为辅基参与多种重要生物酶的合成。铜在各脏器中形成各种特异的铜 - 蛋白组合体，剩余的铜通过胆汁、尿和汗液排出。

疾病状态时，血清中过多的游离铜大量沉积于肝脏内，造成小叶性肝硬化。当肝细胞溶酶体无法容纳时，铜即通过血液向各个器官散布和沉积。基底节的神经元和其正常酶的转运对无机铜的毒性特别敏感，大脑皮质和小脑齿状核对铜的沉积也产生症状。铜对肾脏近端小管的损害可引起氨基酸、蛋白及钙和磷酸盐的丢失。铜在眼角膜弹力层的沉积产生 K - F 环。与此同时，肝硬化可产生门静脉高压的一系列变化。

(2)临床分型

肝型：①持续性血清转氨酶增高；②急性或慢性肝炎；③肝硬化(代偿或失代偿)；④暴发性肝功能衰竭(伴或不伴溶血性贫血)。

脑型：①帕金森综合征；②运动障碍：扭转痉挛、手足徐动、舞蹈症状、步态异常、共济失调等；③口 - 下颌肌张力障碍：流涎、讲话困难、声音低沉、吞咽障碍等；④精神症状。

其他类型：以肾损害、骨关节肌肉损害或溶血性贫血为主。

混合型：以上各型的组合。

3. 临床与超声特征性表现

(1)临床表现：本病多于 10 ~ 25 岁出现症状，男性多于女性，同胞中常有同病患者；一般起病缓慢，临床表现多种多样；少数病例以急性溶血性贫血，软骨病、关节炎为首发症状。

肝脏表现：大约 80% 的患者发生肝脏疾病；开始出现非特异性慢性肝损害症状如疲乏、食欲缺乏、发热等，以后逐渐出现肝区疼痛、肝脏损害逐渐加重，可出现肝硬化的相关症状；少数患者表现为无症状的肝脾大，或仅有转氨酶持续升高；此外，因肝脏损害使体内激素代谢发生改变，导致内分泌紊乱，患者可出现青春期延迟、闭经等症状。

神经症状：常以细微的震颤，轻微的言语不清或动作缓慢为首发症状，以后逐渐加重；典型者以锥体外系症状为主，表现为四肢肌张力增高、运动缓慢、语言低沉含糊、流涎、咀嚼及吞咽困难，不自主动作以震颤最多见，常在活动时明显，严重者除肢体外头部及躯干均可波及，此外也可扭转痉挛、舞蹈样动作等；精神症状以情感不稳和智能障碍较多见，严重者面无表情，张口障碍；少数可有腱反射亢进和锥体束征，有时可出现癫痫样发作。

眼部症状：角膜色素环（K-F环）为存在于患者角膜边缘的宽1~3mm的棕黄或褐色色素环，用裂隙灯检查可见细微的色素颗粒沉积，绝大多数见于双眼，个别见于单眼；98%的患者会出现此环，故为本病重要的体征；K-F环明显时用电筒或放大镜可见，但早期需借助裂隙灯方能发现；此外，眼部尚有多种改变。

（2）超声表现：可出现似急性肝炎、慢性肝炎、脂肪肝、肝硬化、门脉高压及爆发性肝炎等非特异性的弥漫性肝损害。据报道，肝豆状核变性也可以有特殊声像图表现，可分为脂肪肝型、光点闪烁型、岩层征型、树枝状光带型和结节型。

其他影像学检查：

颅脑CT检查：双侧豆状核区可见异常低密度影，尾状核头部、小脑齿状核部位及脑干内也可有密度减低区，大脑皮层和小脑可示萎缩性改变。

头颅MRI检查：异常信号常见于基底核，其次在丘脑、脑干和齿状核，T_1加权像见病变部多表现为低信号和稍低信号，T_2加权像和质子密度像则多表现为高信号。病灶双侧对称为其特点。

4. 诊断及鉴别诊断

（1）诊断：临床上主要依据：①肝病史、椎体外系病征；②血清CP显著降低和（或）肝铜增高；③角膜K-F环；④阳性家族史等四条进行诊断。

符合①②③或①②④可确诊WD；符合①③④极可能为不典型的WD；符合②③④极可能为症状前WD；如符合4条中的2条很可能是WD。

（2）鉴别诊断：本病临床表现复杂，应注意和小舞蹈病、青少年性Huntingtou舞蹈病、肌张力障碍、原发性震荡、帕金森病和精神病等鉴别；此外，还应与急、慢性肝炎和肝硬化、血小板减少性紫癜、溶血性贫血、类风湿性关节炎、肾炎及甲状腺功能亢进等相鉴别。

三、学习要点

1. 肝豆状核变性的超声表现。

2. 肝豆状核变性的诊断及鉴别诊断。

参 考 文 献

［1］Czlonkowska A,Litwin T,Dusek P,et al. Wilson disease. Nature reviews Disease primers,2018,4(1):21.

［2］王苏悦，蔡永亮. 以精神障碍为首发症状的肝豆状核变性病人临床特点分析. 中西医结合心脑血管病杂志，2019，17(19)：3052-3055.

［3］霍丽君，廖瑞端，陈雪梅. Wilson病的眼部表现. 中华眼科杂志，2008，44(2)：128-130.

［4］梁娜，王付发，莫定芳. 肝豆状核变性的超声诊断价值探讨. 中国超声医学杂志，2009，25(11)：1057-1059.

病例 9　肝脏 FNH

一、病例简介

患者，男，25 岁。主因间断咳嗽、胸闷 2 个月，发现肝脏占位 3 天入院。

现病史：患者自述 2 个月前无明显诱因出现间断性咳嗽、咳痰、胸闷、气短，痰呈白色，易咳出，3 天前到地方医院就诊，超声检查发现肝脏占位，无明显不适，体重无减轻。

既往史：既往体健。否认糖尿病、病毒性肝炎、结核疾病病史，否认外伤、手术史，无输血及药物过敏史。

一般检查：体温 36.6℃，脉搏：114 次/分，呼吸：20 次/分，血压：124/83mmHg。

专科检查：腹部平软，肝脾肋下未触及，肝区无叩击痛。

实验室检查：CA125：38.4U/ml，AFP、CEA、CA199、CA15 – 3 均正常。

超声检查：肝脏形态、大小正常，包膜光滑，肝右叶近第二肝门处可见一大小约 4.5cm×4.0cm 的异常结节回声，呈类圆形，边界尚清晰，无明显包膜，内部回声不均匀，可见条状强回声，呈放射状。彩色血流：可见点状血流信号（病例 9 图 1）。

超声提示：肝脏占位性病变，考虑 FNH。

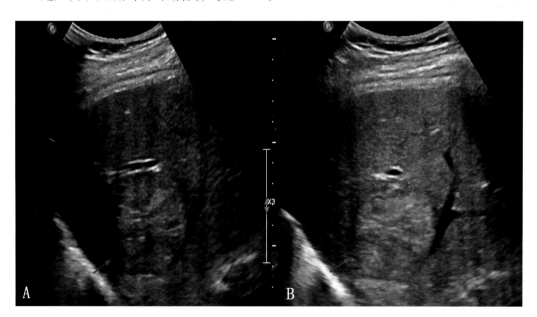

病例 9 图 1　超声检查

注：A：第二肝门部占位性病变，呈类圆形；B：结节边界尚清晰，内部回声不均匀，呈放射状

超声造影检查：病灶动脉期呈高增强，从中央向周围快速增强，呈放射状，门脉期、延迟期呈高增强，中央可见斑点状无增强区（病例9图2）。

超声造影提示：肝脏占位造影表现，符合FNH。

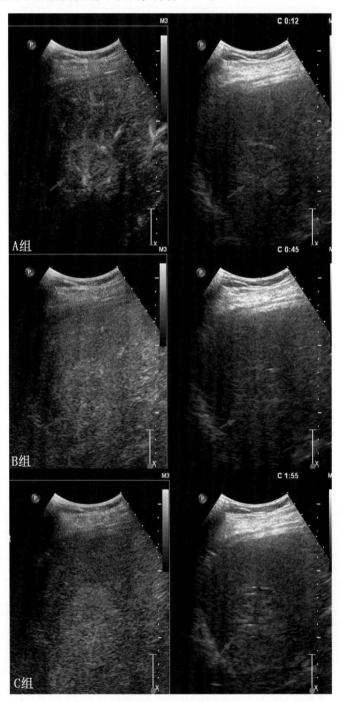

病例9图2　超声造影检查

注：A组：动脉期呈高增强（12s）；B组：门脉期呈高增强（45s）；C组：延迟期呈高增强（115s）

　　CT 检查：肝右叶见一大小约 4.5cm×5.7cm 低密度影，内见粗大迂曲血管影，动脉期明显强化，CT 值为 87HU，门脉期进一步强化，平衡期呈低密度，病灶中央可见星芒状低密度影，增强各期均未见明显强化（病例 9 图 3）。

　　CT 诊断：肝右叶占位，考虑 FNH。

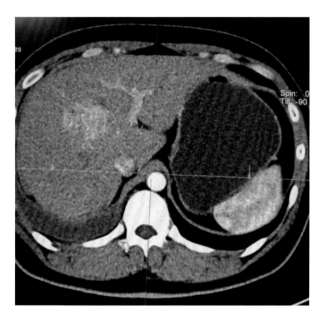

病例 9 图 3　CT 检查

病理诊断：肝脏 FNH（病例 9 图 4）。

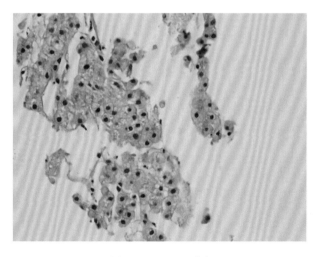

病例 9 图 4　HE 染色

二、相关知识

（一）概述

肝局灶性结节性增生（focal nodular hyperplasia，FNH）是较少见的肝内良性肿瘤，约占肝肿瘤的 8%。

（二）发病机制及分类

FNH 的确切病因不明，其目前被认为是肝实质对先天存在的动脉血管畸形的增生性反应，而不是真正意义上的肿瘤。男女患病比例为 1∶（6～8），尤其多见于生育期女性。较常见于 20～50 岁年龄段。FNH 多为肝内 <5cm 的单发或多发病灶，多不伴有临床症状。

肝 FNH 的病理分型分为经典型和非经典型。经典型占 80% 以上，表现为正常肝细胞结节状增生，增生的胆管、扩张的血管及典型的纤维瘢痕。非典型包括毛细血管扩张型、混合性增生及腺瘤样型、细胞不典型 3 类。

（三）临床与超声特征性表现

1. 临床表现　FNH 多无明显的临床症状，常为超声体检发现。同时，目前研究显示 FNH 患者中患脂肪肝的比例较高，可伴有上腹部轻微不适。如肿瘤较大（20% 的患者），临床可表现腹痛、腹胀等症状。

2. 超声表现

（1）二维声像图：①检出病灶：FNH 在常规灰阶超声上常表现较隐匿，与周围肝组织回声分界不清。有时发现周围血管或胆管受压移位可能是唯一的检出线索。同时，此类病例常伴有脂肪肝，使病灶更不容易显示；②二维声像图：FNH 常表现为边界欠清晰，呈低回声或稍低回声病灶（85%），内部常欠均匀。周边常可观察到浅淡的低回声晕环，类似肝癌的假包膜，往往由病灶挤压周围肝组织或肝内血管所致。病灶后方回声有轻度增强。在部分 FNH 中，偶尔常规超声也能显示稍低回声的中央瘢痕及放射状分隔的存在。

（2）多普勒超声：①彩色多普勒：90% 以上的 FNH 内部血流较丰富，其特征性的表现是由病灶中央出现"星状"彩色血流（50%～70%），呈轮辐状排列至周边，病灶周围常可显示粗大的供血动脉从周围传入病灶的；②脉冲多普勒：可检出动脉血流，其流速常较高，平均为 0.54m/s（0.14～1.13m/s），但阻力指数低，通常低于 0.6（RI 0.40～0.70）。

（3）超声造影：注射超声造影剂后，FNH 在动脉期呈快速放射状或整体增强，均在动脉早期即可快速填充病灶，门脉期呈稍高增强、等增强、延迟期等增强。

（四）诊断及鉴别诊断

1. 诊断　临床上根据患者良好的健康状况，无肝炎，有肝硬化病史，结合影像学检查。典型的 FNH 通过 B 超、CT、MRI 可明确诊断。

2. 鉴别诊断　①HCC：多有慢性乙肝病史或同时伴有 AFP 升高，病灶多表现为形态不规则的低回声，其内可测及 RI 较高的动脉血流；②肝血管瘤：表现为肝内稍高回声病灶，边界清晰，内部不能测及轮辐状彩色血流。

三、学习要点

1. FNH 的分类。
2. FNH 的声像图特征。
3. FNH 与各种易混疾病的鉴别诊断。

参 考 文 献

[1] 彭燕，王志华，王晓秋，等．肝局灶结节性增生的影像学特征及临床病理观察．蚌埠医学院学报，2015，40(5)：590 – 592.
[2] 任卫东，常才．超声诊断学(第 3 版)．北京：人民卫生出版社，2013.

病例 10　酒精肝合并小肝癌

一、病例简介

患者，男，53 岁。主因间断乏力、上腹部不适半年，加重伴双下肢水肿 1 个月余入院。

现病史：患者半年前无明显诱因出现乏力、饮食不佳，伴间歇性上腹部不适，1 个月前上述症状加重并出现双下肢水肿，当地医院就诊，诊断为肝硬化伴腹腔积液，对症治疗症状缓解，为进一步治疗来我院就诊。

既往史：既往体健。有饮酒史，每天约 0.4kg。否认糖尿病、病毒性肝炎病史，否认肺源性心脏病。

一般检查：体温：36.4℃，脉搏：80 次/分，呼吸：20 次/分，血压：131/76mmHg。

专科检查：腹部略膨隆，肝脏肋下可触及，约 4cm，脾脏肋下 5cm，腹水征（＋）。

实验室检查：肝纤维化四项检查：透明质酸：476.93（0～100）ng/ml，层粘连蛋白：135.90（0～50）ng/ml，Ⅲ型前胶原 N 端肽：192.70（0～30）ng/ml，Ⅳ胶原：253.90（0～30）ng/ml。AFP：5.8（0～7）ng/ml，TSJP：80.4（0～64）U/ml。

超声检查：肝脏形态饱满，体积增大，包膜欠光滑，肝右前叶包膜下可见一大小约 0.9cm×0.8cm 的低回声结节，边界尚清晰，无包膜，内部回声不均匀，局部肝包膜微隆起，内可见棒状血流信号，余肝实质增粗增强（病例 10 图 1）。

超声提示：肝硬化伴肝内小结节，建议超声造影检查。

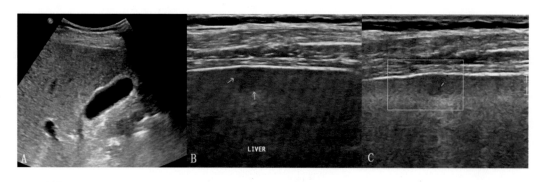

病例 10 图 1　超声检查

注：A：肝脏回声增粗增强，包膜可见小结节；B：高频超声：可见结节无包膜，内部回声不均匀；C：彩色多普勒示：可见棒状血流信号。Liver：肝脏

　　超声造影检查：动脉期呈整体高增强，门静脉期、延迟期呈无增强。病灶增强模式"快进快出"（病例10图2）。

　　超声造影提示：肝硬化伴小肝癌。

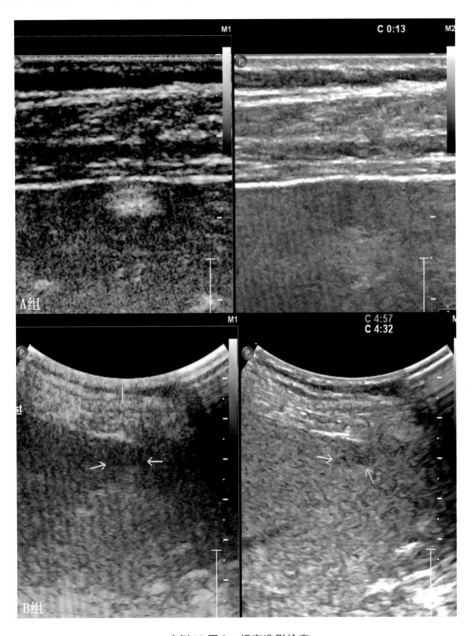

病例10图2　超声造影检查

注：A组：动脉期呈高增强；B组：门静脉期、延迟期呈无增强

　　病理诊断：超声引导下穿刺活检，肝细胞癌（病例10图3）。

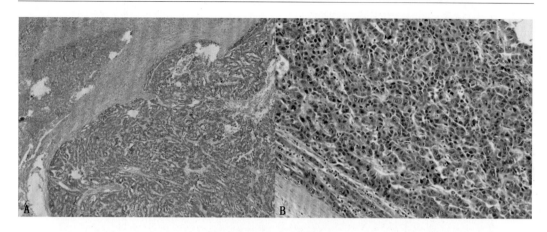

病例 10 图 3　病理诊断

注：A：HE 染色（×40）；B：HE 染色（×200）

二、相关知识

（一）概述

酒精性肝病（ALD）是由于大量饮酒所致的肝脏疾病。其疾病谱包括酒精性肝炎、酒精性脂肪肝、酒精性肝纤维化和肝硬化，可发展至肝癌。本病在欧美国家多见，近年我国的发病率也有上升，我国部分地区成人的酒精性肝病患病率为 4% ~ 6% 。

（二）发病机制及分类

乙醇损害肝脏可能涉及下列多种机制：①乙醇的中间代谢物乙醛是高度反应活性分子，能与蛋白质结合形成乙醛–蛋白加合物，后者不仅对肝细胞有直接损伤作用，而且可以作为新抗原诱导细胞及体液免疫反应，导致肝细胞受免疫反应的攻击；②乙醇代谢的耗氧过程导致小叶中央区缺氧；③乙醇在肝细胞微粒体的乙醇氧化途径中产生活性氧，导致肝损伤；④大量饮酒可致肠道菌群失调、肠道屏障功能受损，引起肠源性内毒素血症，加重肝脏损伤；⑤长期大量饮酒患者血液中酒精浓度过高，肝内血管收缩、血流和氧供减少，且酒精代谢时氧耗增加，导致肝脏微循环障碍和低氧血症，肝功能进一步恶化。

酒精性肝病病理学改变主要为大疱性或大疱性为主伴小疱性的混合性肝细胞脂肪变性。依据病变肝组织是否伴有炎症反应和纤维化，可分为酒精性脂肪肝、酒精性肝炎、酒精性肝纤维化和酒精性肝硬化。

（三）临床与超声特征性表现

1. 临床表现　一般与饮酒的量和嗜酒的时间长短有关，患者可在长时间内没有任何肝脏的症状和体征。

酒精性肝炎临床表现与组织学损害程度相关。常发生在近期（数小时至数周）大量饮酒后，出现全身不适、食欲缺乏、恶心、呕吐、乏力、肝区疼痛等症状。可有低热，黄疸，肝大并有触痛。严重者可发生急性肝衰竭。

酒精性脂肪肝常无症状或症状轻微,可有乏力、食欲缺乏、右上腹隐痛或不适,肝脏有不同程度的肿大。

酒精性肝硬化临床表现与其他原因引起的肝硬化相似,可伴有慢性酒精中毒的表现,如精神神经症状、慢性胰腺炎等,严重者可发展至肝癌。

2. 超声表现

(1)酒精性脂肪肝:肝体积正常或增大,肝包膜平整,肝实质呈弥漫性细密点状回声,深部肝组织回声递减,肝内管道系统欠清晰,门静脉无明显扩张。

(2)酒精性肝炎:肝脏增大或正常,肝包膜平整,肝实质回声不均匀增粗增密,肝内管道结构及血流无明显改变,门静脉无明显扩张。

(3)酒精性肝纤维化:肝脏增大或正常,肝包膜平整,肝实质回声增粗,实质内可见边界为细线样回声的小鳞片状低回声结节,呈弥漫性分布,肝内管道结构及血流无明显改变,门静脉无明显扩张。

(4)酒精性肝硬化:肝体积可正常、增大或缩小,肝包膜不平整,可呈"锯齿样"改变,实质回声明显增粗增强,分布不均匀,部分可见小结节样回声,肝内管道变细,门静脉主干内径 >14mm。

(四)诊断及鉴别诊断

1. 诊断　饮酒史是诊断酒精性肝病的必备依据,应详细询问患者饮酒的种类、每日摄入量、持续饮酒时间和饮酒方式等。在明确患者存在肝病及饮酒史,且排除其他肝病因素时,即可诊断酒精性肝病。

肝组织活检是确定酒精性肝病及分期分级的可靠方法,是判断其严重程度和预后的重要依据,但很难与其他病因引起的肝损害鉴别。

2. 鉴别诊断　本病应与非酒精性脂肪性肝病、病毒性肝炎、药物性肝损害、自身免疫性肝病等其他肝病及其他原因引起的肝硬化进行鉴别。

三、学习要点

1. 酒精肝病理机制。

2. 酒精肝的声像图特征。

3. 酒精肝与病毒性肝硬化的鉴别。

参 考 文 献

[1] 葛均波,徐永健,王辰. 内科学(第9版). 北京:人民卫生出版社,2018.

[2] 郭万学. 超声医学(下册)(第6版). 北京:人民军医出版社,2011.

[3] 刘吉斌,王金锐. 超声造影显像. 北京:科学技术文献出版社,2010.

病例 11　肝腺瘤

一、病例简介

患者，男，37岁。主因发现肝脏肿物3年，右上腹疼痛3天入院。

现病史：患者3年前健康体检时发现肝脏占位性病变，大小约5.6cm×6.6cm，无痛，当地医院诊断为肝癌，患者及家属放弃手术治疗。3天前出现右上腹疼痛，在当地医院行超声检查：肝右叶占位性病变，慢性胰腺炎改变，胰腺假性囊肿，脾大。对症治疗症状无明显缓解遂来我院就诊。

既往史：否认高血压、冠心病及糖尿病等慢性疾病史，否认肝炎、结核及伤寒等传染性疾病病史，否认外伤、手术史，无输血及药物过敏史。

一般检查：体温：37.6℃，脉搏：70次/分，呼吸：20次/分，血压：118/76mmHg。

专科检查：右上腹膨隆，肝脏肋下可触及约10cm，脾脏肋下3cm，腹水征（-）。

实验者检查：生化：ALT：126U/L（1～50U/L），AST：71/L（1～50U/L），ALP：546U/L（45～125U/L），GGT：195（10～60U/L），TBIL：34.6μmol/L（5.1～29.5），DBIL：19.9μmol/L（0～6.8μmol/L）。

肿瘤标志物：肿瘤相关物质：74.9U/ml（0～64U/ml），AFP、CA125、CEA、CA199、CA15-3均（-），乙肝三系（-），免疫三项（-）。

超声检查：肝脏右叶体积增大，包膜欠光滑，肝右叶内可见一大小约17cm×15cm×11cm实性结节，边界清晰，有完整包膜，内部回声尚均匀，可见丰富的血流信号。余实质回声增粗增强（病例11图1）。

超声提示：肝脏实性占位性病变，建议超声造影检查。

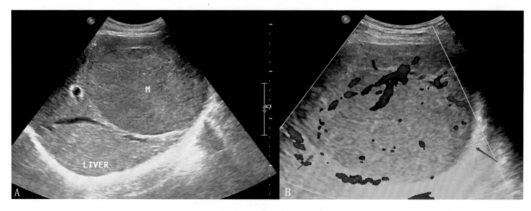

病例11图1　超声检查

注：A：病灶边界清晰，完整包膜，回声尚均匀；B：病灶内丰富的血流信号。M：占位

超声造影检查：病灶与肝动脉同时增强，由周边向中央快速增强，动脉期呈高增强，门脉期及延迟期缓慢廓清，呈高增强（病例 11 图 2、病例 11 图 3）。

超声造影提示：肝右叶富血供结节，良性病变可能。

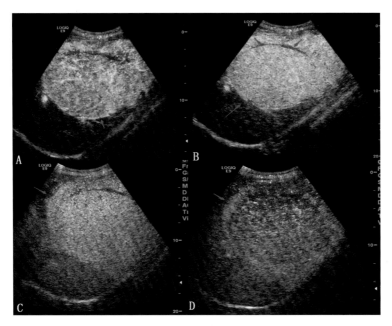

病例 11 图 2　超声造影检查

注：A：动脉早期呈高增强（13s）；B：动脉期呈高增强（17s）；C：门静脉期呈高增强（60s）；D：延迟期呈高增强（98s）

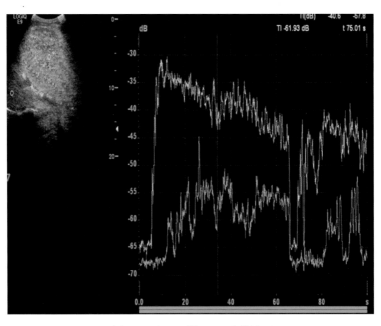

病例 11 图 3　时间－强度曲线图

CT 检查结果：肝右叶巨大软组织肿块，FNH 与 HCC 待鉴别（病例 11 图 4）。

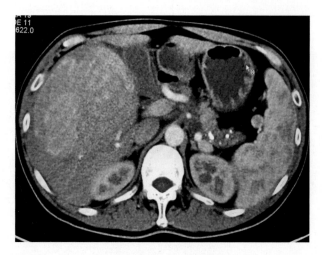

病例 11 图 4　CT 检查

大体所见：灰红色肿物，呈均质状，鱼肉样，与周围组织分界清晰（病例 11 图 5）。

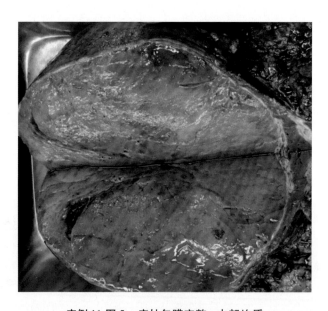

病例 11 图 5　病灶包膜完整，内部均质

病理诊断：肝细胞腺瘤，炎症型（病例 11 图 6）。

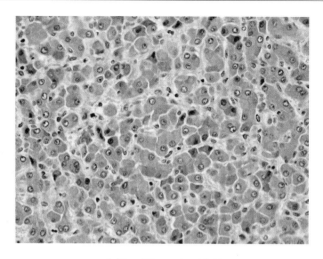

病例 11 图 6　病理诊断

注：肝脏腺瘤细胞与正常肝细胞相似，轻度异型性，HE 染色（×400）

二、相关知识

(一)概述

肝腺瘤（hepatocellular adenoma，HA），又称肝细胞性腺瘤，是一种比较少见的肝脏良性肿瘤，具有致命性的出血倾向和潜在恶变可能，一般为单发，亦可为多发，多发病例多见于肝腺瘤病或糖原累积症。

(二)发病机制及分类

1. **发病机制**　肝腺瘤通常发生在正常肝组织，目前对其发病机制的研究并不深入，其确切成因尚不明确。近年来，随着肥胖症患者的增多和影像学技术的进步，肝腺瘤发病率渐有增多的趋势。

2. **分类**

(1)腹块型：此型较多见，患者除发现上腹包块外，常无任何症状，体检时可扪及肿瘤，其表面光滑、质硬、多无压痛，肿块随呼吸上下移动。如为囊腺瘤，触诊时可有囊性感。当肿块逐渐增大而压迫邻近脏器时，可出现上腹部饱胀不适恶心、上腹隐痛等症状。

(2)急腹症型：腺瘤由单独动脉供血，动脉一般没有结缔组织支持，瘤内出血经常出现，有时会导致包膜破裂。瘤内出血时患者可有突发性右上腹痛，伴有恶心、呕吐、发热等，体检时可有右上腹肌紧张压痛及反跳痛，往往误诊为急性胆囊炎而行手术，术中才发现肝腺瘤，肿瘤破裂引起腹腔内出血，患者可出现右上腹剧痛，腹部有压痛和反跳痛等腹膜刺激症状，严重者可因出血过多造成休克。

(三)临床与超声特征性表现

1. **临床表现**　肝腺瘤多无明显的临床症状，如肿瘤较大（20% 的患者）因右上腹胀痛或触及肿块而发现。腹部疼痛常为病灶内出血、破裂或后腹膜血肿引起，发生率为40% ~60%。由于肝腺瘤具有出血和恶变的潜能，临床常需要外科手术治疗。

2. 超声表现

(1)二维声像图：肝腺瘤在二维声像图上呈现椭圆形或卵圆形，常表现为高回声、低回声或混合性回声肿块，而以稍低回声为主，边界欠清、内部回声分布尚均匀，但较大病灶时可欠均匀或不均匀，并可见脂肪或斑片状钙化高回声或强回声区。瘤内出血或坏死常可表现内部回声不均匀或有无回声区等表现。

(2)多普勒超声：①彩色多普勒：肝腺瘤在彩色多普勒超声显示血供较丰富，呈现线状或分枝状，可出现于病灶的内部和周边部，病灶较大者常表现为周边粗大扭曲的动脉血流进入病灶；②脉冲多普勒：病灶内常可检测到动脉血流，且流速较高，而阻力指数常较低，多 <0.6。

(3)超声造影：病灶常在动脉期快速增强，呈高回声表现，同时可见病灶周边有增强的环状高回声并伸入病灶内部。门脉期和延迟期常呈等回声改变。

(四)诊断及鉴别诊断

1. 诊断　对于右上腹出现包块缓慢增大，平时无症状，或仅轻微隐痛、上腹胀痛、恶心等，体检时发现包块呈大小不等的结节，其表面光滑质硬、无压痛，随呼吸上下活动应考虑本病的可能，对右上腹有长期包块的患者，突然发生右上腹剧痛或有腹内出血征象时，应考虑腺瘤破裂的可能。若出现上述表现的为已婚女性患者且有长期口服避孕药史，则对本病的诊断有参考价值。

2. 鉴别诊断

(1)高分化肝细胞性肝癌：其多有慢性乙肝病史或同时伴有 AFP 升高，病灶多表现为形态不规则的低回声，频谱多普勒测及高阻型动脉血流。

(2)肝血管瘤：多表现为肝内高回声病灶，边界清晰，内分布均匀，彩色多普勒不易测到血流。

(3)肝局灶性结节性增生：灰阶超声可显示病灶呈低回声为主，偶可见中央瘢痕，彩色多普勒可观察到病灶中央出现"星状"彩色血流的特异性表现。

三、学习要点

1. 肝细胞性腺瘤的分类。

2. 肝细胞性腺瘤的声像图特征。

3. 肝细胞性腺瘤与各种易混疾病的鉴别诊断。

参 考 文 献

[1] 刁显明，邱丽华，林川，等. 肝腺瘤的临床及 MRI 的诊断价值. 西部医学，2010，22(5)：5.

[2] 高维克，戴朝六. 肝腺瘤的临床特点、诊断及治疗值. 山东医药，2018，58(7)：70.

[3] 任卫东，常才. 超声诊断学. 北京：人民卫生出版社，2013.

[4] 郭万学. 超声医学(下册)(第6版). 北京：人民军医出版社，2011.

病例 12　肝脏血管瘤

一、病例简介

患者，女，54 岁。主因"间断性上腹部疼痛 6 个月，加重伴恶心 1 周"就诊。

现病史：患者 6 个月前不明原因出现上腹部疼痛，呈间歇性隐痛，耐受，不伴恶心、呕吐，近一周疼痛加重伴恶心，来我院就诊。门诊行胃镜检查，以"食道黏膜隆起性病变、非萎缩性胃炎"收住。

既往史：既往体健。否认高血压、冠心病及糖尿病等慢性疾病史，否认肝炎、结核及伤寒等传染性疾病病史，否认外伤、手术史，无输血及药物过敏史。

专科检查：腹部平软，未触及包块，无明显压痛。

超声检查：肝左叶实质内可见大小 2.4cm×2.5cm 等回声近圆形结节，无包膜，有低回声晕，内部回声略强，与肝组织分界清楚。彩色血流示：未见彩色血流信号充填（病例 12 图 1）。

超声提示：肝内实性占位。

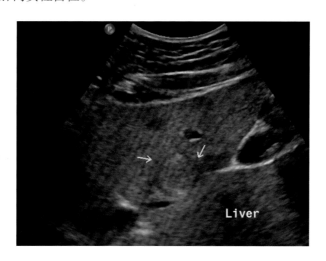

病例 12 图 1　超声检查

注：肝脏内等回声结节，边界清晰，有低回声晕。Liver：肝脏

超声造影检查：肝实质增强时间 12s，病灶开始增强时间 13s，病灶动脉期呈周边结节状高增强，中央低增强，门静脉期及延迟期呈整体低增强（病例 12 图 2）。

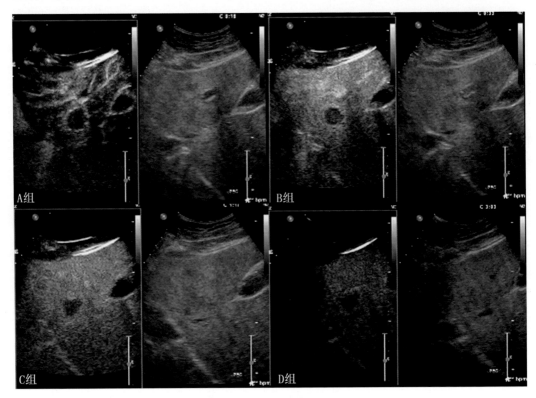

病例 12 图 2　超声造影检查

注：A 组：动脉期病灶呈环状高增强 13s；B 组：动脉期病灶中央呈低增强 33s；C 组：静脉期病灶呈低增强 104s；D 组：延迟期病灶呈低增强 210s

超声造影提示：肝内乏血供结节，考虑：肝血管瘤。

CT 检查：肝左内叶门静脉期见一 2.0cm×2.8cm 低密度影，CT 值 49Hu，边缘斑点状强化，平衡期大部分呈低密度（病例 12 图 3）。

CT 提示：肝左内叶病灶，考虑：肝血管瘤。

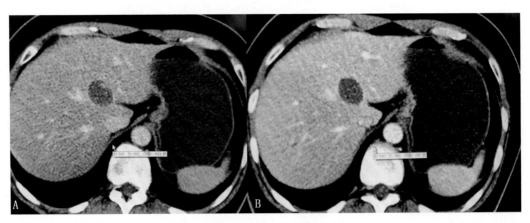

病例 12 图 3　CT 检查

注：A：强化（动脉）；B：强化（延迟）

病理所见：超声引导下穿刺活检，组织内可见大小不等血窦，其间可见结缔组织间隔包绕，血窦腔内衬内皮细胞(病例 12 图 4)。

病理诊断：肝脏血管瘤。

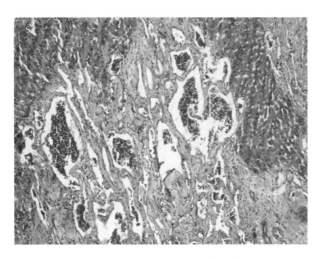

病例 12 图 4　HE 染色，肝脏血管瘤

二、相关知识

(一)概述

肝血管瘤(hemangiomas)大多数属海绵状血管瘤(cavernous hemangioma)是一种常见的肝脏良性肿瘤，可发生于任何年龄，但常在成年人出现症状，女性为多，肝血管瘤是肝内最常见的良性肿瘤，术前大多数病例都能得到确诊，绝大多数无症状，少数因肿瘤较大而出现肝区不适。如有增大趋势，或者位于肝包膜下，有大出血可能，危及生命，应尽早治疗，肿瘤见于肝脏任何部位，常位于包膜下，多为单发(约 10% 为多发)，肿瘤直径多 <4cm，但亦可小至数毫米，个别大至 30cm 者，肿瘤表面呈暗红或紫色，外有包膜，切面呈海绵状，有时血管瘤内可见血栓形成和瘢痕，偶有钙化。显微镜下血管瘤是一内壁为不同大小的扁平内皮细胞的血管管道构成交通的空隙网，其中含红细胞，有时可见新鲜的机化血栓。肿瘤与周围组织分界清楚。

(二)发病机制及分类

1. 发病机制　确切发病原因尚不清楚，主要有以下几种学说。

(1)先天性发育异常。

(2)激素刺激学说：女性青春期、怀孕、肝血管瘤的发生是先天性肝脏末梢血管畸形所致，在胚胎发育过程中由于肝血管发育异常，引起血管内皮细胞异常增生形成肝血管瘤。服避孕药等可使血管瘤的生长速度加快，认为女性激素可能是血管瘤的一种致病因素。

(3)其他学说：有人认为，毛细血管组织感染后变形，导致毛细血管扩张，肝组织局部坏死后血管扩张形成空泡状，其周围血管充血扩张；肝内区域性血循环停滞，致使血管形成海绵状扩张。

2. 分类

(1)按病理类型分类：①海绵状血管瘤(最为常见)、②硬化性血管瘤、③血管内皮细胞瘤、④毛细血管瘤。

(2)按照肿瘤大小分类：①小血管瘤 <5cm；②血管瘤 5~10cm；③巨大血管瘤 10~15cm；④特大血管瘤 >15cm。

这种分类对于制定肝血管瘤的治疗方案具有一定的意义。

(三)临床与超声特征性表现

1. 临床表现　<4cm 者多无症状，常于体格检查做腹部超声时偶然发现；4cm 以上者约40%伴腹部不适，肝大，食欲缺乏，消化不良等症状，肝血管瘤常含机化血栓可能反复血栓形成造成肿瘤肿胀，引起 Glisson's 包膜牵拉胀痛，肿块软硬不一，有不同程度的可压缩感，少数呈坚硬结节感，肿块很少自发破裂，肝功能一般正常，大血管瘤罕见的综合征为消耗性凝血障碍，血小板减少及低纤维蛋白血症。游离在肝外生长的带蒂血管瘤扭转时，可发生坏死，出现腹部剧痛、发热和虚脱。个别病人因血管瘤巨大伴有动静脉瘘形成，回心血量增多，导致心力衰竭。

2. 超声表现

(1)二维超声：大多数肝血管瘤(67%~79%)超声表现为边界清楚的高回声，圆形或椭圆形，边缘锐利似"浮雕"，多数可显示较特异性的环状高回声，其内部回声均匀；较大的血管瘤切面可呈分叶状，内部仍以较强回声为主，可呈管网状或出现不规则的结节状或条块状的低回声区，有时还可出现钙化高回声及后方声影，系血管腔内血栓形成、机化或钙化所致。呈低回声者多有网状结构，形态规则，界限清晰。

彩色多普勒超声：根据病理血管瘤是一种含有丰富毛细血管的实质性病变，但即使目前最先进的彩色多普勒超声仪器仅能在不到1/3的血管瘤中检出血流信号，且多位于肿块边缘。其主要原因是血管瘤内部血流速度极其缓慢，多普勒效应难以显示。

(2)超声造影：典型的血管瘤超声造影表现为动脉期自周边快速或缓慢的结节状或环状强化，并随时间延长逐渐向中心扩展，此扩展过程快慢差异很大，快者仅需 1s，缓慢者需数分钟，且与血管瘤大小无关。这种特殊的由周边向中央逐渐填充的增强方式在诊断肝血管瘤方面有很高的特异性，以此作为诊断血管瘤的依据准确性达95%。门脉期及延迟期血管瘤可全部或部分充填，呈等回声或高回声。爆破成像时，血管瘤填充范围会更小。部分位置较表浅的病灶延迟期可呈稍低回声改变，可能与该切面持续的超声束照射导致部分微气泡破坏有关。

(四)诊断及鉴别诊断

1. 诊断　由于肝血管瘤缺乏特异性的临床表现，所以其诊断主要有赖于各种影像学检查的结果。X 线片检查无多大的意义，只有巨型肝血管瘤才会显示右膈肌抬高，消化道气体受压改变，而且无特异性，当肿瘤出现钙化时才会考虑到肝血管瘤的可能。

肝血管瘤经影像学检查有典型表现者即可明确诊断，无须再做进一步检查。影像学诊断首选 B 型超声，次选 MRI、多期螺旋 CT 或同位素标记红细胞扫描，大部分病例均能得到确诊。肝血管造影不列为常规检查项目，常作为术前了解血管瘤与肝脏血管的解剖关系，或对一些诊断不明的病例，做必要的补充。个别诊断疑难者，可考虑肝细针穿刺或腹腔镜直视下穿刺活检。

2. 鉴别诊断　海绵状血管瘤主要与肝内恶性肿瘤的鉴别。

（1）肝细胞癌：一般有肝炎，肝硬化病史，AFP 可升高，静脉增强扫描有助鉴别。

（2）肝转移瘤：部分肝内转移瘤增强扫描可表现边缘强化，类似血管瘤早期表现，但延时扫描呈低密度可资鉴别。

（3）肝脓肿：一般病变周围界限不清，模糊，脓肿周围可见低密度晕环，典型的病变周围强化，病变内气体存在，需结合临床表现。

三、学习要点

1. 肝血管瘤的分类。

2. 肝血管瘤的声像图及超声造影特征。

3. 肝血管瘤与各种易混疾病的鉴别诊断。

参 考 文 献

［1］刘吉斌，王金锐．超声造影显像．北京：科学技术出版社，2010.

［2］郭万学．超声医学（第 6 版）．北京：人民军医出版社，2011.

［3］国际肝胆胰协会中国分会肝血管瘤专业委员会．肝血管瘤诊断和治疗多学科专家共识（2019 版）．中华消化外科杂志，2019，39（8）：767 – 765.

［4］方靓，王文平，等．肝巨大血管瘤超声造影表现及其诊断．中华超声影像学杂志，2015，24（3）：232 – 236.

病例 13 肝癌并门静脉癌栓

一、病例简介

患者,男,45岁。主因"表面抗原阳性5年,间断乏力、食欲缺乏4年"入院。

现病史:患者5年前饮酒后出现乏力、食欲缺乏、上腹部闷胀等症状,当地医院超声检查提示:肝脏弥漫性病变,肝硬化。对症治疗效果不佳,上述症状反复出现,近日来体重减轻,为进一步治疗来我院就诊。

既往史:既往体健。否认高血压、冠心病及糖尿病等慢性疾病史,否认外伤、手术史,无输血及药物过敏史。

一般检查:体温:37.6℃,脉搏:70次/分,呼吸:20次/分,血压:118/76mmHg。

专科检查:腹部膨隆,腹壁可见静脉曲张,肝脾肋下可触及,肝脏肋下3cm,脾脏肋下9cm,肝区叩击痛(+),腹水(+)。

实验室检查:AFP:3.9(0~7)ng/ml。

超声检查:肝脏形态饱满,体积增大,肝包膜呈锯齿状,肝实质回声增粗增强,分布不均匀,可见类结节样低回声,肝内管状结构走行迂曲,门静脉内径增宽,肝内分支管腔内可见暗淡回声充填,未见明显血流信号(病例13图1)。

超声提示:肝硬化,肝内多发占位性病变,门静脉内栓子形成。

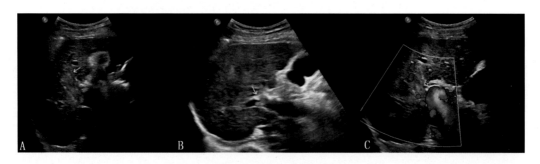

病例13图1 超声检查

注:A:肝内门静脉栓子形成;B:肝内类结节样低回声,门静脉内栓子形成;C:肝内门静脉栓子内未见血流信号

超声造影检查:肝脏右叶类结节样病变动脉期呈高增强,门脉期呈低增强,延迟期呈无增强,呈"快进快出";门静脉内病灶动脉期呈高增强,门脉期呈低增强,延迟期呈

无增强(病例 13 图 2)。

超声造影提示：肝右叶类结节样病变，考虑 HCC，门静脉内癌栓形成。

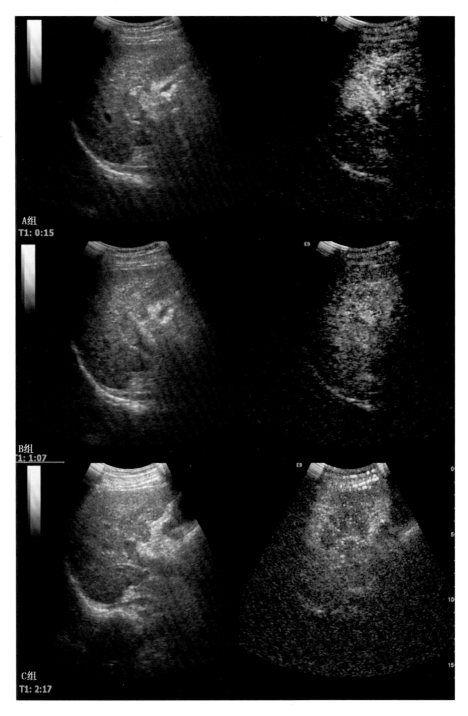

病例 13 图 2　超声造影检查

注：A 组：动脉期呈高增强(15s)；B 组：门脉期呈低增强(67s)；C 组：延迟期呈无增强(137s)

核磁检查：肝右叶可见异常密度区，T_1WI 略低，T_2WI 略高，动脉期呈高增强，门脉期呈低增强，平衡期无增强。肝内门静脉可见充盈缺损，动脉期、门脉期可见增强，平衡期无增强（病例 13 图 3）。

核磁提示：肝右叶富血供病灶，考虑 HCC，肝内门静脉癌栓形成。

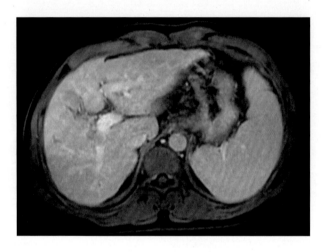

病例 13 图 3　动脉期呈高增强

病理诊断：肝细胞癌（病例 13 图 4），门静脉癌栓（病例 13 图 5）。

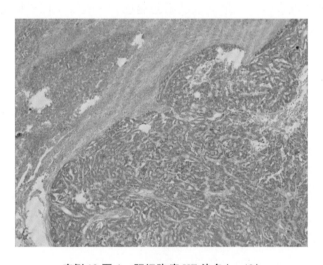

病例 13 图 4　肝细胞癌 HE 染色（×40）

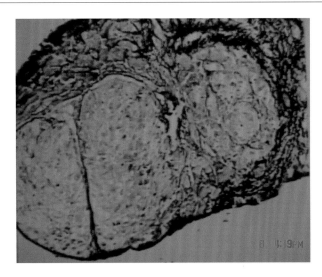

病例 13 图 5　门静脉癌栓

二、相关知识

1. 概述　肝癌是一种致死率极高的恶性肿瘤疾病，我国每年约有 40 万新发病例，有超过 34 万例肝癌患者死亡，占全球总发病人数和总死亡人数 50% 以上。门静脉癌栓（portal vein tumor thrombosis，PVTT），是肝细胞癌发展到进展期最重要的标志之一，在初次就诊的肝细胞癌患者中门静脉癌栓的发生率高达 44.0% ~ 66.2%，在中晚期肝细胞癌患者中的这一比例更高（80% ~ 90%）。肝细胞癌患者一旦发生门静脉癌栓，预后极差，自然生存时间仅为 2.7 ~ 4.0 个月。研究报道伴有 PVTT 患者的总体生存期较无 PVTT 的患者明显缩短，五年生存率不足 20%。

2. 发病机制及分类　解剖学方面，主要有"门脉血逆流学说"，研究发现肝肿瘤中的动静脉瘘使门静脉压力明显增高，导致门静脉血逆流增加，有可能导致脱落的肿瘤细胞逆流至门静脉内生长成癌栓。在生物学方面，机制更为复杂，与肿瘤增生分化，肿瘤血管形成，肿瘤细胞脱落、黏附、渗入、存活、扩增等有关。另外，有研究发现 ALP、GGT、AFP、腹水是肝癌伴门脉癌栓形成的危险因素。

PVTT 国际分型：

VP1：门静脉二级分支以上分支。

VP2：门静脉二级分支。

VP3：门静脉一级分支。

VP4：门静脉主干。

PVTT 国内分型：

Ⅰ0 型：镜下癌栓形成。

Ⅰ 型：癌栓累及二级及二级以上门静脉分支。

Ⅱ 型：癌栓累及一级门静脉分支。

Ⅲ 型：癌栓累及门静脉主干。

Ⅳ 型：癌栓累及肠系膜上静脉或下腔静脉。

3. 临床与超声特征性表现

（1）临床表现：不同的分型临床表现不一致，严重的门静脉癌栓可以引起或加重门静脉高压，表现为门－体静脉间交通支开放，大量门静脉血在未进入肝脏前就直接经交通支进入体循环，从而出现腹壁和食管静脉扩张、脾脏大和脾功能亢进、肝功能失代偿和腹水等。最为严重的是食管和胃连接处的静脉扩张，一旦破裂就会引起严重的急性上消化道出血危及生命。

（2）超声表现：门静脉受累部分内径增宽，管腔内可见异常回声团块，彩色多普勒：部分型可见门静脉管腔内血流束变细或局部充盈缺损；完全型可见门静脉管腔内彩色血流中断。张红志与郭凡等参照门静脉癌栓内部及周边血流信号的彩色多普勒状况细化为如下四种类型：①癌栓中没有血流信号；②癌栓中有少量血流信号；③门静脉癌栓周边出现动静脉瘘；④癌栓与管壁间出现动脉血流。

（3）超声造影：门静脉癌栓在动脉相时填充效果增强，甚至强于肝实质回声，而在静脉相时消退，最后弱于肝实质回声。动脉期呈高增强，门脉期和延迟期呈低增强，呈现与 HCC 一致的"快进快出"表现。

4. 诊断及鉴别诊断

（1）诊断：肝癌患病史，首先超声及超声造影检查，结合其他影像学及实验室检查可以提高诊断准确率，最终诊断需要门静脉栓子组织病理活检。

（2）鉴别诊断：与门静脉血栓鉴别，可以从以下 6 点鉴别：①生长方向：门静脉癌栓主要为肝内向肝外生长；而门静脉血栓主要为肝外向肝内生长。②血流：门静脉癌栓主要为多彩血流；而门静脉血栓团块内无血流。③回声：门静脉癌栓回声强，不均匀；门静脉血栓回声较癌栓弱。④病史：门静脉癌栓多发于原发病灶；门静脉血栓多发于继发病灶，如肝硬化、脾切除等。⑤管腔情况：门静脉癌栓的受累管腔扩张，有外突结节，不光滑，可出现管腔强化；门静脉血栓的受累管腔无扩张，无外突结节，管腔光滑。⑥形状：门静脉癌栓常呈不规则、结节状、团状等，密度低；门静脉血栓常呈条状或柴捆状，游离缘光滑。

三、学习要点

1. 门静脉癌栓的分类。
2. 门静脉癌栓的声像图特征及超声造影检查。
3. 门静脉癌栓与血栓的鉴别诊断。

参 考 文 献

[1] 郭万学. 超声医学(第 6 版). 北京：人民军医出版社，2011.

病例 14　胆总管腺癌

一、病例简介

患者，女性，70 岁，剧烈头痛、头晕伴发热 1 个月入院。

现病史：1 个月前因上呼吸道感染后出现头痛、头晕，并发热，体温最高达 41℃，出现晕厥 1 次，约数十秒后被唤醒，以"急性脑血管病"收住入院。

既往史：既往体健。否认高血压、糖尿病等慢性疾病史，否认肝炎、结核及伤寒等传染性疾病病史，否认外伤、手术史、无输血及药物过敏史。

一般检查：体温：38.6℃，脉搏：75 次/分，呼吸：18 次/分，血压：110/85mmHg。

专科查体：腹平坦，无腹壁静脉曲张及胃肠蠕动波，Murphy 氏征阳性，移动性浊音阴性，肾区无叩击痛。

实验室检查：

生化：γ-谷氨酰基转移酶：1030(7～45U/L)，碱性磷酸酶：494(50～135U/L)。

肿瘤标志物：糖类抗原 CA125：39.90U/ml(0.00～30.20)。

血常规(-)，乙肝三系统(-)，免疫三项(-)。

超声所见：肝脏形态、大小如常，肝表面光滑，肝实质呈等回声，分布尚均匀，肝内胆管中度增宽，肝总管及胆总管上段明显增宽，胆总管上段管腔内可见沿内壁分布的低回声区，管腔逐渐变细呈"鼠尾"征，下段似可见范围约 19mm×16mm 异常低回声区，边界不清，无包膜，内部回声不均匀。未见明显彩色血流信号(病例 14 图 1)。

超声提示：肝内、外胆管增宽，胆总管中下段实性占位性病变，考虑胆总管癌。

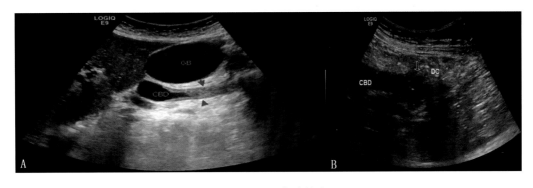

病例 14 图 1　超声检查

注：A：红色箭头所示受侵胆总管；GB：胆囊，CBD：胆总管；B：黄色箭头所示肿物；DC：十二指肠

超声造影所见：壶腹部病灶于 9s 开始增强，呈中央向周边高增强，13s 病灶达峰，45s 病灶中央可见部分区域开始廓清，门脉期呈中央低增强周边等增强，延迟期呈中央无增强周边低增强（病例 14 图 2）。

超声造影示：壶腹部富血供低增强占位性病变，可疑胆管癌。

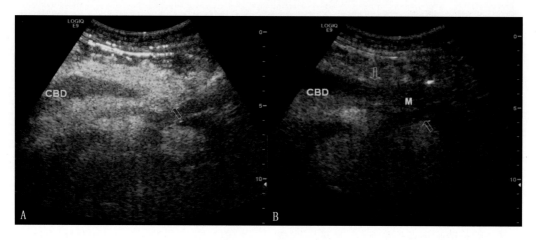

病例 14 图 2　超声造影

注：A：肿物达峰时间 13s；B：肿物廓清时间为 45s。CBD：胆总管；M：占位

MRI：肝内胆管及胆总管明显扩张，胆总管末端管腔狭窄，壁增厚，考虑胆总管末端肿瘤性病变（病例 14 图 3）。

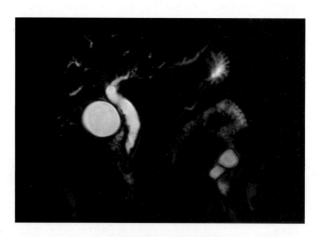

病例 14 图 3　MRI 检查

注：MRI 示：肝外胆管明显扩张，胆总管下端狭窄

十二指肠镜下 X 线：胆总管扩张，最大直径 2.1cm，胆总管下段可见一长度约 2cm 狭窄段，上段显影良，肝内胆管扩张。

病理诊断：胆总管下段近乳头口活检：腺癌（病例 14 图 4）。

免疫组化：CK7（部分＋）、CK20（＋）、CDX－2（＋）、P53（＋，60%）、Ki67（＋，70%）。

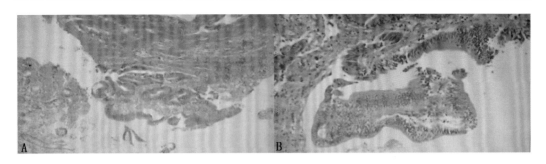

病例 14 图 4　病理诊断

注：A：HE 染色(10×4HE)；B：HE 染色(10×10HE)

二、相关知识

（一）概述

胆管癌好发于肝门部，约占 60%，其次发生在远端胆管，即胆总管癌，约占 30%，肝内胆管癌少见，约 10%，本病 95% 是腺癌，少数为未分化癌和鳞癌。肿瘤弥漫性浸润管壁，使管壁弥漫性增厚，管腔变窄或阻塞。

（二）发病机制及分类

多发于 50～70 岁，男女比例约 1.4∶1，本病可能与下列因素有关：肝胆管结石、原发性硬化性胆管炎、先天性胆管囊状扩张、胆管囊肿空肠吻合术后、肝吸虫感染、慢性伤寒带菌者、溃疡性结肠炎等。近来研究发现，乙型肝炎、丙型肝炎感染与本病的发生可能有关，据大体病理形态可分为乳头状癌、结节状癌、弥漫性癌。

（三）临床与超声表现

1. 临床表现　进行性黄疸、胆囊肿大(病灶位于胆囊管以下胆管)、肝大、胆道感染等。

2. 超声表现(胆总管癌)

（1）乳头状及结节状癌可见胆总管内肿块呈中等或高回声致管腔截断，不伴声影。

（2）弥漫性癌管壁边界不清，管腔锥形不规则狭窄，呈"鼠尾征"。

（3）病变部位以上胆管明显扩张，可伴有弥漫性肝大。

（4）肿物内可见异常血流信号。

（5）部分可见肝内转移灶，门腔间隙肿大淋巴结。

（四）鉴别诊断

主要与胆总管结石、胆总管下段炎性狭窄、急性胰腺炎等引起的肝外胆管增宽相鉴别，后者所致肝外胆管增宽较前者程度轻，且多有急性发作病史，其次与十二指肠内及胰头占位病变压迫胆总管引起的胆管扩张相鉴别，后两者很难与胆总管占位相鉴别，可以统称为壶腹周围占位。

三、学习要点

1. 胆总管癌的特征性表现，即"截断征"和"鼠尾征"。

2. 胆总管癌的鉴别诊断。

参 考 文 献

［1］张武 . 现代超声诊断学 . 北京：科学技术文献出版社有限公司，2019.

［2］龙明同，王立义 . 外科学(第 7 版). 北京：人民卫生出版社，2015.

病例 15　黄色肉芽肿性胆囊炎

一、病例简介

患者，男，66 岁，间歇性右上腹胀痛 3 年，加重 8 天入院。

现病史：患者 3 年前无明显诱因偶感右上腹胀痛不适，疼痛呈间歇性发作，并向右侧肩背部放射，不伴有恶心、呕吐。发作时服用利胆药物治疗后，上述症状可缓解并消失，近 8 天症状加重，伴有恶心、呕吐。以"胆囊结石"收住入院。

既往史：既往体健。否认高血压、糖尿病等慢性疾病史，否认肝炎、结核及伤寒等传染性疾病病史，否认外伤、手术史，输血及药物过敏史。

一般检查：体温：36.5℃，脉搏：70 次/分，呼吸：16 次/分，血压：129/85mmHg。

专科查体：腹部平坦，无腹壁静脉曲张及胃肠蠕动波，Murphy 征阳性，移动性浊音阴性。

实验室检查：(−)。

超声所见(病例 15 图 1)：胆囊大小如常，胆囊底部形态僵硬，局部呈环状异常增厚区，测其最厚处约 13mm，浆膜层与肝脏面分界欠清晰，黏膜连续性好，中央呈均质等回声。内可见点状彩色血流信号充盈。

超声提示：胆囊底部局限性增厚，占位性病变？炎性病变？

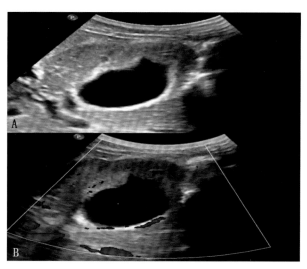

病例 15 图 1　超声检查

注：A：胆囊底部环状增厚，浆膜层和肝脏分界欠清；B：增厚胆囊底部及少量血流信号

超声造影：动脉期病灶整体呈不均质高增强，局部可见呈低增强（病例15 图2A），静脉期（48 s）中央区开始廓清，呈不均匀性，局部无增强（病例15 图2B），静脉期（94 s）整体低增强（病例15 图2C），浆膜层与黏膜层在造影时相内连续完整。

超声造影：胆囊底部局限性病变，多考虑炎症性病变。

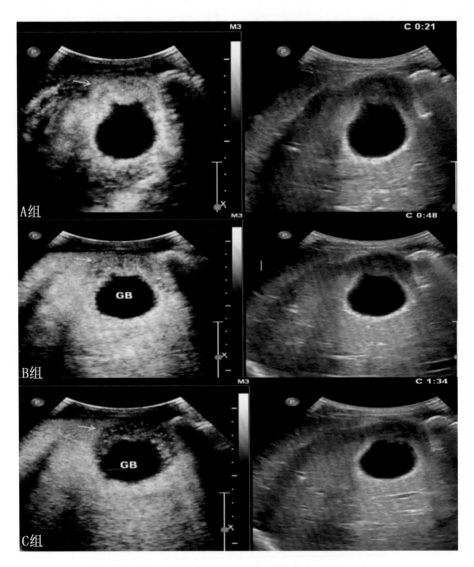

病例15 图2　超声造影

注：A组：动脉期呈不均质高增强；B组：静脉期呈不均匀性廓清；C组：静脉期整体低增强，白色箭头所示浆膜层及黏膜层连续性好；GB：胆囊

MRI：胆囊壁增厚并强化，胆囊底部壁局部缺损，邻近可见呈长 T_1 稍长 T_2 信号，增强扫描边缘较明显强化，底部不规则增厚并强化，在延迟期明显强化，与邻近肝实质界限欠清（病例15 图3），胆囊窝可见少量液性密度影。

　　检查结论：胆囊炎合并胆囊底部穿孔，胆囊底部壁不规则增厚、强化，邻近肝实质受累，合并胆囊肿瘤性病变可能，胆囊窝积液。

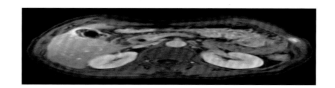

病例 15 图 3　胆囊增厚底部强化伴局部缺损

　　术中所见：近肝床部分肝缘质硬，与胆囊融合并与周围组织粘连，胆囊囊壁变硬增厚（病例 15 图 4）。

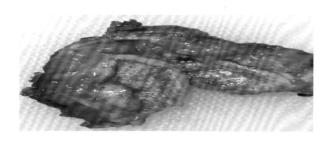

病例 15 图 4　术后标本：胆囊壁明显增厚

　　病理诊断：慢性胆囊炎急性发作，局部黄色肉芽肿及脓肿形成。近肝脏处胆囊壁与肝组织融合，可见广泛的小管状组织异型增生，建议随诊（病例 15 图 5）。

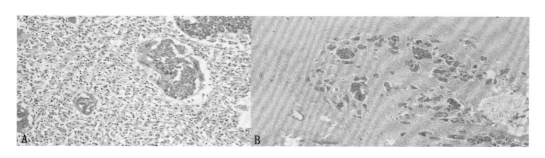

病例 15 图 5　病理：多核巨细胞聚集

二、相关知识

　　1. 概述　黄色肉芽肿性胆囊炎是一种以胆囊慢性炎症为基础，并伴有黄色肉芽肿形成的破坏性炎症病变。发病率低，中老年人多见，男女比例不一。

　　2. 病因　胆道梗阻合并细菌感染是导致该病发生的主要因素，多数患者常伴有胆石症，部分伴有高脂血症、糖尿病。胆汁经破裂的 R－A 窦（Rokitansky－Aschoff sinus，R－A）和黏膜溃疡病灶不断渗入至胆囊壁，导致其慢性炎症；巨噬细胞聚集，吞噬胆汁中的胆固醇、磷脂、胆色素等形成富含脂质的特异性泡沫细胞（黄瘤细胞），随着病程进展，纤维组织增生，逐渐形成炎性肉芽肿性结构，进而导致胆囊壁局灶性或弥漫性增厚，病程进一步进展，胆囊与周围脏器粘连，导致胆囊内瘘、穿孔或坏疽。

3. 超声表现　胆囊壁弥漫性或局限性明显增厚，以底部最为突出，增厚的胆囊壁内呈结节状或不规则低回声区，胆囊黏膜层连续完整为特征性表现，与周围脏器粘连时，浆膜层可显示不清。多普勒显示病灶内可见点状血流信号，可录得低速动脉血流频谱。

超声造影可表现为造影早期胆囊壁呈不均匀高增强，晚期呈低增强，胆囊壁连续，与周围组织粘连时可表现为外壁层次不清，与周围组织分界不清。

4. 鉴别诊断

（1）与胆囊癌鉴别：后者可表现为囊壁不规则结节状增厚并明显强化，常为局灶性或不对称性增厚，黏膜层不连续，较早出现肝脏浸润，并可见肝内转移灶，病灶在胆囊颈部时常引起肝外胆管浸润导致肝内胆管扩张。

（2）与胆囊腺肌症鉴别：后者可见黏膜层与浆膜层连续完整，增厚的胆囊壁内常可见强回声胆固醇结晶，后伴"彗星尾"征。

三、学习要点

1. 黄色肉芽肿性胆囊炎的声像图特征。
2. 黄色肉芽肿性胆囊炎与胆囊癌、腺肌症的鉴别诊断。

参 考 文 献

［1］中国医师协会超声医师分会．中国超声造影临床应用指南．北京：人民卫生出版社，2018.
［2］王光霞．腹部外科超声诊断图谱．武汉：华中科技大学出版社，2010.

病例16 胆囊腺肌增生症

一、病例简介

患者,女,38岁,右上腹不适1个月余,加重3天入院。

现病史:患者1个月前进食油腻食物后出现右上腹隐痛,疼痛放射至右侧肩背部,伴口苦、口干,近3天疼痛加重,门诊以"慢性胆囊炎急性发作"收住入院。

既往史:既往体健。否认高血压、糖尿病等慢性疾病史,否认肝炎、结核及伤寒等传染性疾病病史,否认外伤、手术史,无输血及药物过敏史。

一般检查:体温:36.8℃,脉搏:75次/分,呼吸:18次/分,血压:120/80mmHg。

专科查体:腹部平坦,无腹壁静脉曲张及胃肠蠕动波,Murphy征阳性,移动性浊音阴性。

实验室检查:(-)。

超声所见:胆囊形态、大小如常,胆囊底部局限性异常增厚低回声区,范围为24mm×10mm,胆囊浆膜层连续完整,肌层呈低回声区,分布均匀,黏膜层呈线状强回声,欠连续(病例16图1)。彩色血流:异常区内可见丰富彩色血流信号,多普勒记录得低速血流信号。

超声提示:胆囊底部局限性增厚,腺肌增生症可能性大。

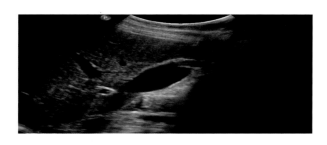

病例16图1 胆囊底部局限性增厚

超声造影:动脉早期病灶区呈"双轨"样,周边呈高增强,中央无增强(病例16图2)。动脉晚期病灶呈整体高增强(病例16图3),逐渐缓慢廓清,中央低增强(病例16图4)。造影时间内可见黏膜与外膜连续完整。

超声造影:胆囊底部富血供病变,多考虑腺肌增生症。

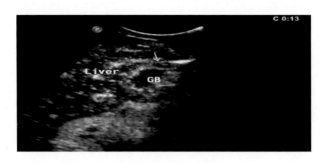

病例 16 图 2　CEUS

注：箭头所示病灶 13s 呈"双轨"征；Liver：肝脏；GB：胆囊

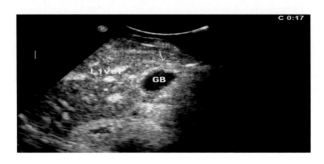

病例 16 图 3　CEUS

注：箭头所示病灶 17s 呈整体高增强；GB：胆囊

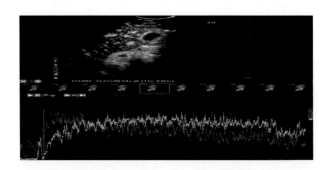

病例 16 图 4　时间 – 强度曲线图

注：动脉期快速呈高增强，动脉晚期呈高增强，廓清缓慢

　　MRI：胆囊不大，壁普遍增厚，底部局限性增厚，壁内可见一小结节，直径 8mm，与邻近肝实质界限清晰，动态增强门脉期小结节呈中等度强化（病例 16 图 5），胆囊腔内信号均匀。提示：胆囊炎，胆囊底部壁内小结节，建议结合临床。

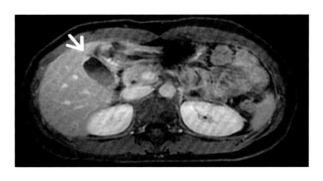

病例 16 图 5　白色箭头所示结节呈中等度强化

术中所见：胆囊底局部增厚，柔韧性好，未见结节。

病理所见：腺体伸入肌层，R－A 窦形成（病例 16 图 6）。

病理诊断：胆囊底部腺肌增生症。

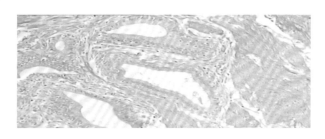

病例 16 图 6　腺体伸入肌层，R－A 窦形成

二、相关知识

1. 概述　胆囊腺肌增生症属于一种非炎症性和非肿瘤性的腺体良性增生性疾病，发病机制尚不明确，女性多见，患者大多数无症状，预后良好，脂餐试验胆囊收缩功能亢进。

2. 病理改变　胆囊壁增厚，黏膜上皮内罗－阿窦（Rokitansky－Aschoff sinus，R－A）增多，其腔隙扩大形成小囊、穿至肌层深部，形成假性憩室，平滑肌明显增生，胆囊壁显著增厚，假性憩室内可伴有胆固醇沉积。依病变范围可分为三型：局限型、节段型和弥漫型。局限型较多见，常位于胆囊底部；节段型常位于胆囊体和颈部；弥漫型少见，易误诊。

3. 超声表现

（1）病变处局部胆囊壁增厚，多呈新月形或梭形。

（2）增厚囊壁内可见一个或多个微小囊腔，其中因含有胆固醇结晶或壁内小结石而出现"彗星尾"征，壁内"彗星尾"征为本病特征性表现，囊内呈细点状强回声有时出现多彩的快闪伪像。

4. 鉴别诊断　弥漫型腺肌增生症与厚壁型胆囊癌、慢性胆囊炎声像图表现相近，增厚囊壁内有多发类圆形无回声小囊腔，部分囊内可见特征性"彗星尾"征是区别于后者的重要特征，此外前者脂餐试验胆囊收缩功能亢进；局限型胆囊腺肌增生症与胆囊隆起型病变鉴别，前者高频探头可清晰显示胆囊浆膜和黏膜层光滑连续，所谓结节是壁局限性增厚所致，而隆起型病变者，可见凸向胆囊腔的中等或较强回声病变及其附着于胆囊壁的蒂，部分病变内可见线状血流信号。

三、学习要点

1. 掌握胆囊腺肌增生症特征性声像图表现。
2. 掌握胆囊腺肌增生症的鉴别诊断。

参 考 文 献

［1］张武 . 现代超声诊断学 . 北京：科学技术文献出版社，2008.

［2］中国实用外科杂志编委会 . 中国实用外科杂志 . 沈阳：中国实用外科杂志社，2006.

［3］郭万学 . 超声医学(上下册第 6 版). 北京：人民军医出版社，2011.

病例 17　胆囊穿孔

一、病例简介

患者，男，43 岁，间歇性右上腹胀痛 1 周，加重 2 天。

现病史：患者 1 周前出现右上腹胀痛，与进食油腻食物无关，无反酸、嗳气，伴右侧肩背部放射痛，2 天前症状明显加重，以"急性结石性胆囊炎"收住入院。

既往史：否认肝炎、结核、疟疾病史，否认高血压、心脏病、糖尿病等慢性疾病史，否认外伤、手术史，无输血及药物过敏史。

一般检查：体温：37℃，脉搏：80 次/分，呼吸：16 次/分，血压：130/83mmHg。

专科查体：腹部平坦，无腹壁静脉曲张及胃肠蠕动波，Murphy 征阳性，移动性浊音阴性，肾区无叩击痛。

实验室检查：（－）。

超声检查：胆囊形态、大小如常，囊壁粗糙增厚，呈"双边"征，前壁黏膜层、肌层似可见连续性中断(病例 17 图 1)，宽约 7mm，浆膜层连续性好，腔内可见多个强回声光反射，测其中一直径约 14mm，后伴声影，胆汁透声差。

超声提示：胆囊水肿伴结石，胆囊前壁声像图所见，考虑：①穿孔？②占位？建议超声造影检查。

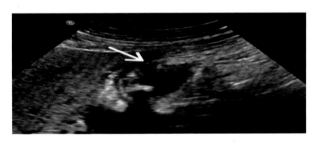

病例 17 图 1　白色箭头所示黏膜层、肌层连续性中断
注：GB：胆囊；ST：结石

超声造影：肝动脉增强时间为 9s，门脉增强时间为 11s，胆囊肝面胆囊壁可见两处造影剂缺损(病例 17 图 2)，其中一宽约 11mm，肝脏与胆囊可见局限性无增强区。

超声造影：胆囊炎伴结石，胆囊前壁局限性异常回声，结合超声造影，考虑胆囊肝面多发穿孔(2 处)，伴肝脏胆囊间隙局限性积液。

MRI：胆囊体积不大，腔内见多发低信号结石，胆囊壁厚，胆囊底部壁不连续(图 17－3)，腔外见高信号，邻近肝实质见絮状高信号。

结论：胆囊结石，胆囊底部壁不连续，胆囊穿孔可疑，伴邻近肝实质炎性改变。

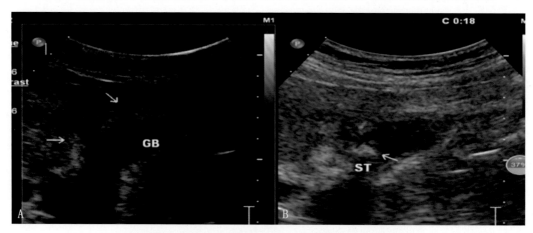

病例 17 图 2　白色箭头所示穿孔位置、周边积液

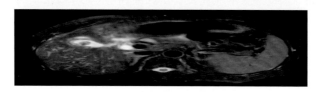

病例 17 图 3　红色箭头所示胆囊底部穿孔

术中所见：胆囊被大网膜、胃及横结肠包裹，分离粘连后见胆囊底部穿孔、坏疽。

镜下所见：黏膜水肿、充血，上皮大致完整，间质淋巴细胞、浆细胞、中性粒细胞、嗜酸性粒细胞浸润（图 17-4）。

病理诊断：胆囊底部送检为纤维组织，部分区域充血、出血、少量炎症细胞浸润，呈炎症反应性改变。

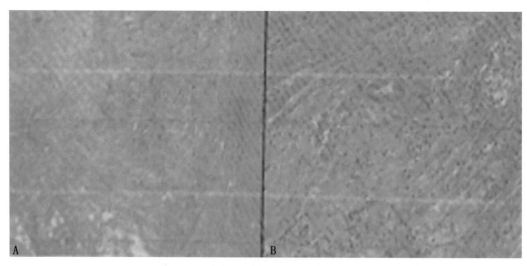

病例 17 图 4　病例切片
注：A：HE 染色（×40）；B：HE 染色（×100）

二、相关知识

1. 概述　急性胆囊炎的 3%～10% 可发生胆囊坏疽和穿孔，多发生在伴有胆囊结石嵌顿者，有动脉硬化和糖尿病的老年人更易发生，穿孔部位以底部常见，颈部次之。

2. 病理改变　胆囊穿孔常继发于坏疽性胆囊炎，穿孔形式：①急性穿孔：胆囊炎发展迅速，周围缺乏粘连保护，穿孔后胆汁游离腹腔导致弥漫性胆汁性腹膜炎；②亚急性穿孔：胆囊炎反复发作，与邻近组织形成粘连，穿孔后周围组织包裹，形成胆囊周围脓肿；③慢性穿孔：与邻近器官穿透形成内瘘。

3. 超声表现　胆囊壁局部缺损为直接征象，胆囊周边积液可能代表穿孔，为间接征象，胆汁进入游离腹腔出现弥漫性腹膜炎时腹腔内大量积液，其中可见纤细的纤维素渗出漂浮，老年患者形成十二指肠瘘后结石可进入小肠引起胆结石性肠梗阻，急性胆囊炎症状突然自行缓解，进而出现肠梗阻的表现。

4. 超声造影　胆囊内壁或外壁线状增强出现中断或不连续，高增强的胆囊壁中间出现阶段性无增强带，同时在无增强带旁胆囊周围可见外溢胆汁所致的包裹性无增强区，部分胆囊炎周围肝实质因炎性充血性改变，增强早期呈片状不规则高增强，至增强晚期呈等增强或低增强。

5. 鉴别诊断　胆囊亚急性穿孔伴周围组织包裹时需与胆囊癌鉴别，前者常有急性发作史，超声 Murphy 征阳性，不易鉴别时可行超声造影检查。

三、学习要点

1. 掌握胆囊穿孔的直接征象及间接征象。
2. 掌握胆囊穿孔的鉴别诊断。

参 考 文 献

[1] 吴乃森. 腹部超声诊断与鉴别诊断学(第 3 版). 北京：科学技术文献出版社，2009.
[2] 中国医师协会超声医师分会. 中国超声造影临床应用指南. 北京：人民卫生出版社，2018.
[3] 吴在德，吴肇汉. 外科学(第 7 版). 北京：人民卫生出版社，2008.
[4] 张武. 现代超声诊断学. 北京：科学技术文献出版社，2008.

病例 18　蕈伞型胆囊癌

一、病例简介

患者，男，67岁，间歇性右上腹痛半个月，加重3天。

现病史：患者于半个月前出现右上腹部疼痛，与进食油腻食物有关，伴有恶心、呕吐，无黄疸、发热，自服利胆药物后，症状缓解，仍时有发作，3天前自觉右上腹痛加重，为求进一步诊治遂来我院就诊，以"结石性胆囊炎"收住入院。

既往史：否认肝炎、结核、疟疾病史，否认高血压、心脏病、糖尿病等慢性疾病史，否认外伤、手术史，无输血及药物过敏史。

一般检查：体温：37℃，脉搏：70次/分，呼吸：18次/分，血压：120/85mmHg。

专科查体：腹部平坦，无腹壁静脉曲张及胃肠蠕动波，Murphy征阳性，移动性浊音阴性，肾区无叩击痛。

实验室检查：（－）。

超声检查：胆囊形态、大小如常，前壁近底部囊壁局限性增厚，内可见不规则低回声区（病例18图1A），其浆膜层与肝脏分界清，黏膜层显示不光滑，彩色多普勒示其内未见明显血流信号（病例18图1B）。

超声提示：胆囊前壁近底部局限性增厚：①占位？②腺肌增生症？待鉴别，建议超声造影检查。

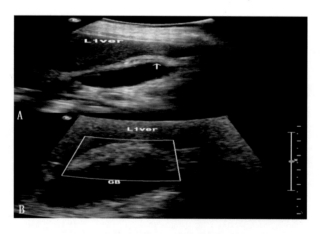

病例 18 图 1　超声检查

注：A：白色箭头所示增厚的胆囊壁，Liver：肝脏；B：增厚囊壁内未见明显血流信号，GB：胆囊

超声造影：病灶于 13s 呈乳头凸起样快速高增强，增强早于周围肝实质，囊壁层次不清（病例 18 图 2A），34s 开始廓清，静脉期呈低增强，黏膜层不连续（病例 18 图 2B）。

超声造影：胆囊前壁近底部富血供病变，多考虑胆囊癌。

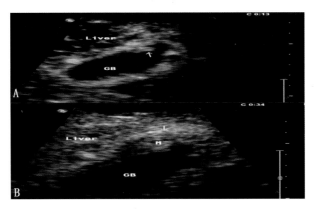

病例 18 图 2　超声造影

注：A：白色箭头所示病灶呈高增强（13s）；B：病灶呈低增强，黏膜层不连续（34s）。M：肿瘤；Liver：肝脏；GB：胆囊

MRI：胆囊底部局部乳头状增厚，黏膜连续性中断，胆囊外缘与肝实质界限清晰，多考虑胆囊癌（病例 18 图 3）。

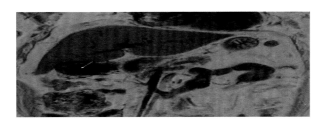

病例 18 图 3　白色箭头所示肿瘤

大体标本如病例 18 图 4。

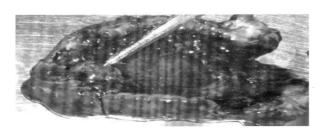

病例 18 图 4　术后标本所示肿瘤部位

病理诊断：胆囊体部乳头状腺癌（病例 18 图 5）。

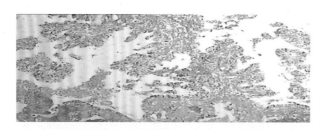

病例 18 图 5　病理切片 HE 染色（×100）

二、相关知识

1. 概述　胆囊癌是胆道最常见的恶性肿瘤,90%的发病年龄在 50～70 岁,男女比例为 1:(3～4),国内统计约占肝外胆道癌的 25%,占胆道疾病的构成比为 0.4%～3.8%,发病与胆囊结石有关,约 85%的患者合并胆囊结石,胆囊腺瘤也有发展为癌的倾向。

2. 病理　胆囊癌多发生在胆囊体部和底部。腺瘤占 82%,未分化癌占 7%,鳞癌占3%,混合性癌占 1%,其他少见癌占 7%。腺癌又分为硬化型、乳头状和黏液型,好发部位为胆囊底部,其次为颈部,胆囊癌形态不一,多数为浸润的硬性癌,使胆囊壁呈弥漫性增厚,乳头状癌突入胆囊腔内,阻塞胆囊颈部继而发生胆囊腔积液。胆囊癌多数沿淋巴引流方向转移,肝转移也常见,尤其是靠近胆囊床的体部肿瘤。

3. 超声表现　依据疾病不同发展阶段的形态学改变分为以下几种类型:

(1)息肉样病变型:早期病灶较小,为 10～25mm,病灶自囊壁凸向腔内,基底较宽,表面不平整,多为等回声,本型好发于颈部,可引起胆囊梗阻致胆囊腔积液增大,合并多发结石时有可能漏诊。

(2)蕈伞型:为基底宽而边缘不整齐的蕈伞状凸向囊腔,呈低或等回声,周围可见胆泥形成的沉积性点状回声。

(3)厚壁型:胆囊壁为不均匀性增厚,呈局限性或弥漫性,弥漫性以颈部、体部增厚显著,黏膜回声多呈不规则,此型与慢性胆囊炎所致的囊壁增厚难以鉴别。

(4)混合型:较为多见,为蕈伞型和息肉样病变型的综合表现。

(5)实块型:是胆囊癌晚期表现,胆囊腔无回声区消失,呈实性不均质肿块,其内有时可见结石强回声光团伴声影,因癌肿向周围浸润,囊壁与肝脏分界不清,有时较难分辨肿瘤来源于肝脏还是胆囊。如胆囊显示不清,多为本型胆囊癌伴肝脏浸润。

彩色多普勒检查时,可在肿块内显示丰富的动静脉血流频谱,多为高速、高阻动脉血流频谱,有研究表明病灶内动脉流速常 >30cm/s。

4. 超声造影　肿瘤血供较丰富,增强早期常可见滋养血管进入病灶内部,病灶内血管构筑多呈树枝状或不规则状,排列杂乱,迅速高增强,早于周围肝实质,20～40 秒减退为低增强。病灶基底部囊壁增厚、异常高增强、囊壁层次不清,或与周围肝脏分界不清,部分早期胆囊癌胆囊外壁可保持连续完整。

5. 鉴别诊断

(1)胆囊壁增厚:慢性胆囊炎伴肉芽肿时囊壁异常增厚,常呈均匀性,黏膜层常光滑完整,胆囊腺肌增生症可见增厚囊壁内无回声区,部分内可见点状强回声伴"彗星尾"

征。胆囊腺瘤二维超声表现较难与早期胆囊癌鉴别，可通过超声造影鉴别。

（2）胆囊腔内异常回声：血凝块、疏松结石、黏稠的胆汁团等需要与胆囊癌鉴别，前者常随体位移动，且与囊壁间分界清，必要时可通过超声造影加以鉴别。

（3）充满胆囊结石合并早期胆囊癌时容易漏诊，需在检查时引起重视，可通过改变患者体位，多角度观察以减少漏诊。

三、学习要点

1. 掌握胆囊癌的超声表现。

2. 掌握胆囊癌的鉴别诊断。

参 考 文 献

［1］吴乃森. 腹部超声诊断与鉴别诊断学(第3版). 北京：科学技术文献出版社, 2009.

［2］中国医师协会超声医师分会. 中国超声造影临床应用指南. 北京：人民卫生出版社, 2018.

［3］吴在德, 吴肇汉. 外科学(第7版). 北京：人民卫生出版社, 2008.

［4］张武. 现代超声诊断学. 北京：科学技术文献出版社, 2008.

病例 19　厚壁隆起型胆囊癌

一、病例简介

患者，女，66 岁，间歇性右上腹痛 1 个月余，加重 1 周。

现病史：患者 1 个月前无明显诱因出现右上腹疼痛，伴肩背部放射性疼痛，无恶心及呕吐，无皮肤及巩膜黄染，当地医院超声提示"胆囊炎、胆囊结石"，给予抗感染对症等治疗后症状缓解，此后上述症状反复发作，尤以进食油腻食物为甚，门诊以"胆囊结石伴急性胆囊炎"收住入院。

既往史：既往体健。否认高血压、糖尿病等慢性疾病史，否认肝炎、结核及伤寒等传染性疾病病史，否认外伤、手术史，无输血及药物过敏史。

一般检查：体温：36.8℃，脉搏：65 次/分，呼吸：18 次/分，血压：138/90mmHg。

专科查体：腹部平坦，无腹壁静脉曲张及胃肠蠕动波，Murphy 征阳性，移动性浊音阴性。

实验室检查：(－)，肿瘤标志物(－)。

超声检查：胆囊形态呈"C"形，胆囊体 – 底部腔内可见范围约 41mm×28mm 异常较强回声区，部分与胆囊壁分界不清(病例 19 图 1A)，呈凸起样延伸于胆囊腔内部可见部分低回声区，CDFI：其内可见多支短棒状血流信号(病例 19 图 1B)，余胆囊腔内透声好。

超声提示：胆囊体 – 底部实性占位，多考虑胆囊癌。

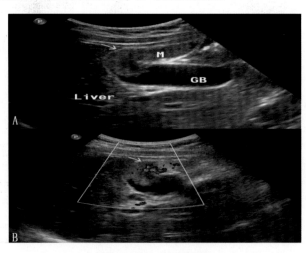

病例 19 图 1　超声检查

注：A：M：实块型胆囊癌；GB：胆囊；Liver：肝脏；B：实块型胆囊癌 CDFI 表现

超声造影：肝动脉增强时间 8s，病灶 14s 呈整体不均匀性高增强（病例 19 图 2A），形态为宽基底凸起样，33s 达峰（病例 19 图 2B），125s 病灶廓清，呈持续性低增强（病例 19 图 2C）。

超声造影：胆囊腔内富血供病灶，考虑为胆囊癌。

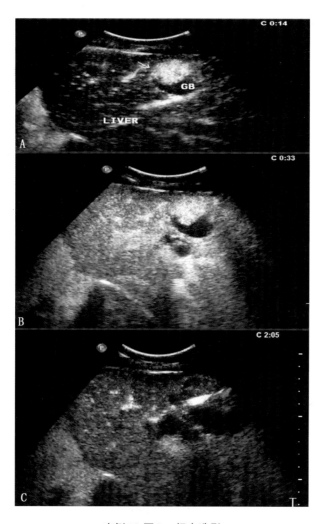

病例 19 图 2　超声造影

注：A：肿块型胆囊癌动脉增强早期；B：病灶达峰时间（33s）；C：病灶廓清时间（125s）；Liver：肝脏；GB：胆囊

CT：胆囊底部占位性病变，考虑胆囊癌可能（病例 19 图 3）。

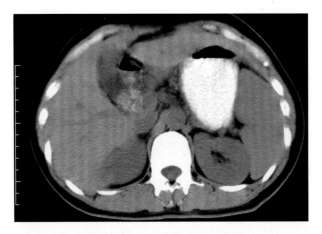

病例 19 图 3　红色箭头所示肿块

术后标本见病例 19 图 4。

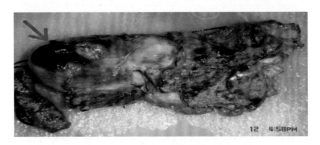

病例 19 图 4　红色箭头所示肿物

病理所见：免疫组化：34βE12（ + ），CK14（ + ），CK7（ + + + ），CK20（ + ），AFP（ － ），Hep Par1（ + + + ），CEA（ + + + ），EMA（ + + ），D2 － 40（ － ），S － 100（ － ），SYN（ － ），CgA（ － ），Ki67 增殖指数约 85％。特殊染色：Masson 染色（ － ）（图 12 － 8）。

病理诊断（病例 19 图 5）：胆囊底部低分化腺癌，经肌层侵至外膜，颈部残端未见累及，淋巴管、血管、神经未见浸润。

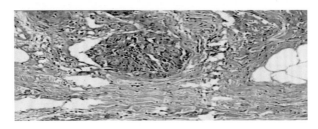

病例 19 图 5　病理切片 HE 染色（ ×100 ）

二、相关知识

1. 概述　本型胆囊癌多为各型胆囊癌的晚期表现，常伴有周围肝脏及淋巴转移，即使手术治疗，预后也差。

2. 超声表现　胆囊腔内液性无回声区几乎消失，可见不均匀的实性回声区，常伴有结石强回声光团，后伴声影；部分病例胆囊窝处无胆囊回声，可见不规则较大实性包块酷似肝癌，多为胆囊癌向周围浸润，使胆囊与肝脏、肠襻正常界面消失所致。肝门部淋巴结转移肿大时可显示多个低回声结节。彩色多普勒可在肿块内显示丰富的动静脉血流信号。

3. 超声造影　肿块形态不规则，边界不清，增强早期强化不均匀，胆囊壁连续性及完整性破坏，各层次结构不清，甚至囊腔消失。增强晚期减退为低增强后肿瘤边界显示更清楚，侵犯范围更明确。

4. 鉴别诊断　实块型胆囊癌合并坏死、感染时需与胆囊炎或胆囊坏疽形成的脓肿鉴别，前者血供丰富，CA199 升高，必要时可做超声引导下细针抽吸活检；胆囊腔消失代之为不规则肿物时需与肝癌鉴别，后者常有肝病病史，多发生在肝硬化背景下。

三、学习要点

1. 掌握实块型胆囊癌超声表现。
2. 掌握实块型胆囊癌鉴别诊断。

参 考 文 献

［1］吴乃森 . 腹部超声诊断与鉴别诊断学(第 3 版). 北京：科学技术文献出版社，2009.
［2］中国医师协会超声医师分会 . 中国超声造影临床应用指南 . 北京：人民卫生出版社，2018.
［3］吴在德，吴肇汉 . 外科学(第 7 版). 北京：人民卫生出版社，2008.
［4］张武 . 现代超声诊断学 . 北京：科学技术文献出版社，2008.
［5］刘吉斌，王金锐 . 超声造影显像 . 北京：科学技术文献出版社，2010.

病例 20 阻塞型胆囊癌

一、病例简介

患者,男,65 岁,间歇性右上腹胀痛不适 1 个月,加重 2 天。

现病史:患者于 1 个月前出现右上腹胀痛不适,与进食油腻食物无关,无黄疸、恶心及呕吐,有右侧肩背部放射痛,自服利胆药物后症状有所缓解,此后间断性发作,2 天前自觉疼痛加重,以"急性结石性胆囊炎"收住入院。

既往史:否认肝炎、结核、疟疾病史,于 1 年前患有"冠心病",否认糖尿病、脑血管疾病,否认手术、外伤、输血史,否认食物、药物过敏史,预防接种史不详。

一般检查:体温:37℃,脉搏:65 次/分,呼吸:17 次/分,血压:140/90mmHg。

专科查体:腹部平坦,无腹壁静脉曲张及胃肠蠕动波,Murphy 征阳性,移动性浊音阴性,皮肤、巩膜无黄染。

实验室检查:(－),肿瘤标志物:(－)。

超声检查:胆囊形态饱满,体积增大,部分胆囊壁不连续且与周围组织分界不清,可见一大小约 95mm×40mm 异常回声区,内呈等回声及较强回声光点堆积,无声影,内未见胆汁回声(病例 20 图 1)。CDFI:可见丰富的血流信号(病例 20 图 1)。

超声提示:胆囊大伴腔内实性占位,建议超声造影。

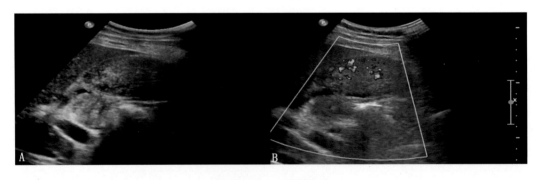

病例 20 图 1 超声检查

注:A:胆囊增大伴腔内多处肿物;B:肿物内可见红蓝相间的彩色血流信号

超声造影:肝动脉增强时间 11s,胆囊前壁增强时间 14s,颈部可见一大小约 45mm×32mm 异常增强区(病例 20 图 2),其开始增强时间 14s,动脉期呈高增强,53s 开始廓清,静脉期呈低增强;胆囊腔内异常区,动脉期、静脉期均呈无增强。

超声造影（病例 20 图 2）：胆囊颈部异常增强病灶，考虑胆囊癌（颈部）伴泥沙样结石腔内＋堆积。

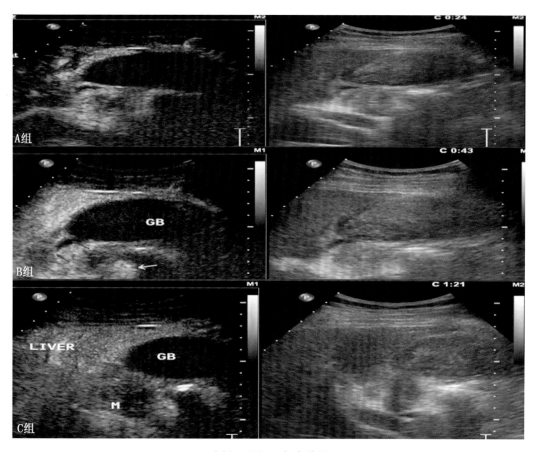

病例 20 图 2　超声造影

注：A 组：红色箭头所示肿物呈高增强；B 组：红色箭头所示颈部肿物，白色箭头所示胆囊颈部后方呈增强肿物；C 组：胆囊颈部肿物廓清 LIVER：肝脏；GB：胆囊；M：肿物

MRI＋MRCP：左、右肝管汇合部管壁增厚伴肿块样变，多考虑恶性肿瘤，胆管细胞癌可能性大，邻近胆囊颈部受侵，肝门部及腹膜后多发淋巴结转移（病例 20 图 3）。

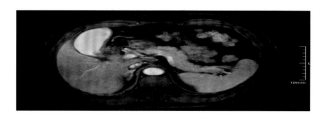

病例 20 图 3　MRI＋MRCP

注：肝门部胆管细胞癌伴胆囊颈部受侵

术中所见：腹腔内大量黄色渗液，大网膜多发种植结节性转移，盆腔内可见多发转

移灶，胆囊底及颈部与周围组织明显粘连，胆囊壁增厚，颈部可见一菜花样肿物，肝门部淋巴结肿大。

病理诊断：(胆囊颈、体、底)中分化腺癌，癌组织侵至浆膜层，神经可见侵犯，脉管未见累及，颈部残端癌组织残留(病例20 图4)。

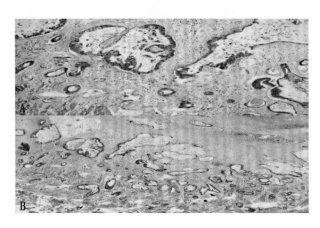

病例20 图4 病理诊断

注：A：病理切片 HE 染色(×100)；B：病理切片 HE 染色(×40)

二、相关知识

1. 概述 胆囊颈、体、底部癌是各型胆囊癌的晚期表现，常伴有肝脏侵犯，多为直接蔓延或经引流胆囊床的肝静脉转移，淋巴转移常见途径为经胆囊颈部淋巴结、胆总管周围淋巴结至胰－十二指肠上淋巴结、腹主动脉旁淋巴结，或经胰后淋巴结、肠系膜上血管周围淋巴结和腹主动脉旁淋巴结。

2. 超声表现 胆囊腔内可见实性不均质肿块，腔内液性无回声区几乎消失，有时可见结石强回声光团伴声影，癌瘤向周围浸润使胆囊壁与肝脏界限模糊、中断、消失，可见肝实质内浸润病灶，肝门部淋巴结转移时可见多个低回声结节。

3. 超声造影 增强早期快速不均匀强化，增强晚期减退为低增强，延迟期受侵肝实质廓清明显，呈显著低增强。

4. 鉴别诊断 黏稠胆汁团、脓团、血凝块、泥沙样结石聚集成团等均需与胆囊颈、体、底部癌鉴别，前者多可随体位移动，彩色多普勒超声不能显示血流信号可鉴别。

三、学习要点

1. 掌握胆囊颈、体、底部癌声像图表现。
2. 掌握胆囊颈、体、底部癌的鉴别诊断。

参 考 文 献

［1］吴乃森. 腹部超声诊断与鉴别诊断学(第3版). 北京：科学技术文献出版社, 2009.

［2］中国医师协会超声医师分会. 中国超声造影临床应用指南. 北京：人民卫生出版社, 2018.

［3］张武. 现代超声诊断学. 北京：科学技术文献出版社, 2008.

病例 21　隐匿性胆囊癌

一、病例简介

患者，女，73 岁，突发右上腹胀痛 6 小时。

现病史：患者自述 2 天前无明显诱因出现右上腹胀痛，伴肩背部不适，伴恶心，无呕吐，无皮肤、巩膜黄染，当地医院超声检查示"胆囊结石伴胆囊炎"，给予输液治疗，未见明显缓解，且自觉有症状加重，以"胆囊结石伴急性胆囊炎"收住入院。

既往史：既往体健。否认高血压、糖尿病等慢性疾病史，否认肝炎、结核及伤寒等传染性疾病病史，否认外伤、手术史，无输血及药物过敏史。

一般检查：体温：37℃，脉搏：69 次/分，呼吸：18 次/分，血压：136/84mmHg。

专科查体：腹部平坦，无腹壁静脉曲张及胃肠蠕动波，Murphy 征阳性，移动性浊音阴性。

实验室检查：CA199：38.59U/ml(↑)(参考范围 0.00 ~ 30.90)，余(-)。

超声检查：胆囊形态、大小如常，囊壁增厚，腔内可见大量点状强回声漂浮，不伴声影，并可见多个强回声光斑，胆汁透声差(病例 21 图 1)。

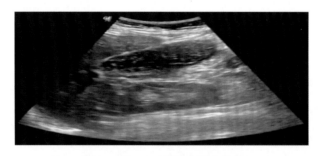

病例 21 图 1　胆囊腔内胆汁淤积

超声提示：胆囊炎伴胆囊小结石多发、胆汁淤积。

术中所见：胆囊呈急性炎症水肿，与网膜轻度粘连，仔细分开粘连，见其大小约 9cm ×4cm ×2cm，术毕剖开胆囊，见胆囊壁厚 5mm，其内有数枚小结石，白色胆汁约 40ml，胆囊标本送病检。

病理诊断：①胆囊体、底部高分化腺癌，癌组织侵及肌层至浆膜层(病例 21 图 2)，神经、脉管未见侵犯，颈部残端未见累及；②慢性胆囊炎急性发作。

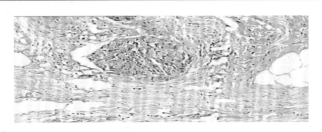

病例 21 图 2　胆囊癌组织侵及浆膜

二、相关知识

1. 概述　隐匿性胆囊癌是指术前、术中均未能得到诊断，而在因胆囊"良性"疾病行胆囊切除术后由病理发现确诊的一类胆囊癌，这种类型的胆囊癌多数处于病变早期，症状模糊，特异性肿瘤标志物不敏感，缺乏特征性的影像形态学改变，极易漏诊。慢性胆囊疾病患者应定期常规超声检查，尤其伴有结石者应尽早手术治疗，以尽早发现和治疗隐匿性胆囊癌患者，提高其生存率和延长生存期。

2. 病因及病理　隐匿性胆囊癌无明确病因，多数学者认为胆囊结石长期的物理刺激、反复发作，是引起胆道梗阻和慢性感染的重要因素，其结石存在的大小、时间与胆囊癌发病呈正相关，此外，可能的致癌因素还有胆囊息肉、"瓷化"胆囊、溃疡性结肠炎等。其分期多种：①Nevin 分期的Ⅰ期、Ⅱ期、Ⅲ期；②UICC 分期的Ⅰ期、Ⅱ期。

3. 超声表现　缺乏明显声像图改变，对 >60 岁女性且有长期胆结石病史、"瓷化"胆囊、单发胆囊息肉、胆囊癌家族史等患者，如发现局限性胆囊壁增厚、黏膜层或浆膜层局部显示不清、胆囊息肉 >9mm 等，均应行超声造影或 MRCP 检查，以此来提高对该病的检出率。

4. 超声造影　局部胆囊壁增厚处增强早期呈高、等或低增强，"双轨征"消失，晚期呈比较清楚的低增强，息肉型基底部囊壁受侵犯时，可见局部异常高增强、囊壁层次不清，胆囊外壁常连续完整。

三、学习要点

1. 提高对隐匿性胆囊癌的认识。
2. 掌握隐匿性胆囊癌的可疑超声表现。

参 考 文 献

[1] 秦净，王炳生，韩天权，等．腹腔镜胆囊切除术与意外胆囊癌．外科理论与实践，2005，10(4)：329 - 331.

[2] 吴在德，吴肇汉．外科学(第7版)．北京：人民卫生出版社，2008.

[3] 中国医师协会超声医师分会．中国超声造影临床应用指南．北京：人民卫生出版社，2018.

[4] 石景森．我国胆囊癌的发病情况及外科处理．肝胆胰外科杂志，1999，11(1)：51 - 52.

[5] 李志锋，刘进忠．腹腔镜手术发现隐匿性胆囊癌的诊治．山西医药杂志，2012，41(3)：276 - 277.

病例 22　胆囊十二指肠瘘

一、病例简介

患者，女，31 岁；间歇性右上腹疼痛 1 年，加重 2 天。

现病史：患者于 1 年前无明显诱因出现右上腹胀痛，并向右肩背部放射，疼痛随体位变化加重，无恶心、呕吐，前往附近医院，诊断为"结石性胆囊炎"，给予对症治疗，症状好转，此后病情间断性发作，自服利胆药物后症状能缓解，2 天前进食油腻食物后症状明显加重，以"胆囊结石伴急性胆囊炎"收住入院。

既往史：既往体健。否认高血压、糖尿病等慢性疾病史，否认肝炎、结核及伤寒等传染性疾病病史，否认外伤、手术史，无输血及药物过敏史。

一般检查：体温：36.8℃，脉搏：65 次/分，呼吸：18 次/分，血压：120/80mmHg。

专科查体：腹部平坦，无腹壁静脉曲张及胃肠蠕动波，Murphy 征阳性，移动性浊音阴性。

实验室检查：WBC：11.1×10^9/L（↑），NEU%：88%（↑），NEU：9.7×10^9/L（↑），LYM%：8.0%（↓）。

超声检查：胆囊形态、大小如常，囊壁增厚，胆囊底部可见囊状外突（病例 22 图 1A），其旁可见线状无回声与十二指肠分界不清（病例 22 图 1B）。胆囊腔内可见多个强回声光斑，其中一直径约 8mm，后伴声影，胆汁透声欠佳。

超声提示：胆囊炎伴胆囊多发结石，胆囊底部异常改变，多考虑胆内瘘形成。

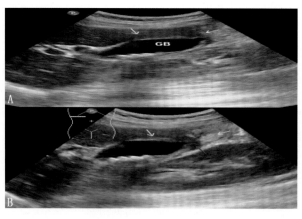

病例 22 图 1　超声检查

注：A：白色箭头所示胆囊体部及底部囊状外突，GB：胆囊；B：红色箭头所示瘘管，右侧白色箭头示十二指肠

超声造影：增强早期胆囊壁迅速呈高增强，底部囊壁可见节段性无增强，其旁可见线状无增强区（病例22图2），与十二指肠分界不清。

超声造影：胆囊壁增强状态，符合慢性穿孔伴十二指肠内瘘形成。

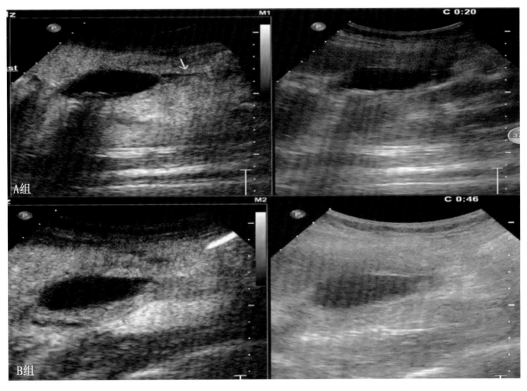

病例22图2　超声造影

注：A组：CEUS：白色箭头所示瘘管（20s）；B组：CEUS：红色箭头所示瘘管（46s）

MRI：胆囊大小正常，胆囊底部见小囊样突起突向腔外（病例22图3），胆囊腔内见多发结石呈低信号，较大者约7mm，壁增厚、水肿。

检查结论：胆囊多发结石伴急性胆囊炎，胆囊底部小憩室。

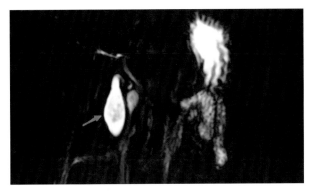

病例22图3　MRI示胆囊底部憩室

术中所见：患者网膜与腹壁重度粘连，大网膜与胃、十二指肠紧密粘连，包裹着胆囊，胆囊不可见，紧密粘贴于肝脏，将包裹的包块打开，即有大量脓性液体涌出，考虑胆囊穿孔，继续分离，发现胆囊十二指肠瘘，部分大网膜坏死。

病理诊断：黄色肉芽肿性胆囊炎急性发作(病例22 图4)。

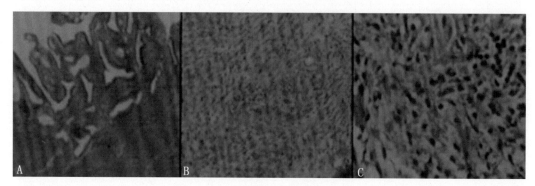

病例22 图4　病理切片
注：A：HE 染色(×40)；B：HE 染色(×100)；C：HE 染色(×400)

二、相关知识

1. 概述　胆内瘘(intemal biliary fistul，IBF)是胆道系统与周围胃肠道之间形成的病理性通道，临床少见，发病率约0.3%，常见病因有胆石症、消化性溃疡、恶性肿瘤(胆囊、胆管、十二指肠、胰腺、胃肠道)、十二指肠旁脓肿等，其中胆石症是最主要的病因，约占90%，临床表现缺乏特异性，术前诊断困难，多数病例通过术中确诊，部分在胃镜检查时可直接发现瘘口，且瘘口可见黄染。

2. 病理机制　胆管阻塞引起急性炎症或慢性反复发作的炎症所致胆囊与周围邻近胃肠道粘连，进而引起局部坏疽、侵蚀形成窦道，是本病的发病机制。

3. 超声表现　胆囊大小正常或萎缩，常伴有强回声结石影，胆囊局部囊壁轮廓不清、边界模糊，其周围可见粘连性不规则强回声团，极少数病例于胆囊腔或胆道内可见游离气体回声。

4. 超声造影　①肝动脉期胆囊、胆管壁高增强连续性回声中断呈某种具体形状；且中断处肝动脉期、门静脉期及延迟期均为无增强；②肝动脉期十二指肠、空肠壁造影时连续中断，并于门静脉期及延迟期中断端更加清晰；③造影后胆囊轮廓显示清晰，与肝面、肠管面分界明显粘连；④胆囊壁肿胀性增厚时，肝动脉期胆囊壁呈条纹状高增强；⑤胆囊周围外溢胆汁肝动脉期、门静脉期、延迟期均呈无增强区，脓性积液呈蜂窝状增强。

三、学习要点

1. 提高对胆内瘘的警惕并掌握超声表现。

2. 掌握胆内瘘超声造影表现。

参 考 文 献

[1] 吴在德，吴肇汉 . 外科学(第 7 版). 北京：人民卫生出版社，2008.

[2] 中国医师协会超声医师分会 . 中国超声造影临床应用指南 . 北京：人民卫生出版社，2018.

[3] Topal U, Savci G, Sadikoglu MY, et al. Choledochoduodenal fistula secondary to duodenal peptic ulcer. A case report. Acta Radiol, 1997, 38(6): 1007 – 1009.

[4] 刘吉斌，王金锐 . 超声造影显像 . 北京：科学技术文献出版社，2010.

病例 23　胆囊腺瘤

一、病例简介

患者，男，38 岁。间歇性右上腹痛 2 年，加重 2 个月。

现病史：患者 2 年前无明显诱因出现右上腹疼痛，伴肩背部放射性疼痛，无恶心、呕吐，皮肤、巩膜无黄染，自服利胆药物后症状缓解，近 2 个月来，上述症状频繁发作，以"胆囊息肉伴慢性胆囊炎"收住入院。

既往史：否认肝炎、结核、疟疾病史，否认高血压、心脏病、糖尿病等慢性疾病史，否认外伤、手术史，无输血及药物过敏史。

一般检查：体温：36.8℃，脉搏：70 次/分，呼吸：18 次/分，血压：110/85mmHg。

专科查体：腹部平坦，无腹壁静脉曲张及胃肠蠕动波，Murphy 征阳性，移动性浊音阴性，肾区无叩击痛。

实验者检查：AFP、CA125、CEA、CA199、CA15 - 3 均正常。

超声检查：胆囊形态、大小如常，囊壁粗糙增厚，黏膜层连续，胆囊前壁可见多个异常较强回声，边界清晰，大者约 15mm×5mm，基底较宽(病例 23 图 1A)，未见移动，彩色多普勒其内可见点状血流信号(病例 23 图 1B)。

超声提示：慢性胆囊炎伴前壁息肉样病变，较大者腺瘤？胆囊癌？建议超声造影检查。

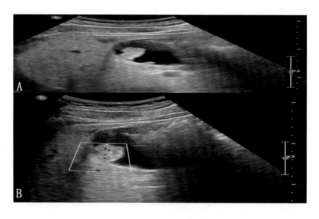

病例 23 图 1　超声检查

注：A：胆囊前壁息肉样病变，大者为腺瘤；B：腺瘤内可见点状血流信号

超声造影：胆囊前壁较大结节与胆囊壁同步增强，呈快速均匀高增强，21 s 达峰（病例 23 图 2A），消退缓慢，59 s 逐渐减退为等增强（病例 23 图 2B），病灶基底部胆囊壁连续完整。

超声造影：胆囊前壁结节，多考虑腺瘤。

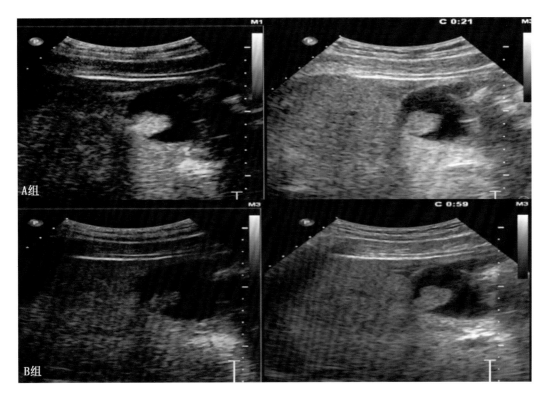

病例 23 图 2　超声造影

注：A 组：结节达峰时间（21 s）；B 组：结节呈等增强（59 s）

病理镜下所见：CK7（部分 +），CK20（ - ），Survin（ ± ），P53（ ± ），Ki67 增殖指数约 20%（病例 23 图 3）。

病理诊断：胆囊底部管状腺瘤伴高级别瘤变，局部区域不除外高分化腺癌。

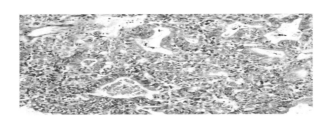

病例 23 图 3　病理切片 HE 染色（ ×100）

二、相关知识

1. 概述　腺瘤是胆囊最常见的良性肿瘤,可分为单纯性腺瘤和乳头状腺瘤,多见于中、老年女性,多为单发,以体部和底部为多,呈圆形或乳头状,偶见有蒂,直径为 5 ~ 20mm,甚至可充满胆囊。

2. 病理及分类　腺瘤表面可呈光滑、桑葚状或颗粒状,病理根据其结构特征可分为管状型、乳头状型和管状乳头状型,腺瘤的癌胚抗原表达与胆囊癌近似,存在有类似的抗原物质,一般认为乳头状腺瘤属癌前病变,一旦确诊,宜手术切除。

3. 超声表现　胆囊形态、大小一般正常,囊壁向囊腔隆起的息肉样或椭圆形呈中强或等回声结节,基底宽,偶尔有蒂,较胆固醇性息肉大,多数直径 <15mm,结节内常出现彩色血流信号。

4. 超声造影表现　病灶与胆囊壁同步增强,早于肝实质,多数呈快速均匀高增强。>10mm 的腺瘤动脉期可以观察到分支型血管结构,腺瘤增强消退缓慢,增强变低时间平均为 50s 以上,晚期逐渐减退为低或等增强,腺瘤基底部胆囊壁连续性完整,可见黏膜及外壁的线状高增强形态,肿瘤附着处壁结构的异常增强或增厚,需警惕恶变可能。

5. 鉴别诊断

(1)胆囊息肉:多数为多发性、细蒂,直径 <10mm,有摆动或漂浮感,腺瘤则多为单发性、宽基底,直径常 >10mm。

(2)早期息肉样小胆囊癌:好发于胆囊颈部,直径常 >10mm,通常为 15 ~ 20mm,宽基底,形态不规则,可见丰富的血流信号,超声造影可见病灶基底附着处胆囊壁增厚、异常增强、层次不清,或与周围肝脏分界不清。

三、学习要点

1. 掌握胆囊腺瘤声像图表现。
2. 掌握胆囊腺瘤的鉴别诊断。

参 考 文 献

[1] 吴乃森. 腹部超声诊断与鉴别诊断学(第3版). 北京:科学技术文献出版社,2009.

[2] 中国医师协会超声医师分会. 中国超声造影临床应用指南. 北京:人民卫生出版社,2018.

[3] 吴在德,吴肇汉. 外科学(第7版). 北京:人民卫生出版社,2008.

[4] 张武. 现代超声诊断学. 北京:科学技术文献出版社,2008.

病例 24　坏疽性胆囊炎

一、病例简介

患者，男，27 岁，皮肤、巩膜黄染 1 周。

现病史：患者 1 周前开始出现右上腹痛，与进食油腻食物无关，伴有皮肤、巩膜黄染，有放射痛，无恶心及呕吐，门诊以"梗阻性黄疸"收住入院。

既往史：既往体健。否认高血压、糖尿病等慢性疾病史，否认肝炎、结核及伤寒等传染性疾病病史，否认外伤、手术史，无输血及药物过敏史。

一般检查：体温：37℃，脉搏：65 次/分，呼吸：18 次/分，血压：120/80mmHg。

专科查体：腹部平坦，无腹壁静脉曲张及胃肠蠕动波，Murphy 征阳性，移动性浊音阴性，皮肤、巩膜黄染。

实验室检查：WBC：21.8×10^9/L(↑)，NEU：15.9×10^9/L(↑)，LYM：4.2×10^9/L(↑)，MON：1.51×10^9/L(↑)，MCH：32pg(↑)，PLT：387×10^9/L(↑)，PCT：0.44%(↑)，CA199＞700U/ml(↑)。

超声检查：胆囊形态、大小如常，囊壁高度增厚，厚薄不均，壁内可见多个异常无回声区，边界欠清，透声差，前壁浆膜层连续完整，黏膜层不连续，胆囊底部及后壁与周围组织分界不清，腔内可见多个强回声光团，其中一直径约10mm，后伴声影，可见少量胆汁回声，透声差（病例 24 图 1、病例 24 图 3）。CDFI：增厚的囊壁内局部可见短线状血流信号（病例 24 图 2）。

超声提示：坏疽性胆囊炎伴多发结石。

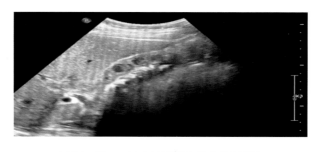

病例 24 图 1　坏疽性胆囊炎伴多发性结石

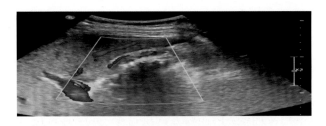

病例 24 图 2　增厚的胆囊壁内血流减少

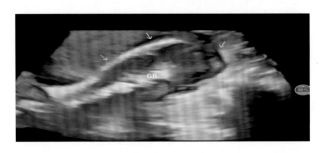

病例 24 图 3　3D 重建胆囊底部及后壁与周围分界不清

术后标本：胆囊底部与周围粘连明显，难以完整分离，胆囊壁水肿增厚，约 1.5cm，黏膜呈暗红色（病例 24 图 4）。

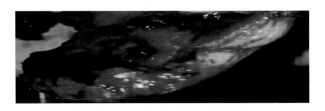

病例 24 图 4　胆囊壁明显增厚

病理所见：胆囊壁内大量中性粒细胞浸润（病例 24 图 5）。

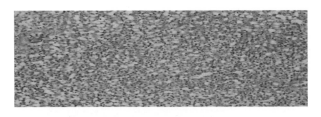

病例 24 图 5　病理切片 HE 染色（×200）

二、相关知识

1. 概述　坏疽性胆囊炎多继发于急性胆囊炎，多数由胆囊结石嵌顿引发，部分由急性非结石性胆囊炎发展而来，发生率为 28%～30%，常多见中老年人，且患者常伴有代谢性疾病、心血管疾病、创伤及感染，起病急、病死率高。

　　2. 病理改变　病变早期时胆囊管梗阻、细菌感染致胆囊黏膜水肿、充血、胆囊内渗出增加，胆囊肿大，梗阻继续加重，胆囊腔内压持续升高，胆囊壁血管受压，导致血供障碍，继而缺血坏疽，黏膜坏死、胆囊功能消失。

　　3. 超声表现　胆囊壁高度不均匀性增厚，囊壁回声强弱不均，壁内可见多处无回声区，透声差。与周围粘连时表现为浆膜层模糊不清，黏膜层不完整、回声中断、部分坏死脱落至腔内呈絮状回声，气性坏疽性胆囊炎可伴有囊腔内大量气体强回声反射，可造成声像图识别困难，其多见于糖尿病患者。彩色多普勒可见增厚囊壁内极少量血流充盈。

　　4. 鉴别诊断　与厚壁型胆囊癌鉴别，两者均表现为囊壁增厚，但前者多有急性发病史，血常规呈急性感染性改变，超声多普勒对鉴别有一定帮助。后者增厚的囊壁内可见较丰富的、分布紊乱血流信号，多数呈高速高阻血流频谱。

　　三、学习要点

　　1. 掌握坏疽性胆囊炎超声表现。

　　2. 掌握坏疽性胆囊炎鉴别诊断。

参 考 文 献

[1] 刘涛、金志明、李小恩，等. 急性坏疽性胆囊炎的相关危险性因素分析. 外科理论与实践，2007，12(2)：156 – 158.

[2] 张武. 现代超声诊断学. 北京：科学技术文献出版社，2008.

[3] 吴在德，吴肇汉. 外科学(第7版). 北京：人民卫生出版社，2008.

病例 25　慢性腺性胆囊炎

一、病例简介

患者，男，47岁，间歇性右上腹痛1天。

现病史：患者于1天前无明显诱因出现右上腹部胀痛，与进食油腻食物无关，无黄疸、恶心及呕吐，右侧肩背部有放射痛，以"胆囊结石伴急性胆囊炎"收住入院。

既往史：既往体健。否认高血压、糖尿病等慢性疾病史，否认肝炎、结核及伤寒等传染性疾病史，否认外伤、手术史，无输血及药物过敏史。

一般检查：体温：36.7℃，脉搏：70次/分，呼吸：18次/分，血压：128/83mmHg。

专科查体：腹部平坦，无腹壁静脉曲张及胃肠蠕动波，Murphy氏征阳性，移动性浊音阴性。

实验室检查：ALT：169U/L（↑），AST：105U/L（↑），ALP：221U/L（↑），GGT：329U/L（↑），TBIL：91.7μmol/L（↑），DBIL：63.3μmol/L（↑）。

超声检查：胆囊形态、大小如常，前壁局限性显著增厚，壁内可见不规则低回声区及多个点状强回声，后伴"彗星尾"征，黏膜及浆膜层连续、完整，余囊壁厚度正常，腔内可见低回声堆积，内可见多个点状强回声（病例25图1、病例25图2）。

超声提示：胆囊前壁局限性增厚伴声像图所见，多考虑腺肌症；胆囊炎伴泥沙样结石。

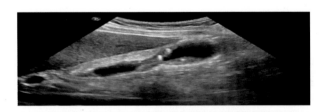

病例25图1　腺性胆囊炎伴泥沙样结石

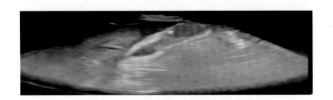

病例25图2　三维超声所示胆囊前壁显著增厚

术中所见：胆囊与周围网膜轻度粘连，轻度充血、水肿，术后剖开胆囊可见胆囊壁厚4mm，可见泥沙样结石。

镜下所见：黏膜水肿、充血，上皮不完整，并可见间质淋巴细胞、浆细胞、中性粒细胞、嗜酸性粒细胞浸润（病例25图3）。

病理诊断：慢性腺性结石性胆囊炎急性发作。

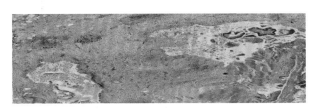

病例 25 图 3　病理切片 HE 染色(×100)

二、相关知识

1. 概述　腺性胆囊炎是胆囊腺肌增生症不同病理变化中的一种表现类型，常伴有慢性胆囊炎，尤其是慢性结石性胆囊炎。

2. 病理　胆囊壁缺乏黏膜肌和黏膜下层，慢性胆囊炎时黏膜上皮常伸入肌层，当胆囊腔内压力增高时，使肌层互相分离黏膜上皮陷入形成 R-A 窦，少量的 R-A 窦出现在浅肌层以上，在病理中称为慢性胆囊炎伴 R-A 窦形成；如有较多的 R-A 窦出现在浅肌层，则称腺性胆囊炎。

3. 超声表现　病变段胆囊壁显著增厚，壁内可见小囊状低回声或无回声，囊内有胆固醇结晶时可见"彗星尾"征，约半数以上常合并胆囊结石。

4. 超声造影　增强早期常表现为稍高增强或等增强，增强程度稍低于周围正常胆囊壁，胆囊壁内膜与外膜连续完整，增强形态多不均匀，病变区域呈蜂窝样无增强区，增强晚期多减退为低增强。

5. 鉴别诊断　腺性胆囊炎与胆囊癌均可表现为胆囊壁增厚，前者常可见胆固醇沉积物及特有的"彗星尾"征，胆囊内膜及外膜连续完整，后者常可见囊壁破坏，层次不清。

三、学习要点

1. 掌握腺性胆囊炎超声表现。

2. 掌握腺性胆囊炎鉴别诊断。

参 考 文 献

[1] 吴乃森. 腹部超声诊断与鉴别诊断学(第3版). 北京：科学技术文献出版社，2009.

[2] 中国医师协会超声医师分会. 中国超声造影临床应用指南. 北京：人民卫生出版社，2018.

[3] 李斌，张志强，盛黎黎. Rokitansky-Ashoff 窦在胆囊疾病中病理学形态的改变——2586 例胆囊的病理诊断复习与临床分析. 海军医学杂志，2012，33(6)：392-394.

病例 26　肝内胆管细胞癌

一、病例简介

患者，男，48 岁。间断上腹部疼痛 16 天入院。

现病史：患者 16 天前饮酒后上腹部阵发性绞痛，向右肩部放射，与进食无关，并出现腹胀。

既往史：饮酒史：34 年，8 两/月。吸烟史：34 年，20 支/日。否认肝炎、结核、遗传病史。

专科检查：腹平软，肝脾肋下未触及，右上腹轻度压痛。

超声检查：肝脏形态大小如常，包膜光滑，右叶包膜局部膨隆，肝右叶实质内可见大小为 6.2cm×5.0cm 低回声，边界不清，无包膜，内部回声不均匀，呈点状较强回声与低回声相混叠。彩色血流信号未见充盈（病例 26 图 1）。

超声提示：肝右叶占位性病变，炎性病灶可能。

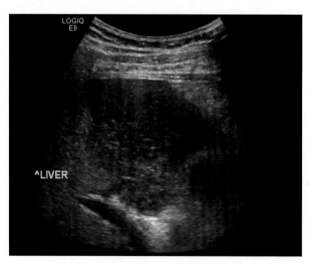

病例 26 图 1　超声检查

注：第一肝门部，未见正常门静脉结构；Liver：肝脏

超声造影检查：13s 肝动脉开始增强，14s 病灶开始增强，呈楔形，树枝状向病灶内延伸，边界清，动脉早期呈高增强，26s 病灶中央可见部分区域开始廓清，门静脉期呈中央低增强周边等增强，延迟期呈中央无增强周边低增强（病例 26 图 2）。

超声造影提示：肝右叶富血供低增强占位性病变，可疑胆管细胞性肝癌。

病例 26 图 2　超声造影检查

注：A：CEUS 肝动脉期不均匀高增强。20s；B：CEUS 肝动脉期不均匀高增强。26s；C：CEUS 门静脉期中央低增强，周边高增强。64s；D：CEUS 延迟期无增强。126s

实验室检查：生化：γ-谷氨酰转肽酶：164(2~69)，谷丙转氨酶：60(0~50)；血常规：白细胞 $10.83 \times 10^9/L$ 升高，中性粒细胞 $8.78 \times 10^9/L$ 升高，中性粒细胞比 81% 升高，淋巴细胞比 10.7% 降低；肿瘤标志物：AFP：5.5，CA125：41.53 升高，CA199：171.15 升高。

核磁检查结果：肝右叶多发异常强化信号，考虑肝脓肿。胆囊炎并周围渗出，肝门部至胰头段肿大淋巴结(病例 26 图 3)。

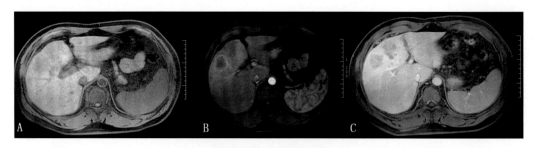

病例 26 图 3　核磁检查

注：A：核磁平扫；B：核磁强化早期；C：核磁强化

病理检查：肝内胆管细胞癌。CEA(+)、Hepatocyte(-)、Ki67 增殖指数约 10% ；免疫组化：P53(-)、CK20(-)、CK7(+ + +)、AFP(-)(病例 26 图 4)。

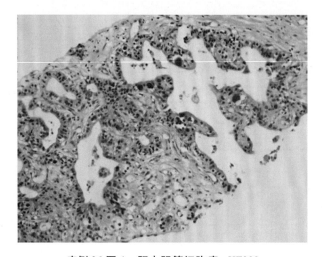

病例 26 图 4　肝内胆管细胞癌，HE200

二、相关知识

(一)概述

肝内胆管细胞癌(intrahepatic cholangiocarcinoma, ICC)是原发性肝癌的一种，指起源于二级胆管及其分支上皮的肿瘤。ICC 早期无明显症状，发现时已到晚期，失去手术机会。

(二)发病机制及分类

1. 病因　包括：胆管疾病(先天性胆总管囊肿、慢性胆管炎、原发性硬化性胆管炎、胆管结石)，其他方面(寄生虫感染、化学致癌物、遗传因素、肝硬化等)，具体病因不明确。

2. 分类

(1)按大体分类：包括肿块型、管周浸润型和管内生长型。

(2)按组织学分类：包括腺癌、腺鳞癌、鳞癌、黏液癌、印戒细胞癌等多种类型。

（3）按分化程度分类：包括高、中、低分化。常见的是肿块型腺癌，癌细胞常浸及汇管区、汇管区血管或神经，可循淋巴引流途径形成肝内转移或转移至局部淋巴结。

（三）临床与超声特征性表现

1. 临床表现　早期无明显症状，晚期出现乏力、黄疸、消瘦、腹部包块、腹水等全身症状。

2. 超声表现

（1）二维超声：肝内异常回声病灶，形态不规则、边界不清、低回声、内部不均质，部分病灶内可出现条索状高回声带，后方可伴有轻度衰减，远端胆管扩张。并伴有肝门部或胰腺周围淋巴结肿大，肝内门静脉栓子形成。

（2）彩色多普勒超声：乏血供型，肿块内血流分布呈多样性，以周边部血流及内部点状、线状血流为主，频谱呈高阻性。

（3）超声造影表现：经患者肘静脉注入造影剂（团注），肿瘤造影表现多样性，动脉期表现为周边不规则环状高增强合并中央无增强或低增强、不均匀整体高增强、均匀整体高增强、不均匀低增强等几种形式；门静脉期和延迟期呈低增强。

（四）诊断及鉴别诊断

1. 诊断　ICC 早期一般无症状，只有在进展期才会表现出持续的梗阻性黄疸或胆管炎性症状。现阶段肿瘤标志物对 ICC 的诊断缺乏敏感性和特异性。CA19 - 9 对肿瘤的诊断，评估肿瘤的切除性、预后具有一定意义，而 CEA、AFP 和 CA - 125 对 ICC 的诊断意义不大。其明确诊断依赖于结合影像学和病理检查。

2. 鉴别诊断

（1）肝细胞肝癌：原发性肝细胞肝癌远较 ICC 常见，绝大多数的肝细胞癌患者有病毒性肝炎合并肝硬化，多数有 AFP 升高。而 ICC 多无肝炎病史和肝硬化表现，AFP 阴性。

（2）肝脏转移性肿瘤：转移瘤患者常有原发肿瘤病史，特别是消化道肿瘤，常为多发。超声特征性表现"牛眼征"。

（3）肝脓肿：临床上常有感染症状和体征，两者鉴别需依赖 B 超或 CT 引导下穿刺诊断。

（4）肝血管瘤：大多数肝血管瘤超声表现为边界清楚的高回声，圆形或椭圆形，边缘锐利似"浮雕"，多数可显示较特异性的环状高回声，其内部回声均匀；彩色血流很少显示。

（5）原发性硬化性胆管炎：肝内管壁浸润型 ICC 中表现为管壁增厚者需与原发性硬化型胆管炎相鉴别，后者影像学上表现为胆管串珠样扩张与狭窄相间，而且常合并 ICC。

三、学习要点

1. 肝内胆管的病因和病理分类。
2. 肝内胆管细胞癌的声像图特征及鉴别诊断。
3. 肝内胆管细胞癌超声造影表现。

参 考 文 献

[1] 沈颖甜，朱海东，等. 肝内胆管细胞癌诊疗研究进展. 介入放射学杂志，2018，27(3)：285 - 289.
[2] 卢春雨，唐少珊. 周围型肝内胆管细胞癌的超声造影表现. 中华超声影像学杂志，2018，27(11)：948 - 952.

病例27 门静脉海绵样变性

一、病例简介

患者，女，42岁。间断上腹部疼痛10天，加重3天入院。

现病史：患者10前天出现上腹部剑突下持续性疼痛，呈绞痛，伴食欲缺乏、乏力、口干、口苦；当地医院诊断"感冒"，对症治疗无明显效果，来院就诊。

既往史："乙型病毒性肝炎"20余年，"肝硬化"10余年，未抗病毒治疗。5年前行脾脏切除术。

专科检查：生命体征平稳。可见腹壁静脉曲张，肝脏肋下可触及，肋下5cm，移动性浊音阳性。

超声检查（病例27图1）：肝脏形态饱满，体积增大，包膜呈"小锯齿"样，实质回声增粗增强，分布不均匀，肝内胆管增宽，左肝管内径0.6cm，右肝管内径0.7cm，肝总管内径1.2cm，胆总管上段内径1.3cm，中下段内径0.15cm，胆总管全程显示段内未见异常回声；第一肝门部至胰头周围见"蜂窝"样管状结构，内可见暗淡回声充填，未见彩色血流充盈，包绕胆总管中下段，胆总管局部受压。

超声提示：肝硬化，门静脉海绵样变性并栓子形成，肝内胆管增宽，胆总管上段内径增宽、中下段内径变细，考虑门静脉海绵样变性致胆总管中下段受压变窄。

实验室检查：直接胆红素升高，10.2μm/L(0~6.8μm/L)。

核磁检查结果（病例27图2）：肝硬化，门静脉海绵样变性，肝门部至胰头周围门静脉侧枝迂曲并栓子形成，压迫胆总管中断狭窄，致肝内胆管、胆总管上段扩张（病例27图2）。

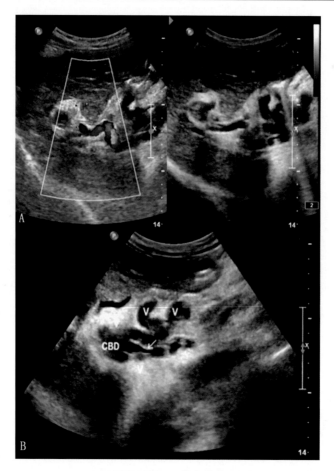

病例 27 图 1　超声检查

注：A：第一肝门部，未见正常门静脉结构；B：门静脉呈"蜂窝状"改变，内可见血栓，包绕胆总管，致使胆总管狭窄；GBD：胆总管

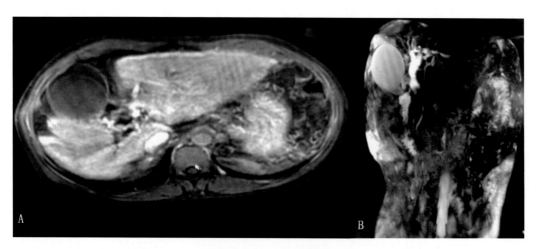

病例 27 图 2　核磁检查

注：A：肝脏硬化，门静脉呈"海绵样"改变；B：门静脉侧枝形成，包绕胆总管

ERCP 检查(病例 27 图 3)：胆总管中下段狭窄，行金属支架置入术。

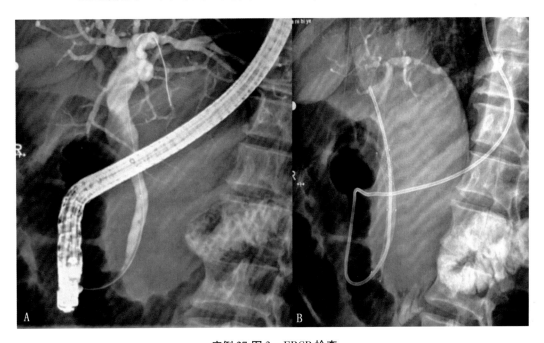

病例 27 图 3　ERCP 检查
注：A：EICP 检查：可见局部胆管狭窄；B：胆总管狭窄处内置金属支架

二、相关知识

(一)概述

门静脉海绵样变(cavernous transformation of the portal vein，CTPV)，是指肝门部或肝内门静脉分支慢性部分性或完全性阻塞后，导致门静脉血流受阻，引起门静脉压力增高，为减轻门静脉高压，在门静脉周围形成侧支循环或阻塞后的再通。

(二)发病机制及分类

门静脉海绵样变根据病因可分为原发性和继发性。

儿童多属原发性，主要是肝门部及其分支部门静脉管腔的缺失，结构先天发育异常，狭窄或闭锁所致。成人门静脉海绵样变多属继发性，常见肝硬化、肿瘤压迫等。门静脉压力升高，门静脉系统血管壁变薄，血管扩张迂曲，造成门静脉及其属支的向肝性血流的减少和血流速度的减慢造成涡流致血小板堆积形成血栓，为减轻压力，门静脉周围建立侧支循环再通，门静脉增宽呈实性改变，门静脉周围见细小迂曲的血管。肝外门静脉阻塞后形成海绵样变性的血管主要包括两部分：平行于胆管走行的小静脉及位于胆管壁上的小静脉。

肝硬化门静脉性胆病：是指肝硬化门静脉海绵样变出现的增粗的侧支循环引起的胆道梗阻样改变。

(三)临床与超声特征性表现

1. 临床表现　主要表现为门静脉高压、食管 – 胃底静脉曲张破裂、脾大、脾功能亢进等，海绵样变性侧支血管可压迫胆总管，引起阻塞性黄疸。

2. 超声表现　门静脉正常结构消失，呈不规则弯曲状血管，或呈蜂窝状，其内见血液流动，血流方向无规律。彩色血流示：内可见暗淡彩色血流充盈。频谱多普勒：可录得静脉低速血流频谱；血管壁增厚，回声增强，可见血管内血栓。

Ueno 依据彩色多普勒显像表现将 CTPV 分为 3 型。

Ⅰ型：表现为门静脉正常结构不清，仅显示门静脉区呈蜂窝状结构，原发性 CTPV 均属此型。

Ⅱ型：表现为门静脉主干可以显示，但内部被栓塞物填塞，在其周围可见侧支静脉。

Ⅲ型：表现为门静脉附近存在肿块回声，门静脉受压致侧支静脉形成。

Ⅱ、Ⅲ型：属继发性 CTPV 表现。

（四）诊断及鉴别诊断

1. 诊断　确诊需 B 超或彩色多普勒检查结合超声造影；其他影像学检查：CT、MRI：血流方向无规律，可见血管内血栓。

（1）门静脉走行区结构紊乱：正常门静脉系统结构消失，在门静脉走行方向上可见由缠绕在一起的侧支静脉形成的类似团块状软组织网状结构，相互之间分界不清，增强扫描后门静脉明显强化交织成网、窦隙样或管样软组织结构，在肝门部可见延向肝内门静脉周围细条状密度增高影。

（2）肝实质灌注异常：在动脉期，造影剂在肝实质周边部聚集，形成高密度带状影，有时并可见到其近端扩张的动脉影，而在门静脉期整个肝脏呈均匀等密度影。

（3）伴门静脉高压患者：可在冠状静脉、脐旁静脉、腹膜后腔、肝胃十二指肠韧带及胃底食管连接区见到迂曲扩张呈匍形走行的侧支循环血管，严重者迂曲呈团块状，增强扫描在门静脉期示有明显强化。

DSA：数字减影血管造影（DSA）主要表现为门静脉走行区正常门静脉结构显示不清，正常门静脉由不成比例迂曲、呈瘤样扩张的海绵样血管代替，显示为与门静脉主干平行、迂曲扩张、呈蛇行的静脉网，脾静脉扩张，胃冠状静脉及食管静脉迂曲扩张。

2. 鉴别诊断

（1）肝门部管状结构疾病，如扩张、迂曲的胆管，肝动脉瘤，肝门部多发性囊肿相鉴别：利用彩色多普勒比较容易鉴别，如果肝门部迂曲、扩张的管状结构或无回声区内未见彩色血流，则为扩张的胆管或囊肿。如果有彩色血流信号并刻录的动脉血流频谱，则为动脉瘤。

（2）门静脉海绵样变性病因的鉴别：原发性或继发性，应该从发病年龄、临床表现、实验室及其他影像学检查入手，原发性患者肝脏背景好，而非硬化改变。

三、学习要点

1. 门静脉海绵样变性的病因和分类。

2. 门静脉海绵样变性的声像图特征。

3. 门静脉海绵样变性的并发症。

参 考 文 献

［1］徐晓云，尹凯歌，等．超声内镜诊断门静脉海绵样变性引起的胆总管扩张一例．中华消化内镜杂志，2019，36（11）：865.

［2］黄丽燕，陈志奎．超声诊断门静脉海绵样变性合并胰腺静脉曲张 1 例．中国超声医学杂志，2015，31（6）：568、574.

病例28 Budd – Chiari 综合征

一、病例简介

患者，女，27岁，主因腹部胀满不适10余年就诊。以"肝硬化"收住入院。

既往史：既往无肝炎病史，以"肝硬化"治疗数年，未见好转。

一般检查：体温：36.1℃，脉搏：78次/分，呼吸：18次/分，血压120/75mmHg。

专科检查：生命体征平稳。可见腹壁静脉曲张，肝脏肋下可触及，肋下5cm，移动性浊音阳性。

实验室检查：生化：γ-谷氨酰基转移酶：530U/L(7~45U/L)、碱性磷酸酶：394U/L(50~135U/L)、DBIL：9.8U/L(0.0~6.8)。肿瘤标志物：(-)，血常规(-)，乙肝三系统(-)，免疫三项(-)。

超声检查：肝脏增大，包膜光滑，实质回声尚均匀，肝内胆管不扩张，肝右叶实质内可见迂曲的管状结构，内可见彩色血流充盈。肝静脉及下腔静脉走行失常，肝左静脉增宽为17mm，汇合于右心房；肝中静脉、肝右静脉内径增宽，分别为9mm、8mm，两条肝静脉相互汇合，于近心端管腔闭合，闭合长度约30mm，周边形成多条侧支。下腔静脉近心端管腔闭合，肝静脉与之不相通，可见异常管道进入肝右后叶。彩色血流：可见血液进入肝脏。

超声提示：肝大，肝左静脉汇入右心房，肝中静脉、肝右静脉近心端闭锁，下腔静脉近心端管腔闭锁，肝内血管侧支循环形成。综上所述，考虑为先天性下腔静脉血管畸形，致Budd – Chiari综合征表现(病例28 图1)。

下腔静脉、肝静脉 DSA 造影：下腔静脉肝后段管腔闭锁，肝内见大量侧支血管团，肝中、肝右静脉未显影，下腔静脉近心端血流经肝内侧支血管经肝左静脉回流入右心房，肝左静脉汇入右房处狭窄。行"肝左静脉狭窄段、下腔静脉闭锁处球囊扩张成形术+下腔静脉支架植入术"后患者恢复良好。

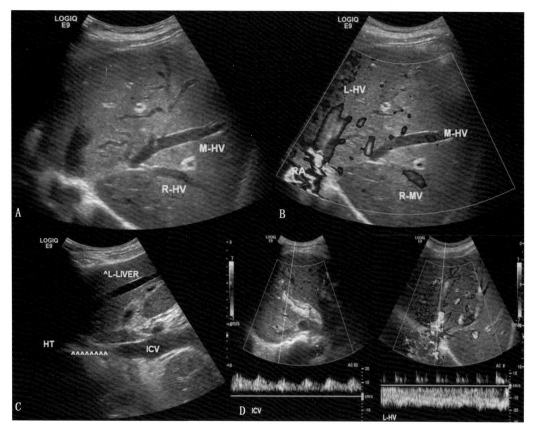

病例 28 图 1　超声检查

注：A：肝中、肝右静脉相互汇合，汇合段管腔闭塞；B：肝中静脉血流反向；C：下腔静脉近心端管腔闭合；D：下腔静脉及肝左静脉血流频谱形态失常；L - HV：肝左静脉；M - HV：肝中静脉；R - HV：肝右静脉；L - Liver：肝左叶；ICV：下腔静脉

二、相关知识

（一）概述

1845 年和 1899 年，Budd、Chiari 两人分别对本征做了报道，最早描述为肝静脉血栓阻塞引起的肝淤血，继而形成被动性门脉高压症的一系列临床征象，如肝脾大，腹腔积液和食管胃底静脉曲张出血等。早期报道多与口服避孕药有关。目前其含义已扩大，泛指因畸形、肿瘤压迫或静脉血栓形成造成不同程度的肝静脉或（和）下腔静脉部分或完全阻塞，引起肝静脉回流不畅，而造成淤血性肝脾大和门静脉高压症候群。本病发病男女比例约为 2∶1，青壮年患者多见。

（二）病理及分型

本病的基本病理形态为小叶间静脉扩张，肝窦淤血、出血。血流不断从肝动脉和门静脉进入肝脏，而肝静脉血不能回流入右心房，引起门脉压力不断升高。肝静脉回流受阻情况下，血浆流入肝淋巴间隙，导致超负荷的肝淋巴液通过肝纤维束漏出进入腹腔，成为顽固性的难以消退的腹腔积液。

国内外学者有多种分类，多达二十余种，以下分型较常用：Ⅰ型，下腔静脉膜型（不全性、完全性膜性阻塞）；Ⅱ型，下腔静脉节段型（不全性、完全性节段性阻塞）；Ⅲ型，肝静脉型（膜性、节段性）；Ⅳ型，混合型，即下腔静脉合并肝静脉型。

（三）临床表现及超声表现

1. 临床表现　按其临床表现 Budd - Chiari 综合征分为暴发型、急性型、亚急性型和慢性型；其中以慢性型居多。暴发型很少见，多于起病后数小时至数日内死于暴发性肝衰竭。慢性（潜伏）型最多见，占 60% ~ 70%，起病隐匿，进展缓慢，病程多在 1 ~ 2 年，甚至长达 10 ~ 20 年，门静脉高压，下腔静脉回流受阻，可出现下肢沉重麻木感，下肢水肿，青紫，浅静脉曲张，色素沉着或溃疡。躯干静脉曲张多位于胸腹的前侧壁、背部及腰部浅静脉曲张，站立时明显显露，血流方向向上为其特征。

2. 超声表现

（1）肝静脉改变

1）受阻的肝静脉：可以是一条或多条，其表现取决于梗阻程度和范围，具体表现：①肝段下腔静脉阻塞：肝静脉开口以上下腔静脉阻塞，肝静脉回流受阻，肝静脉增宽，内径 >10mm，管腔内血流淤滞，见"自发性显影"现象。CDFI：肝静脉血流方向及流速异常；②膜性阻塞：常位于肝静脉开口处，有膜样、条样回声，该支肝静脉内径增宽，并见与通畅的肝静脉间有粗细不均、走行无规律的交通支。CDFI：隔膜处血流紊乱，流速增快，频谱失常；③栓子形成：包括血栓和癌栓，肝静脉内呈低 - 中等的实质性回声。CDFI：该支肝静脉腔内无血流信号或血流逆转；④外压性狭窄和闭塞：邻近可见压迫的肿物。

2）未受阻的肝静脉：内径正常或由于接受回流受阻的肝静脉呈代偿性扩张，腔内回声正常，血流通畅。

（2）下腔静脉的改变

1）下腔静脉膜性阻塞：肝段下腔静脉内或入右心房处见"线样"及"等号"强回声，管腔内亦见"自发性显影"现象。

2）栓子形成：下腔静脉腔内呈低 - 中等的实质性回声。

3）外压性下腔静脉变窄：多由于尾叶淤血明显增大所致。

4）下腔静脉受阻的共同表现：受阻远段下腔静脉有不同程度扩张，内径 > 2.4cm。CDFI：闭塞段内无血流信号，狭窄处血流束变窄，出现高速的湍流。

（3）肝内和肝周侧支建立

1）单纯肝静脉病变：主要通过肝静脉间形成交通支分流：表现为肝静脉间的无回声管道，粗细不均，走行紊乱呈"逗点状"和"湖样"改变。血流沿肝静脉间的交通支至未受阻的肝静脉、副肝静脉，回流至下腔静脉。CDFI：同一切面不同肝静脉显示的血流方向相反。

2）下腔静脉型或混合型病变：完全梗阻时，下腔静脉血经肝回流入右心房，途径复杂多样。

（四）诊断及鉴别诊断

1. 诊断

（1）血管造影（DSA）：DSA 是目前诊断 Budd - Chiari 综合征的金标准，可以判定下腔静脉及肝静脉阻塞部位、性质、特点、范围、侧支循环情况以及肝静脉主干开口是否通畅等。

（2）CT 和磁共振成像（MRI）：可显示肝脏大、尾状叶增大及腹腔积液，肝静脉狭窄或阻塞，"逗点"状肝内侧支循环血路，受侵肝静脉及下腔静脉可不显示。

2. 鉴别诊断　本病应与急性肝炎，肝小静脉闭塞症，肝癌等进行鉴别，仔细观察下腔静脉及肝静脉有无梗阻及扩张为其鉴别点。

三、学习要点

1. Budd - Chiari 综合征的病因及分类。

2. Budd - Chiari 综合征的声像图特征。

参 考 文 献

[1] 吴乃森. 腹部超声诊断与鉴别诊断学(第3版). 北京：科学技术文献出版社，2009.

[2] 郭万学. 超声医学(下册)(第6版). 北京：人民军医出版社，2011.

[3] 陈孝平，汪建平，赵继宗. 外科学(第9版). 北京：人民卫生出版社，2018.

病例 29　Budd Chiari 综合征和门静脉海绵样变性

一、病例简介

患者，谢××，男，56 岁，咳嗽、咳痰、气短 2 年余，加重 1 个月。

现病史：缘于 2 年前无明显诱因出现间断咳嗽，咳黄白色黏痰，不易咳出，活动后感气短明显，休息后可缓解，无发热、胸痛、盗汗等不适，未予重视，上述症状每遇冬季及受凉感冒后加重，自行口服药物及于当地医院住院给予对症治疗症状可缓解（具体不详），曾诊断"慢性阻塞性肺疾病急性加重期；慢性肺源性心脏病"，给予氧疗、抗感染、扩张支气管、化痰等综合治疗后症状缓解。此次于入院 1 个月前受凉后出现咳嗽明显，痰多，为黄白色黏痰，不易咳出，稍事活动即感气短明显，日常活动受限，伴双下肢水肿、头晕，至当地医院查胸部 CT 示"双肺上叶及下叶外围区见条片状模糊影，边缘不清。双下肺动脉分支增粗，迂曲，心包见少量积液"。头颅 CT 未见明显异常。诊断考虑"①慢性阻塞性肺疾病急性加重期；②慢性肺源性心脏病　心功能Ⅲ级；③血小板减少症"。给予对症治疗后效果不佳。现为求进一步诊治遂来我院。

既往史：否认高血压、糖尿病病史，否认外伤手术史。无药物过敏史。

一般检查：体温：36.4℃，脉搏：70 次/分，呼吸：20 次/分，血压：112/74mmHg。发育正常，营养中等，步入病房，自动体位，查体合作。

专科查体：口唇、甲床发绀，咽部不红，扁桃体无肿大，胸廓对称无畸形，触觉语颤无明显增减，叩诊呈清音，听诊双肺呼吸音略低，可闻及少量痰鸣音，心律齐，心脏浊音界位于第五肋间锁骨中线外 2cm，心脏各瓣膜听诊区未闻及病理性杂音，腹部平坦，肝脾肋下可触及 2 横指，移动性浊音（−）；双下肢轻度凹陷性水肿。

辅助检查：

腹部彩超：①肝左、中、右静脉变细，内径分别为 4mm、6mm、4mm，血流速度分别约 80cm/s、30cm/s、25cm/s；②门静脉、脾静脉主干分支正常结构消失，门静脉区及脾门处可见数条迂曲走行的管状结构，呈"簇状"分布，门静脉矢状部管腔内可见较低回声充填，门静脉、脾静脉最宽内径分别约 6mm、14mm，血流速度分别约 13cm/s、19.6cm/s；另于脾肾间隙可见团簇状迂曲扩张的管状结构，最宽处内径约 18mm，内为无回声，多切面扫查与脾静脉相延续，CDFI 显示迂曲走行的管道内充满不规则血流信号，流速约 25.6cm/s；③下腔静脉近心段管壁增厚，回声增强，局部管腔狭窄，最窄处内径 6mm，累及长度 15mm，病变远侧段内径 19mm，CDFI 示局部管腔内可见花色血流，频谱多普勒可记录到连续性高速湍流频谱，流速约 112cm/s，病变远侧段流速约 41cm/s。超声提示：①下腔静脉近心端狭窄（病例 29 图 1）、肝静脉狭窄，考虑布加氏综合征；②门静脉、脾静脉海绵样变性（病例 29 图 2、病例 29 图 3），门静脉矢状部管腔内血栓形成（病例 29 图4）；③肝硬化、肝病胆囊、脾大。

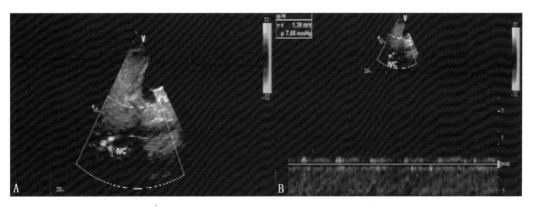

病例 29 图 1　下腔静脉肝段局部狭窄，狭窄处血流速度约 139cm/s

注：IVC：下腔静脉

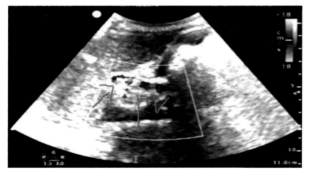

病例 29 图 2　红色箭头所示门静脉海绵样变性

注：PV：门静脉

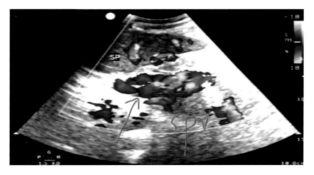

病例 29 图 3　脾静脉极度迂曲扩张

注：SPV：脾静脉

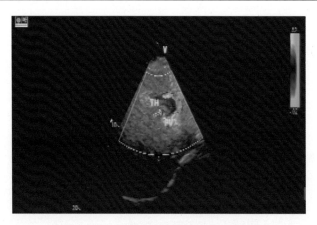

病例 29 图 4　门静脉矢状部管腔内血栓形成

注：TH：血栓

心脏彩超：右心扩大，肺动脉主干及左、右肺动脉内径增宽；肺动脉高压（中度）；三尖瓣少量反流（病例 29 图 5）。

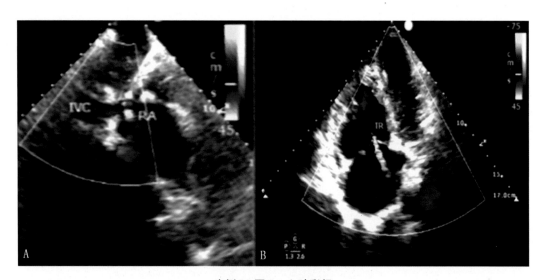

病例 29 图 5　心脏彩超

注：A：下腔静脉近心端狭窄；B：右心扩大、三尖瓣反流；IVC：下腔静脉；RA：右心房；TR：三尖瓣反流

腹部增强 CT：肝左、中、右静脉纤细，肝段下腔静脉明显狭窄，考虑布 - 加综合征；肝硬化、脾大；门静脉海绵样变性；脾静脉极度迂曲扩张。

腹部 CT 如病例 29 图 6 所示。

心电图：窦性心动过速。

胸部 CT 提示：双肺上叶及下叶外围区见条片状模糊影，边缘不清。双下肺动脉分支增粗，迂曲，心包见少量积液。

胃镜：①食管胃底静脉曲张；②萎缩性胃炎（C1）。

小肠镜(经口)：空肠毛细血管扩张可能。

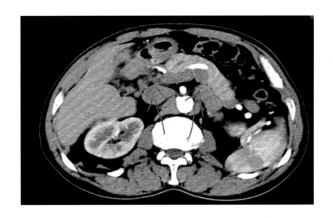

病例 29 图 6　　腹部 CT

注：红色箭头所示为迂曲扩张的门静脉、脾静脉

实验室检查：入院后未吸氧动脉血气分析提示：pH：7.435，PCO$_2$：31.6mmHg，PO$_2$：57.5mmHg。B 型钠尿肽：151.3pg/ml。临床生化检验：B2 微球蛋白：3.37mg/L、乳酸脱氢酶：341U/L、乳酸脱氢酶同工酶 - 1：120U/L、α - 羟丁酸脱氢酶：262U/L、白蛋白：30.3g/L、总胆红素：23.00μmol/L、直接胆红素：8.50μmol/L。血常规：白细胞计数：6.10×10^9/L、中性粒细胞百分比：70.9%、血红蛋白：161g/L、血小板：98×10^9/L。

初步诊断：①Ⅰ型呼吸衰竭；②慢性阻塞性肺疾病急性加重期？③肺源性心脏病；心功能不全；④布加氏综合征；⑤肝硬化，门静脉海绵样变性，脾静脉极度迂曲扩张。

术中所见：行下腔静脉造影，可见下腔静脉肝段狭窄处行球囊扩张术后效果欠佳，遂进一步行血管支架置入术：术后血流通畅(病例 29 图 7、病例 29 图 8)。

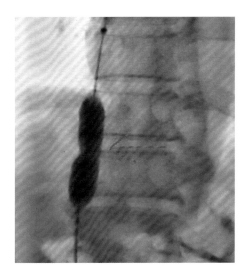

病例 29 图 7　下腔静脉球囊扩张术

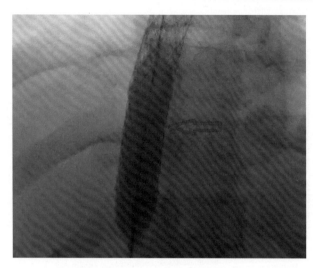

病例 29 图 8　下腔静脉支架植入术

二、相关知识

1. 概述　布加(budd chiairi)综合征,是由多种原因所致的肝静脉和其开口以上段下腔静脉阻塞性病变引起的常伴有下腔静脉高压为特点的一种肝后门静脉高压症。以青年男性多见,年龄在 2.5～75 岁,以 20～40 岁为多见;急性布加氏综合征以右上腹疼痛、大量胸腹腔积液、肝大为突出症状;慢性病例多以肝大、门－体静脉侧支循环形成和持续存在的腹腔积液为特征。不少病例腹腔积液形成急剧而持久,腹压升高,膈肌上抬,严重者可出现腹腔间隔室综合征(ACS),引起全身性生理紊乱。胸腔容积及肺顺应性下降,心排出量减少,肺血管阻力增加,出现低氧血症和酸中毒。

2. 病理　布加氏综合征病因包括:①先天性血管畸形;②高凝和高黏状态;③毒素;④腔内非血栓性阻塞;⑤外源性压迫;⑥血管壁病变;⑦横膈因素;⑧腹部创伤等。

依血管受累多少、受累程度和阻塞病变的性质状态等而殊不相同,可分为急性、亚急性和慢性型。①急性型:多为肝静脉阻塞而引起,阻塞病变多为血栓形成;患者表现为发热、右上腹疼痛、迅速出现大量腹腔积液、黄疸、肝大、肝区疼痛,少尿等症状,数日或数周内可因循环衰竭、肝功能衰竭或消化道出血死亡;②亚急性型:多为肝静脉和下腔静脉同时或相继受累,表现为顽固性腹腔积液、门静脉高压、食管胃底静脉曲张、肝脾大、下肢水肿,继而出现腹壁、腰背部及胸部浅静脉曲张,血流方向向上为布加氏综合征区别于其他疾病的重要特征;③慢性型:病程可长达数年以上,多见于隔膜型阻塞的病人,病情多较轻,多以颈静脉怒张、胸壁浅静脉曲张就诊,晚期由于营养不良、蛋白质丢失、腹水、消瘦,可出现典型的"蜘蛛人"体态。

布加氏综合征的血流动力学改变包括:①肝内侧支循环:主要发生于慢性期,当肝静脉血流流出受阻,肝内侧枝开放,一部分经门静脉流,另一部分经肝被膜血管流入心包隔静脉再经腔静脉回流入心脏;②肝外侧支循环:肝静脉阻塞后,门静脉出现逆流,导致门静脉压力增高。

根据血管阻塞部位和范围从超声上可分为:Ⅰ型为单纯肝静脉阻塞和闭塞型;Ⅱ型

为膈段高位下腔静脉阻塞和闭塞型；Ⅲ型为肝静脉和下腔静脉病变混合型。

本例患者男性，56 岁，病程 2 年且反复多地就诊未明确诊断，超声看见下腔静脉及肝静脉同时累及（属于Ⅲ型），因淤血型肝硬化、门静脉高压出现门静脉海绵样变性、脾静脉极度迂曲扩张、食管胃底静脉曲张、小肠毛细血管扩张、脾大等门－体静脉侧支循环形成表现；门静脉因血流缓慢，矢状部管腔内可见血栓形成。临床表现以低氧血症为主的Ⅰ型呼吸衰竭及心功能不全等考虑为布加氏综合征继发性改变。给予下腔静脉支架植入术及其他对症治疗，上述症状缓解出院，并继续追踪随访。

超声特点及扫查方法：无创的彩色多普勒超声可对布加氏综合征做出准确诊断，符合率达 95% 以上。①腹部超声：可在膈面顶部、第二肝门处显示肝静脉及下腔静脉阻塞部位，观察累及长度及阻塞类型，彩色多普勒可动态观察狭窄处血流状态及精确血流参数；②肝后性门静脉高压症：淤血型肝硬化、脾大、腹水、门静脉海绵样变性、脾静脉极度迂曲扩张等门－体侧支循环特征；③心脏超声：剑下切面观察下腔静脉近心端的狭窄类型及血流情况；二维从右心房到髂静脉观测下腔静脉位置、走行、管壁波动，在可疑狭窄处测量下腔静脉前后径，CDFI 检查下腔静脉血流是否通畅、血流方向及充盈程度，频谱多普勒观察血流频谱形态及随心动和呼吸周期变化，测量最大流速，如果管腔内发现血栓、滤器等，应该确定其位置、大小、范围及异常处近、远端的多普勒血流频谱；非标准切面观察下腔静脉近心端的狭窄类型及血流情况；其他表现为右心扩大、肺动脉高压、心功能不全、心包积液等。因此，彩色多普勒超声常作为诊断布加氏综合征的首选的、有价值的、非创伤性检查的首选方法。

3. 鉴别诊断

（1）慢性肺源性心脏病：80% ~ 90% 的病因为慢性阻塞性肺疾病（COPD）发展而来，由于肺血管床的减少及长期慢性缺氧导致肺动脉痉挛、血管重塑，导致肺动脉高压、右心肥厚扩大，导致右心功能不全。两者临床表现虽有相似之处，但发病机制不同。

（2）慢性阻塞性肺疾病（COPD）：长期慢性支气管炎引起的肺气肿合并气道持续的气流受限可导致 COPD。而慢性支气管炎缓慢起病，病程长可达数十年或几十年反复急性发作导致病情加重，每年冬春季节发病，加重的主要原因为呼吸道感染。两者临床表现虽有相似之处，但病史及发病机制截然不同。

（3）急性肝脓肿：临床上常有感染症状和体征，两者鉴别需依赖 B 超或 CT 引导下穿刺诊断。

（4）其他原因引起的肝硬化－门静脉高压：为肝前性门静脉高压症，有明确病因，如病毒性肝炎病史、慢性酒精性肝中毒等引起的肝组织弥漫性纤维化、门静脉高压等。可进行肝穿刺活检、肝静脉造影及实验室检查进行鉴别。

三、学习要点

1. 掌握布加氏综合征的病理及分型。

2. 掌握布加氏综合征的超声特点及扫查方法。

3. 掌握布加氏综合征的鉴别诊断。

参 考 文 献

［1］葛均波，徐永健，王晨，等．内科学(第9版)．北京：人民卫生出版社，2012.

［2］周永昌，郭万学，燕山，等．超声医学(第6版)．北京：人民军医出版社，2011.

［3］严旭东．布加氏综合征超声诊断临床分析．中国卫生产业，2011，8(7)：66－68.

病例 30　急诊超声误诊肾脏大 B 细胞淋巴瘤 1 例

一、病例简介

一般情况：患者，男，73 岁。因腹胀、腹痛 1 个月，伴肛门停止排便 3 天收住入院。

现病史：患者因"腹痛、腹胀"1 个月，并肛门停止排便 3 天就诊于我院急诊科。急诊生化检查提示：中性粒细胞升高，肾衰竭；急诊腹部 CT 检查（病例 30 图 1）：考虑肾脏破裂积水、肾周积液？急诊床旁腹部超声提示：肾盂积水伴肾周积液。急诊初步诊断为右肾破裂出血伴肾周积血、积液，收住泌尿外科。

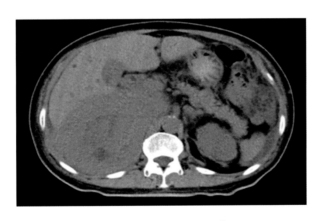

病例 30 图 1　急诊 CT

既往史：既往高血压病Ⅲ级，2 个月前体检，腹部常规超声检查未见异常。否认肝炎、结核、疟疾病史，否认心脏病、糖尿病等慢性疾病史，否认外伤、手术史、无输血及药物过敏史。

一般检查：体温：37.2℃，脉搏：78 次/分，呼吸：21 次/分，血压 138/95mmHg。

专科查体：腹壁紧张，右下腹可扪及包块，活动度差，双肾区叩击痛，右侧为著。无腹壁静脉曲张，移动性浊音阴性。

诊疗过程：入院后复查 CT 及 MRI（病例 30 图 2、病例 30 图 3），诊断双侧肾脏、肾上腺内及其周围不规则形影，考虑肿瘤性病变，未分化肉瘤可能性大。临床初步考虑：①腹膜后占位；②右肾挫裂伤？肿瘤自发性出血？因患者病情加重，肾功能持续恶化，无法进行剖腹探查手术，建议超声引导下穿刺活检明确性质。

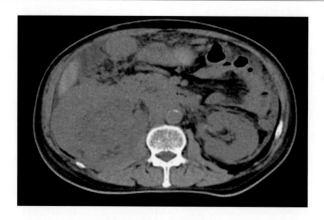

病例 30 图 2　复查 CT

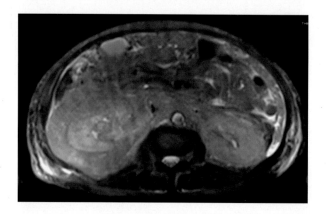

病例 30 图 3　复查 MRI

二维超声检查(病例 30 图 4)：右侧肾脏增大，肾脏周围可见不规则实质性肿块包绕，与肾脏界限不清，内可见散在的血流信号。

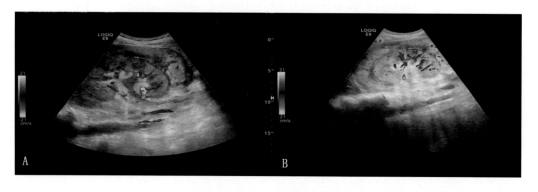

病例 30 图 4　二维超声检查

注：A：右侧肾脏下极及周围；B：右侧肾脏上极及周围

超声造影(病例 30 图 5)：实质性肿块内可见造影剂增强，与肾脏组织"同进同退"，内可见小部分不规则造影剂无增强区。

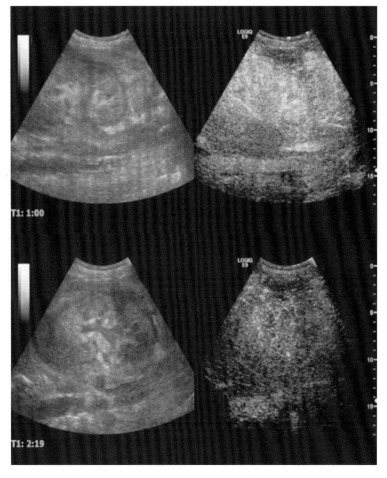

病例30 图5　超声造影

穿刺活检(病例30 图6)：超声引导下于右肾下极实质内及下极周围肿块内穿刺活检，取出标本各一条。

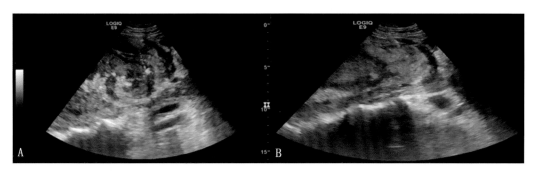

病例30 图6　穿刺活检

注：A：肾脏实质穿刺；B：肾脏周围肿块穿刺

病理结果(病例30图7):肾组织及肾周组织符合弥漫大B细胞淋巴瘤,非GCB型,瘤组织累及肾实质。骨髓穿刺结果:原淋巴细胞+幼淋巴细胞26.8%,提示ALL,淋巴瘤白血病。骨髓免疫分型:约5.9%的细胞为恶性单克隆成熟B淋巴细胞。

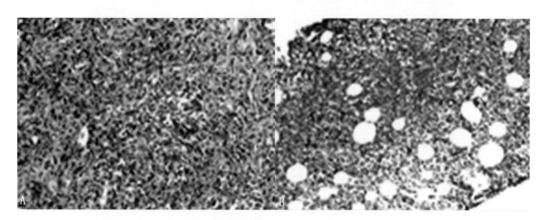

病例30图7　病理检查

进一步检查确诊:PET/CT回报:全身多区域淋巴结及节外器官(双肾及包膜、肝脏、脾脏、左侧肾上腺、心包膜、多发骨骼)FDG代谢异常增高,考虑淋巴瘤Ⅳ期。

骨穿回报:原淋巴细胞+幼淋巴细胞26.8%,提示ALL,淋巴瘤白血病。

骨髓免疫分型:约5.9%的细胞为恶性单克隆成熟B淋巴细胞。

二、相关知识

弥漫大B细胞淋巴瘤(简称DLBCL)是最常见非霍奇金恶性淋巴瘤,成人多见,占30%~40%,属于侵袭性淋巴瘤,恶性程度高,病程进展迅速。多发生于淋巴结内,原发结外的可高达40%,结外最常见的部位是胃肠道和骨髓,其次可发生于身体的任何部分。肾脏淋巴瘤极少见,分为原发性和继发性两种,特别是原发性肾脏淋巴瘤极罕见,因肾脏组织中不含淋巴组织,故肾脏原发淋巴瘤的诊断存在一定的争议。近年来通过各科专家不懈的努力研究,明确提出有"原发性肾脏淋巴瘤"的存在,并提出了具体的诊断标准。但是也有文献指出,当结外部位为淋巴瘤的主要病变部位或为临床主诉时,不管分期检查中,淋巴结或其他结外部位累及与否,都定义为原发结外淋巴瘤。故认为此病例可诊断为肾脏原发大B淋巴瘤。肾脏大B细胞淋巴瘤无包膜,以浸润性生长为主,肿瘤可累及双侧或单侧肾上腺,肿瘤体积一般较大,早期肿块境界尚清,部分可有包膜,晚期肿瘤呈浸润性生长与周围组织包括周围血管、肾脏及脾等紧密粘连。其确诊需要血液、免疫组化、骨穿、组织活检等综合判断。单纯超声诊断较困难,常与肾癌不易鉴别,二维超声多表现为病灶较大,进展迅速,病灶多为低回声或强回声,内部回声均匀或不均匀,多伴有肾脏体积的增大,病灶与周围肾组织界限不清,彩色多普勒其内可见少量血流信号。超声造影特异性有待商榷。多个文献报道为与肾脏"同进同退,均匀中等强化"。但对鉴别肾脏破裂、肾周血肿及指导穿刺有很大的指导意义。综上所述,随着超声诊疗水平的不断提高,我们不但从二维超声、彩色多普勒超声给临床提供一定的帮助,而且超声造影、超声引导下穿刺活检帮助临床更安全、准确、快捷地做出初步诊断,减少治疗的误区，为患者早期规范的治疗有很大的意义。

三、学习要点

1. 肾脏淋巴瘤的诊断及鉴别诊断。
2. 超声引导下穿刺活检对淋巴疾病诊断的意义。

参 考 文 献

［1］廖子君，赵征．现代淋巴肿瘤学（下册）．西安：陕西科学技术出版社，2013，1109.

［2］许超丽，魏淑萍，傅宁华，等．原发性肾脏弥漫性大 B 细胞淋巴瘤超声表现．临床超声医学杂志，2016，18：（1）：51 – 53.

［3］孙先军，许庆康，段跃，等．原发性肾脏淋巴瘤 1 例报道并文献复习．浙江创伤外科，2014，19（6）：1053 – 1054.

［4］李志强，张华斌，崔立刚，等．肾淋巴瘤的超声及超声造影诊断 1 例．中国超声医学工程学会成立 30 周年暨第十二届全国超声医学学术大会论文汇编，2014，741 – 742.

病例 31　肾上腺出血

一、病例简介

一般情况：患者，男，64岁，主因"间断性腹部胀痛不适3天"入院。患者自诉入院前3天无明显诱因出现上腹部疼痛不适，伴左下腹部胀痛不适，疼痛呈间歇性且逐渐加重，伴恶性、无呕吐，无发热等症状。

既往史：有高血压、胃溃疡病史，否认外伤史及手术史。

婚育及家族史：无特殊。

专科查体：上腹部及左下腹部压痛(+)，无反跳痛及肌紧张。

实验室检查：血常规(-)；淀粉酶正常范围。

生化：生化常规(-)。

超声所见：于上腹部剑突下偏左(胰尾至左肾上极之间)可探及范围约68mm×55mm囊性肿物影，内可见线性分隔，CDFI：未探及血流信号(病例31图1)。

超声提示：上腹部囊性肿物。

CT平扫提示：左肾上方良性占位病变。

CT增强提示：左肾上方及肾周病变，考虑恶性纤维组织细胞瘤。

MRI提示：左肾周及肾前间隙含脂占位病变，内部出血，考虑：间叶源性占位(脂肪肉瘤)；不除外左肾筋膜脂肪坏死出血。

病理诊断：肾上腺出血，伴血肿形成，肾上腺组织广泛坏死；周围纤维脂肪组织广泛出血、变性、坏死。

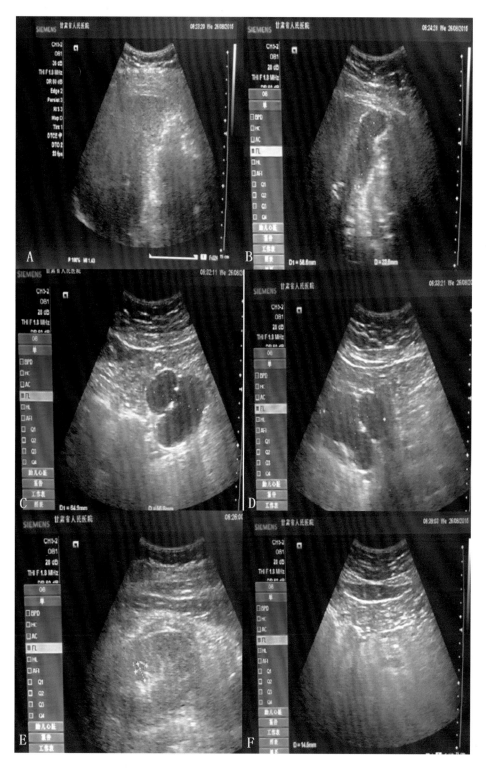

病例 31 图 1　超声检查

二、相关知识

(一)概述

肾上腺出血多见于新生儿,缺氧、败血病、产伤及凝血功能障碍是其常见的病因,临床上可出现上腹部包块、黄疸、休克等症状。成人肾上腺出血较少见,可由外伤、败血病、高血压或者抗凝药物治疗引起,其中外伤是最常见的原因。

(二)发病机制及分类

1. 发病机制　肾上腺出血的发生机制:第一,缺血缺氧导致的肾上腺内毛细血管的通透性和血管脆性增加,易于破裂;第二,下腔静脉压力增高或肾上腺静脉血栓导致肾上腺内的静脉压力增高。前者是新生儿肾上腺出血的主要机制,后者是成人肾上腺出血的主要机制。流行病学研究发现,无论新生儿肾上腺出血还是成人肾上腺出血,大都好发于右侧。原因可能与两侧肾上腺的血管解剖略有不同相关。

2. 分类　按发病人群分。

(1)新生儿:肾上腺出血多见于新生儿,缺氧、败血病、产伤及凝血功能障碍是其常见的病因,临床上可出现上腹部包块、黄疸、休克等症状。

(2)成人:成人肾上腺出血较少见,可由外伤、败血病、高血压或者抗凝药物治疗引起,其中外伤是最常见的原因。

(三)临床与超声表现

1. 临床表现　腹痛或背部及腰痛、发热、低血压、心动过速等。

2. 超声表现　肾上腺出血声像图表现与出血时间、出血量和血肿范围有关。早期少量出血可能仅表现为肾上腺内的低回声带,出血较多时肾上腺显著肿大,呈钝三角形、圆形或椭圆形,内部回声较强。大量出血形成血肿可表现为边界欠清的无回声、等回声或混合回声包块。

随着时间的延长,血块逐渐被液化吸收,血肿逐渐缩小,可以完全吸收;或机化形成较强回声包块;或完全液化形成无回声假性囊肿;或血肿钙化形成强回声,后方伴声影。超声可以动态观察短期内肾上腺血肿的大小及内部回声变化。

(四)诊断及鉴别诊断

1. 诊断　单靠超声诊断肾上腺出血困难,因为不易与其他引起肾上腺弥漫性肿大的原因相鉴别,用促肾上腺皮质激素(ACTH)治疗引起的肾上腺弥漫性肿大的患者突然出现上季肋部或背部疼痛者,或外伤后出现肾上腺异常回声,应高度怀疑肾上腺出血。超声检查可以较敏感地发现肾上腺出血引起的异常,但是单独做出诊断较困难,必须结合病史。动态复查可发现肿块逐渐缩小,其内回声改变。

2. 鉴别诊断　CT上需与肾上腺其他出现较高密度的病变鉴别,如淋巴瘤、腺瘤、肾上腺癌等。

三、学习要点

1. 肾上腺出血的超声表现。

2. 肾上腺出血的诊断及鉴别诊断。

参 考 文 献

［1］邵肖梅，叶鸿瑁，丘小汕．实用新生儿学(第4版)．北京：人民卫生出版社，2011，863－864.

［2］Kovacs KA，Lam YM，Pater JL. Bilateral massive adrenal hemorrhage. Assessment of putative risk factors by the case－control method. Medicine(Baltimore)，2001，80(1)：45－53.

［3］刘志强，苗素梅，张立涛，等．32例肾上腺血肿多层螺旋CT诊断分析．社区医学杂志，2012，10(10)：16－18.

［4］TO'O KJ，Duddalwar VA. Imaging of traumatic adrenal injury. Emerg Radiol，2012，19(6)：499－503.

［5］史轶繁．协和内分泌学和代谢学．北京：北京：科学出版社，1999，1135－1145.

病例 32 嗜铬细胞瘤

一、病例简介

患者，女，41 岁，阵发性高血压 5 年。

超声检查：左侧肾上腺区等回声肿物，椭圆形，边界清，内可见不规则无回声区，CDFI：其内未见明显血流信号（病例 32 图 1）。

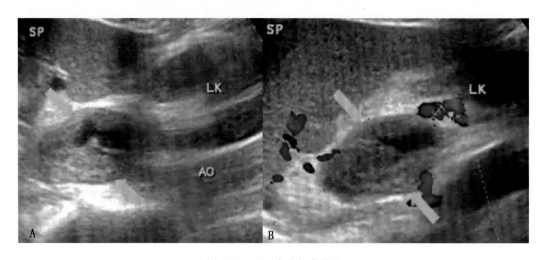

病例 32 图 1 腹主超声检查

注：SP：脾脏；LK：左肾；AD：主动脉

嗜铬细胞瘤：圆形/椭圆形，中等大小，等回声，常伴有囊性变，包膜完整，多为单发；CDFI：常可见较丰富血流信号（病例 32 图 2）。

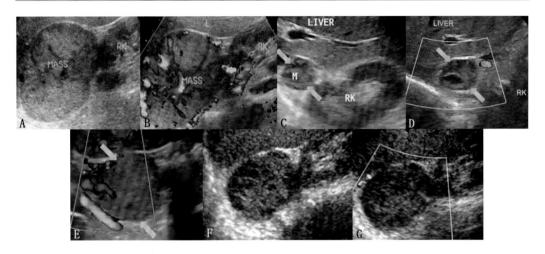

病例 32 图 2　嗜铬细胞瘤超声

注：NASS：等回声肿物；Liver：肝脏；M：病变；RK：右肾

镜下嗜铬细胞瘤如病例 32 图 3 所示：

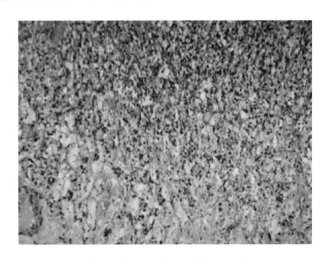

病例 32 图 3　镜下：嗜铬细胞瘤

二、相关知识

1. 概述　嗜铬细胞瘤是源于交感神经嗜铬细胞的一种神经内分泌肿瘤，主要分泌儿茶酚胺，导致继发性高血压和高代谢等症状；峰值年龄 20～25 岁，男女无差异，绝大多数发生于肾上腺髓质（约 90%）；10% 异位（可疑患者，还须检查肾门、腹主动脉、髂动脉周围及膀胱周围），10% 双侧，10% 恶性；多为单侧单发，右侧是左侧的两倍；多发者多见儿童和家族遗传病人。

2. 发病机制与分类

（1）发病机制：嗜铬细胞瘤的发病机制跟基因突变有关，嗜铬细胞瘤分为散发性和遗传性两大类，散发性的嗜铬细胞瘤，没有特别的遗传因素，但剧烈活动、情绪波动、血压升高都可能引发不适，需引起警觉，遗传性的嗜铬细胞瘤，由遗传因素引起，多为双侧且生长速度快。

（2）分类：嗜铬细胞瘤根据病理特点，分为：①肾上腺内的嗜铬细胞瘤，常为单个；②肾上腺外嗜铬细胞瘤和神经节瘤，占散发的嗜铬细胞瘤的 15% ~ 20%；③肾上腺髓质增生，主要指嗜铬细胞瘤的数目较多，肾上腺髓质、皮质厚度比值估计如果 > 1∶10，则认为髓质增生，大部分单纯性增生分布于双侧肾上腺髓质，少数为单侧，其余髓质的结构相似。

3. 临床与超声特征性表现

（1）临床表现：高血压综合征群：阵发性高血压，间歇期多正常；持续性高血压；代谢综合征群：高血糖和尿糖、高代谢、高体温、高血钾、高血钙；实验室检查：24h 尿 VMA（香草基杏仁酸）升高；但发作间歇期尿 VMA 可正常。

（2）超声表现：边缘清晰的圆形或椭圆形实质性团块，直径多为 3 ~ 5cm，小者不足 1cm；具有高回声平滑包膜，与肾包膜构成典型"海鸥征"；小肿瘤是均匀性低回声，大肿瘤可呈增强回声或杂乱的混合回声，可见不规则无回声区；异位嗜铬细胞瘤常导致发生部位组织形态或正常结构回声的改变；恶性嗜铬细胞瘤包膜不完整，周围组织有浸润，内脏可能显示转移病灶。

4. 诊断及鉴别诊断

（1）诊断：定性诊断：嗜铬细胞瘤的诊断是建立在血、尿儿茶酚胺及其代谢物测定的基础上的；定位诊断：利用各种影像学检查可协助对嗜铬细胞瘤进行定位，来指导治疗，包括 B 超、CT、MRI 等。

（2）鉴别诊断：许多疾病都有类似嗜铬细胞瘤表现，因此鉴别诊断很重要，包括原发性高血压、颅内疾病、神经精神障碍、癫痫、绝经综合征等。

三、学习要点

1. 嗜铬细胞瘤的临床表现与超声表现。

2. 嗜铬细胞瘤的声像图特征。

参 考 文 献

[1] Chen H, Sippel RS, O'Dorisio MS, et al. The North American Neuroendocrine Tumor Society consensus guideline for the diagnosis and management of neuroendocrine tumors: pheochromocytoma, paraganglioma, and medullary thyroid cancer. Pancreas, 2010, 39(6): 775 – 783.

[2] 李蓉, 孙浩然, 王红, 等. 嗜铬细胞瘤的典型及不典型 CT 和 MRI 特征. 中国医学影像学杂志, 2019, 27(12): 926 – 931.

[3] Pacak K, Eisenhofer G, Ahlman H, et al. Pheochromocytoma: Recommendations for clinical practice from the first international symposium. October 2005. Nat Clin Pract Endocrinol Metab, 2007, 3(2): 92 – 102.

病例 33　子宫肌瘤伴变性

一、病例简介

一般情况：患者，女，47岁，发现盆腔包块3年，下腹胀痛1个月。

现病史：入院前3年自觉腹部包块，无腹痛、月经不调等，未重视，未做治疗。近1个月来无明显诱因出现下腹胀痛，无恶心、呕吐。

专科查体：附件可触及巨大包块上至剑突下3指，下至耻骨联合上，双侧至腋中线，压痛明显。

超声所见：盆、腹腔内可见巨大囊实混合回声肿物影，以实性为主，上至剑突下3cm处，下至耻骨联合上方，左、右侧至腋中线，范围约300mm×270mm，实性部分内可探及血流信号。盆腔内可见范围约60mm×40mm不规则液性暗区。子宫后位，形态失常，宫颈厚35mm，子宫体径为77mm×61mm×62mm，宫体回声不均匀，于子宫壁可见多个肌瘤影，大者位于右侧壁肌壁间，大小50mm×46mm，内膜厚8mm，宫内未见节育器回声（病例33图1）。

CT所见：腹腔内可见一巨大多房肿块影，边界清，病灶与附件、子宫分界不清，其内密度不均匀，大小约31.7cm×28.1cm，增强扫描病灶内见混杂、实性强化，房隔增厚。右侧附件区异常血管增多增粗（病例33图2）。

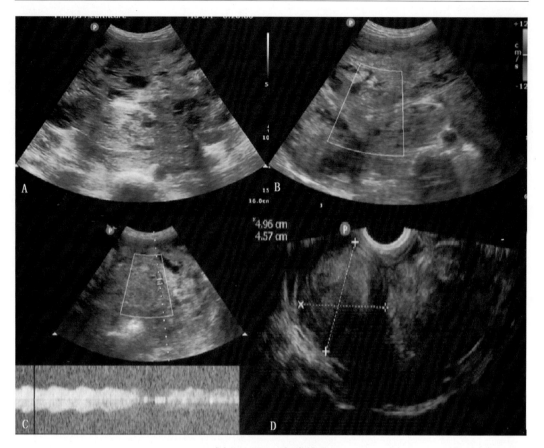

病例 33 图 1　超声检查

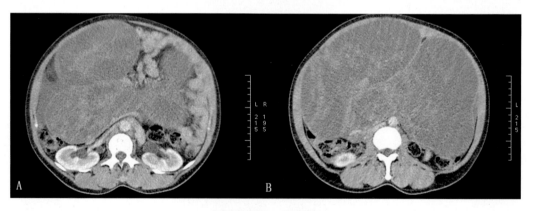

病例 33 图 2　CT 检查

　　CT 提示：腹盆腔巨大囊实性肿块，囊腺瘤？请结合临床；腹盆腔内少量积液。患者在全麻下行"盆腔肿物切除＋子宫全切术＋左侧附件切除术＋右侧输卵管切除术"。

　　术中探查情况：术中见腹腔内自腹膜后发出约 6 个 20cm 大小囊实性肿物，呈分叶状布满腹腔及盆腔。子宫及双侧附件被挤压暴露不清。肠管上移，腹膜及大网膜无明显粘连。逐层分离肿物，暴露子宫、附件、韧带，最后在子宫左侧峡部可触及一 6cm 蒂部，沿其上延伸至此巨大包块。

病理结果：（盆腔）平滑肌瘤，伴变性；输卵管慢性炎（病例 33 图 3）。

免疫组化：SMA（ + ）：caldesmon（ + ），S－100（ － ），CKP（ － ），Vimentin（ + ），CD34（ － ），P53（ + ，5% ~10% ），Ki－67（index：5% ~8% ）。

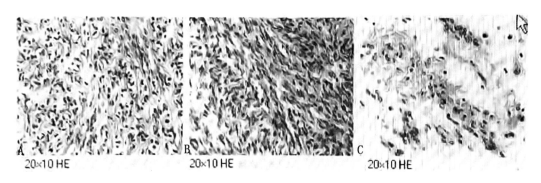

病例 33 图 3　病理检查

二、相关知识

（一）概述

阔韧带肌瘤是一种特殊类型的子宫肌瘤，位于阔韧带两叶之间，仅有一细蒂与子宫相连。阔韧带肌瘤体积一般较大，位置特殊，易发生变性。肌瘤变性使肌瘤失去了原有的典型结构，见于 65% 的病例，肌瘤越大越容易发生变性。原因与多种因素有关，如缺血和激素的影响等。常见的变性有：玻璃样变（又叫透明样变）、囊性变、红色样变、钙化及脂肪变。

（二）发病机制及分类

1. 病因　有关子宫肌瘤的病因迄今仍不十分清楚，可能涉及正常肌层的细胞突变、性激素及局部生长因子间的较为复杂的相互作用。

根据大量临床观察和实验结果表明，子宫肌瘤是一种激素依赖性肿瘤。雌激素是促使肌瘤生长的主要因素，还有学者认为生长激素（GH）与肌瘤生长亦有关，GH 能协同雌激素促进有丝分裂而促进肌瘤生长，并推测人胎盘催乳素（HPL）也能协同雌激素促有丝分裂作用，认为妊娠期子宫肌瘤生长加速除与妊娠期高激素环境有关外，可能 HPL 也参加了作用。

此外，卵巢功能、激素代谢均受高级神经中枢的控制调节，故神经中枢活动对肌瘤的发病也可能起重要作用。因子宫肌瘤多见于育龄、丧偶及性生活不协调的妇女。长期性生活失调而引起盆腔慢性充血也可能是诱发子宫肌瘤的原因之一。

总之，子宫肌瘤的发生发展可能是多因素共同作用的结果。

2. 分类　阔韧带及其他子宫韧带肿瘤 WHO 分类。

Mullerian 型上皮性肿瘤：浆液性囊腺瘤、浆液性囊腺纤维瘤、浆液性交界性肿瘤、浆液性癌；间叶和混合性肿瘤：平滑肌瘤、腺肌瘤、腺肉瘤、平滑肌肉瘤；其他：乳头状囊腺瘤、室管膜瘤、瘤样病变、子宫内膜异位症。

（三）临床与超声表现

1. 临床表现　多数患者无症状，仅在盆腔检查或超声检查时偶被发现。如有症状则与肌瘤生长部位、速度、有无变性及有无并发症关系密切，而与肌瘤大小、数目多少关系相对较小。患有多个浆膜下肌瘤者未必有症状，而一个较小的黏膜下肌瘤常可引起不规则阴道流血或月经过多。临床上常见的症状有：子宫出血、腹部包块及压迫症状，疼痛，白带增多，不孕与流产，贫血等。

2. 超声表现　阔韧带肌瘤常位于子宫一侧，体积较大，外形呈球形或不规则，边界尚清，有假包膜，内部回声不均，彩色多普勒显示其内部及周边可见血流信号，频谱多普勒可检出低阻力动脉频谱。发生变性时，部分可呈无回声、强回声等（病例33图4）。

子宫肌瘤变性表现：

玻璃样变：直径 >4cm 的肌瘤常有不同程度的玻璃样变，是肌瘤缺乏血供的结果。表现为肌瘤内相应部位出现低回声区域，边界不规整，后壁回声可以增强。

液化或囊性变：由玻璃样变进一步发展而来。表现为瘤体内形成腔隙，内有无回声区。

钙化：可发生在玻璃样变和坏死之后，由于肌瘤血液循环障碍，钙盐被吸收沉积，肌瘤周边可见强回声光环，瘤体内可见强回声光斑，后方伴声影。

脂肪或红色样变：脂肪样变表现为瘤体回声增强。红色样变与妊娠有关，为一种无菌性组织分解，声像图与肌瘤液化相类似。

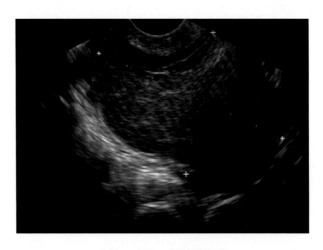

病例33图4　阔韧带肌瘤

（四）诊断及鉴别诊断

1. 诊断　超声检查为目前最为常用的辅助诊断方法。它可显示子宫增大，形状不规则，肌瘤数目、部位、大小及肌瘤内部是否均匀或液化、囊变等。超声检查既有助于诊断子宫肌瘤，并为区别肌瘤是否有变性提供参考，又有助于与卵巢肿瘤或其他盆腔肿块鉴别。

其他检查：诊断性刮宫、宫腔镜检查、腹腔镜检、磁共振检查等。

非典型阔韧带肌瘤的超声诊断有一定的困难：生长空间大，阻力小，生长速度快；瘤体形态不固定；肿瘤较大时，可以向宫底、子宫直肠陷凹等多方向生长，肌瘤变性等。子宫肌瘤变性超声图像较有特异性的是囊性变、钙化、脂肪变，其他变性声像图改变无明显特异性，需结合临床及病理。超声提示需谨慎。

2. 鉴别诊断

(1)卵巢实性肿瘤：主要看此肿物与子宫的关系，如果两者有蒂相连，并且能找到患侧卵巢，则可以明确阔韧带肌瘤的诊断。卵巢恶性肿瘤 RI < 0.4，可出现腹痛、消瘦等症状，CA - 125 值可升高，超声可探及腹水。

(2)卵巢囊腺瘤或囊实性肿物：与较大并且内部液化变性广泛的阔韧带肌瘤鉴别时，要结合阴超仔细查找蒂根部所在部位及患侧卵巢是否存在。

(3)残角子宫：当阔韧带肌瘤为实性，体积不大，位于宫角或宫体一侧，内部出现内膜样回声或稍强回声或液化时易误诊为残角子宫，需分析肿物内部回声特点以及两侧卵巢是否存在，看看有无同侧肾脏阙如。

(4)阔韧带平滑肌肉瘤：无明显包膜，漩涡状结构消失，坏死时出现液性暗区，形态不规则，生长迅速，内部回声复杂，血流信号丰富，有的呈五彩镶嵌状，频谱形态呈高舒张期血流低阻力指数。

(5)盆腔炎性包块：当慢性炎性包块与子宫粘连时可误诊为阔韧带肌瘤，炎性包块多位于盆腔后方，边界不清，无包膜回声，多切面探查可见正常子宫轮廓。腹膜后肿物：腹膜后肿物与子宫无任何关系。

三、学习要点

1. 子宫肌瘤的临床与超声表现。

2. 子宫肌瘤变性的超声表现。

3. 子宫的诊断与鉴别诊断。

参 考 文 献

[1] 沈小平，管惠华，沈惠英. 超声检查在结核性腹膜炎中的临床诊断分析. 中华医院感染学杂志，2015，(8)：1823 - 1824，1827.

[2] 叶静，李志华，张建，杜钟珍. 腹腔探查对结核性腹膜炎诊断价值的临床观察研究. 中国中西医结合外科杂志，2019，25(3)：341 - 344.

病例 34　染色体异常所致胎儿发育异常

一、病例简介

孕妇，24 岁，孕 1 产 0，无家族遗传病史及不良接触史，职业为会计。

孕 24 周余系统超声检查所见：胎儿左肾体径 1.7cm×1.0cm，右肾体径 1.8cm×1.0cm(不同孕周肾脏长径参考范围：22 周：2.0~3.2cm；24 周：2.4~3.6cm)，双肾实质回声增强，肾动脉血流不敏感(病例 34 图 1)。

超声提示：宫内妊娠，单活胎，胎儿大小相当于 22 周 3 天(实际孕周为 24 周 2 天)胎儿小脑体径偏小，颅内脑中线结构处透明隔腔上方无回声结构(动脉瘤?)；胎儿双肾体径偏小，回声增强；建议产前咨询、胎儿头颅 MRI 及染色体检查。

孕 27W⁺：胎儿 MRI 检查：结果提示：胎儿小脑体积小、小脑蚓部存在；后颅窝池正常高值；胼胝体体部部分及压部显示欠清。

孕 28W⁺超声检查：胎儿小脑横径 2.66cm[25W，(2.85±0.17)cm]，小脑半球形态不饱满，小脑蚓部可见，后颅窝池 1.1cm；脑中线结构处透明隔腔上方 0.5cm×0.6cm 的囊性结构，CDFI 其内可见搏动状血流信号。胎儿左肾大小为 2.62cm×1.26cm，右肾大小为 2.47cm×1.24cm(26 周 2.7~4.0cm)，双肾实质回声增强，肾动脉血流不敏感，胎儿腹围小，反复探查多次胃泡始终充盈欠佳(病例 34 图 2)。

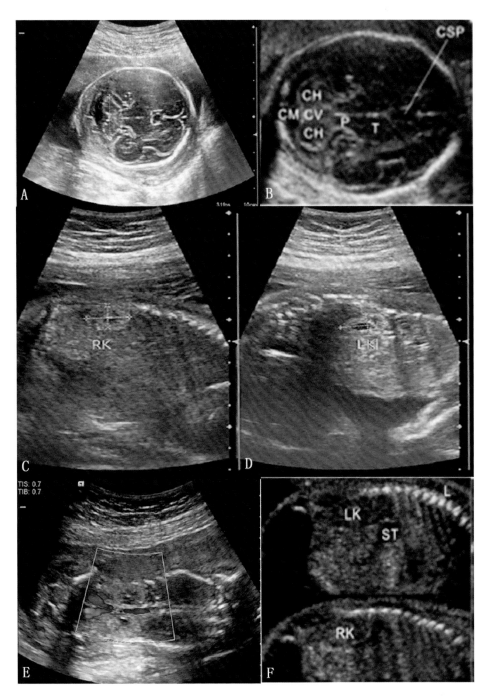

病例34 图1　孕24W$^+$检查

注：PK：右肾；LK：左肾；ST：胃泡

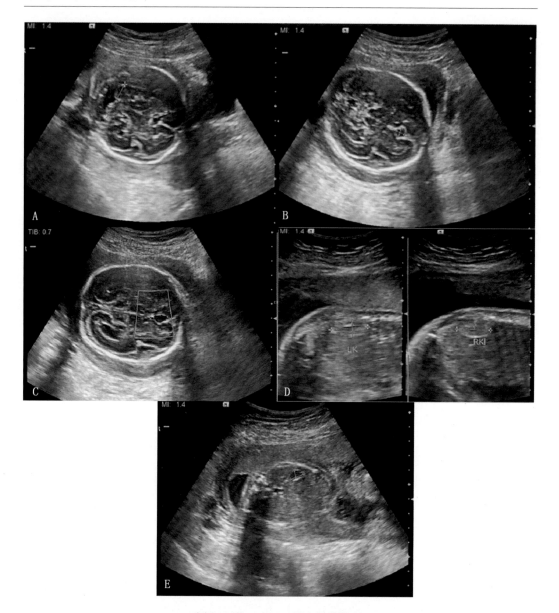

病例 34 图 2 孕 28 周余超声检查

孕 28W⁺超声提示：宫内妊娠，单活胎，胎儿大小相当于 26 周(腹围相当于 24 周 2 天)；胎儿多发异常：小脑体径偏小；颅内脑中线结构处透明隔腔上方无回声结构(动脉瘤?)，透明隔腔显示欠清晰；双肾体径偏小，回声增强；腹围小、胃泡偏小、肠管回声略增强(消化系统异常可疑)；建议产前诊断门诊咨询、胎儿头颅 MRI 及胎儿染色体检查。

孕 28W⁺羊水穿刺胎儿染色体检查：FISH 试验结果未见异常(检测 13、18、21、X 和 Y 染色体)。

孕 28W⁺羊水穿刺胎儿染色体检查：染色体或 100kb 以上已知的、明确致病的基因组拷贝数变异(CNVs)。

6q27(169180001 – 170920000)，缺失片段大小为 1.74Mb。

10q24.1 – q26.3(98240001 – 135440000)，重复片段大小为 37.2Mb。

孕 31W$^+$ MRI 检查结果：结果提示：①胎儿双侧额叶脑回形态异常、侧裂池后移，多考虑巨脑回畸形；②胎儿胼胝体压部显示不清，多考虑胼胝体部分阙如；③胎儿后颅窝池正常高值、小脑蚓部明显小于同胎龄，多考虑小脑发育不良。

综上所述，多考虑为胎儿头颅发育不良，请结合临床。

二、相关知识

(一)概述

6 号染色体 q27 处缺失 1.74Mb 区域的患者主要临床表现为面部畸形，张力减退，脑结构异常，胼胝体异常，脊柱畸形，发育迟缓等；10 号染色体 q24.1 – q26.3 处重复的患者的主要临床表征为肾发育不全，缺趾/指畸形，腭裂，部分患者表现为精神发育迟缓，小下颌畸形，上颌发育不良等。

(二)发病机制及分类

1. 染色体异常病因　染色体是基因的载体，染色体病即染色体异常，故而导致基因表达异常机体发育异常。染色体畸变的发病机制不明，可能由于细胞分裂后期染色体发生不分离或染色体在体内外各种因素影响下，发生断裂和重新连接所致。包括物理因素、化学因素、生物因素、母龄效应、遗传因素、自身免疫性疾病等。

2. 染色体异常分类　数量畸变包括整倍体和非整倍体畸变，染色体数目增多、减少和出现三倍体等；结构畸变染色体缺失倒位、插入、重复和环状染色体等又可分为常染色体畸变以及性染色体畸变。

(三)临床与超声表现

1. 临床表现　Down 综合征(Down's syndrome)也称 21 – 三体综合征(trisome 21 syndrome)和先天愚型等。这是人类最常见的染色体疾病，新生儿发病率为 1/700 ~ 1/600 是精神发育迟滞最常见的原因占严重智力发育障碍病例的 10%。除 Down 综合征之外，其他染色体发育不全包括 Patau 综合征、18 三体综合征、猫叫综合征(cats cry syndrome)、脆性 X 染色体综合征、环状染色体综合征、Klinefelter 综合征、Turner 综合征、Colpocephaly 综合征、Williams 综合征、Prader – Willi 和 Angelman 综合征、Rett 综合征等。

2. 超声表现　胎儿张力低，探查期间，活动较少，体位受限，探查困难；胎儿张力低，吞咽困难，同时肾功能异常，两者共同使得羊水量正常，给人肾功能正常的假象；胎儿较严重的问题，有时只有轻微的声像图表现，随着胎儿的发育，声像图的异常会逐渐表现出来。

(四)诊断及鉴别诊断

1. 诊断　常规染色体分析(绒毛膜或羊水细胞、血液、其他体细胞或生殖细胞)、高分辨率染色体分析、荧光性原位杂合法(FISH)、分子遗传分析(PCR Southern blot)。

抽羊水诊断是能检验胎儿是否患有先天染色体缺陷的其中一个方法。

2. 鉴别诊断　注意与其他类型染色体异常导致的疾病相鉴别。

三、学习要点

1. 产前超声观察与脑内结构的主要平面声像图。
2. 常见染色体异常导致的疾病声像图特征。

参 考 文 献

[1] Smith A1, Jauch A, Slater H, et al. Syndromal obesity due to paternal duplication 6(q24. 3 – q27). Am J Med Genet, 1999, 84(2): 125 – 131.

[2] Schrander – Stumpel C1, Fryns JP, Hamers G. The partial monosomy 10q syndrome: report on two patients and review of the developmental data. J Ment Defic Res, 1991, 35(Pt 3): 259 – 267.

病例35　彩超诊断胎儿 VATER 联合征一例

一、病例简介

孕妇，24岁，孕39周首诊来我院例行产前超声检查。

现病史：孕3产2，现孕妇无任何不适。

既往史：否认肝炎、结核、疟疾等传染病史，否认心脏病、高血压、糖尿病等慢性病史，否认外伤、手术史，前两胎孩子顺产，体格良好。

现超声检查胎儿生物指标测量：双顶径9.4cm，第三脑室内径0.5cm，头围33.6cm，腹围24.5cm，股骨长6.4cm，羊水最大深度14.0cm。

超声所见：颈胸部探查可见上段食管增宽呈长条状无回声，内径0.5cm（病例35图1）。

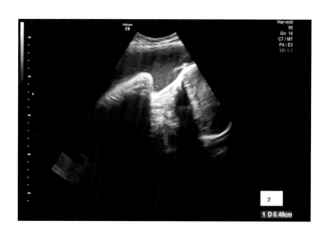

病例35图1　产前超声示胎儿上段食管随吞咽扩张（箭头所示）

腹部多次反复观察胎儿胃泡、胆囊均未显影。胎儿左肾增大，大小39mm×15mm，集合系统分离7mm×4mm；右肾明显缩小，大小约19mm×6mm（病例35图2），双肾动脉主干显示清晰。

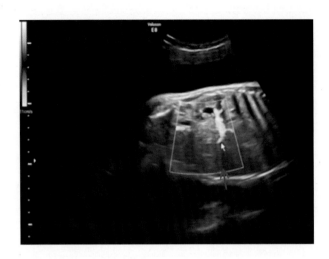

病例 35 图 2　产前超声示胎儿右肾发育不良

注：小箭头为右肾动脉，大箭头为右肾发育不良

胎儿肠管回声正常，未见回声增强或肠腔扩张。右侧下腹腔内见 10mm × 11mm 的无回声包块，有光滑完整包膜。膀胱充盈良好，膀胱两侧仅见一条脐动脉彩色血流带回声。

胎儿右上肢小臂仅见一根骨骼回声，腕关节过度内曲，手呈"勾状"（病例 35 图 3）。左上肢及双下肢未见明显异常。

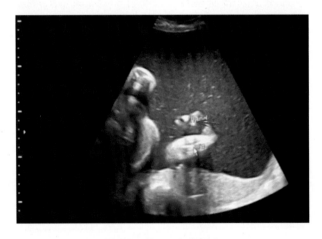

病例 35 图 3　产前超声

注：胎儿前臂一根长骨且短小，勾状手（箭头所示）

胎儿脐带横断面呈"吕"字形结构，脐动静脉各一条，脐动脉出腹壁处呈 12mm × 11mm 囊性扩张（病例 35 图 4），CDFI：内见动脉血流频谱。

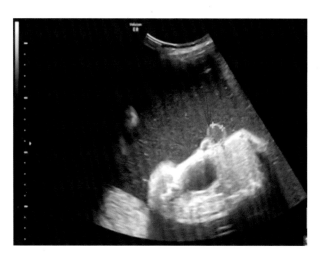

病例 35 图 4 产前超声

注：单脐动脉并脐动脉囊状扩张（箭头所示）

孕妇既往体健，无遗传病及传染病史。孕 3 产 2，孩子均体健。

超声提示：宫内孕单活胎

胎儿多脏器畸形：①食管闭锁；②右前臂长骨部分缺失、手姿势异常；③右肾发育不良、左肾积水？④右下腹囊性肿物；⑤单脐动脉并脐动脉局部囊状扩张；⑥羊水过多。

随访：引产后胎儿脐带见一根脐动脉一根脐静脉，距脐带根部约 20mm 处见一大小约 10mm × 10mm 膨大，将其剖开见血凝块，取出血凝块，注入生理盐水，见生理盐水从脐动脉端流出。

X 线检查示：胎儿右侧桡骨缺失，右侧尺骨较左侧短小，右腕关节内旋畸形，右手呈勾状，第一掌骨及拇指缺失，右手指呈伸展状态。（病例 35 图 5、病例 35 图 6）

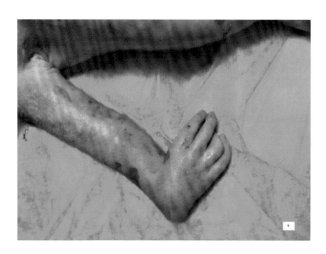

病例 35 图 5 胎儿引产后见：右手拇指缺失

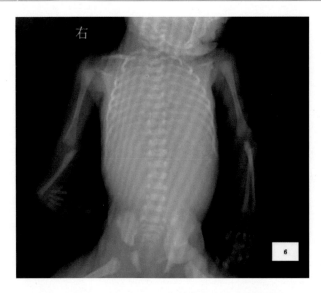

病例 35 图 6　引产后标本 X 线见：右上肢桡骨缺失

引产后超声检查（病例 35 图 7）：左肾可见大小约 37mm×14mm，右肾区未见明显肾脏影像，见大小约 21mm×4mm 的类肾脏回声，盆腔内子宫可见，于宫体右侧见大小约 8mm×6mm 的囊性回声。

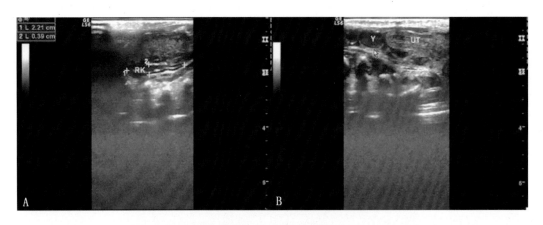

病例 35 图 7　引产后超声检查

注：A：胎儿引产后超声示：右肾区所见发育不良右肾（RK）；B：胎儿引产后超声：宫体右侧囊性肿物（Y）

二、相关知识

胎儿多脏器畸形指同时出现 2 个或 2 个以上畸形。VATER 综合征是一组合畸形，常有以下畸形联合出现：椎体或血管畸形、肛门直肠闭锁、气管食管闭锁、肢体桡骨缺失等畸形，食管闭锁伴发其他畸形的比例较高，其中以 VATER/VACTER 综合征（脊柱、肛门直肠、气管、心脏、脊柱、四肢联合畸形）最为常见。此外，VATER 联合征还可以出现以下畸形：肾脏畸形（包括肾阙如、肾发育不良）单脐动脉、肢体其他畸形等。脊柱、直肠肛门、心脏、气管、食管等多脏器畸形同时表现出来的案例国内很少文献报道。

　　胎儿多发畸形致病因素多种多样，与染色体异常、环境、药物、食物、病毒感染等均有关。染色体检查的最佳时机为 12～22 周，确诊染色体数目及结构异常主要通过绒毛取样、羊膜穿刺、脐血管穿刺等获取胎儿细胞培养进行染色体核型分析来诊断。

　　本病例孕妇地处偏远山区，医疗条件有限，妇幼保健科普宣传欠缺导致孕妇不知道正规产前检查及其重要性，且已生两个健康孩子，无规范产前检测，到正规医院时已错失最佳检查确诊时机。

　　总结：①基层妇保机构普及落实产前检查宣教，完善医疗检查设施，规范产前检查，避免严重多发胎儿畸形漏诊，早发现、早处理，利于优生优育，将孕妇身心及家庭损害降到最低；②超声医师提高专业水平、提高产前畸形筛查意识，检查细致，诊断力求准确。

　　三、学习要点

　　略。

参 考 文 献

[1] 管春玲，袁玉梅．VATER 综合征超声诊断一例．中国优生与遗传杂志，2013，21(10)：92.

[2] 秦凤真，李胜利，华轩，等．VACTERLL 联合征的产前超声诊断分析．中华医学超声杂志，2014，11(7)：546－551.

[3] 刘雨函，蔡爱露，姜红霞，等．三维超声诊断胎儿食管闭锁的价值．中国超声医学杂志，2011，27，(3)：263－266.

[4] 卢青，陈欣林，陈常佩．产前超声诊断胎儿食道闭锁的探讨．中华医学影像技术，2008，24(5)：718－720.

[5] 汤腊先，杨小红，陈欣林．超声诊断胎儿桡骨缺失伴多发畸形一例．中华医学超声杂志，2012，(2)：186－187.

[6] 李胜利．胎儿产前超声诊断学．北京：科学出版社，2017，7：563－585、645－655.

[7] 王凤华，张美德，夏健清．新生儿 VATER 联合征一例尸检病理报告．现代临床医学生物工程学杂志，2002，8(6)：444.

病例 36　先天性血管环畸形之右位主动脉弓并左迷走锁骨下动脉

一、病例简介

患者,女,38 岁,孕 3 产 1,现孕龄 24 周 1 天。孕妇妊娠期间未感不适,配偶无不良嗜好。

既往史:无特殊。

超声检查:行胎儿超声心动图检查:腹部脏器位置正常,心脏位置正常,心胸比例正常。静脉与心房、房室间、心室与大动脉之间连接关系正常。三血管 – 气管切面,主动脉弓位于气管右侧,动脉导管位于左侧,左锁骨下动脉起自降主动脉起始,走行于气管食管后方,无名静脉弓下走行(病例 36 图 1)。

超声提示:胎儿先天性血管环:右位主动脉弓并左迷走锁骨下动脉(病例 36 图 2);无名静脉弓下走行。

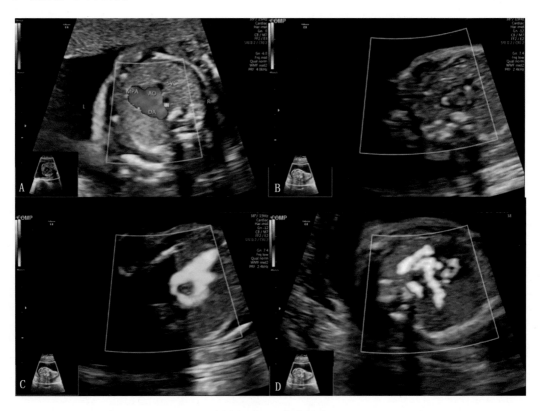

病例 36 图 1　超声检查

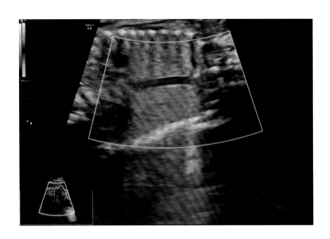

病例 36 图 2　右位主动脉弓并左迷走锁骨下动脉

正常（左位）主动脉弓如病例 36 图 3 所示：

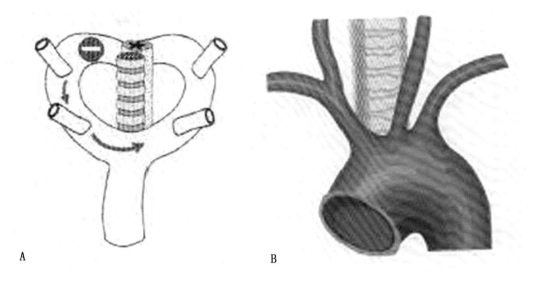

A　　　　　　　　　　　　　　　　　　　　B

病例 36 图 3　胚胎学

注：正常（左位）主动脉弓

右位主动脉弓与双主动脉弓：

右位主动脉弓及镜像分支——胚胎学（病例 36 图 5）。

正常胎儿三血管气管切面——声像图表现如病例 36 图 4 所示。

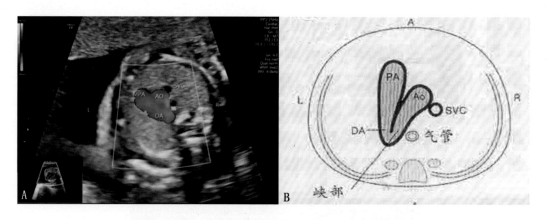

病例 36 图 4　正常胎儿三血管气管切面——声像图表现

注：DA：动脉导管；PA：肺动脉；AO：主动脉；SVC：上腔静脉

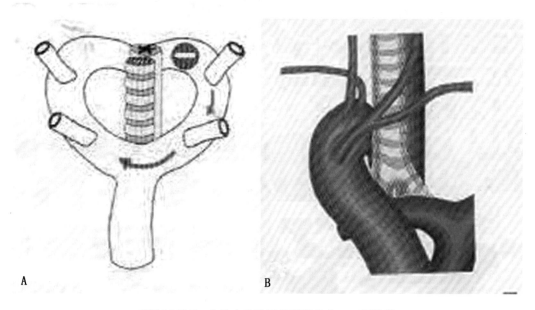

病例 36 图 5　右位主动脉弓及镜像分支——胚胎学

　　左位主动脉弓左锁骨下动脉起始处远端退化形成右位主动脉弓。左锁骨下动脉和左颈总动脉融合形成左头臂干（又称左无名动脉），是右位主动脉弓的第一个分支，往后依次为右颈总动脉及右锁骨下动脉。在大部分情况下，右位动脉导管保留下来，而左位动脉导管退化。这种病例大部分合并其他先天性心脏畸形。

　　右位主动脉弓及镜像分支——声像图表现（病例 35 图 6）。

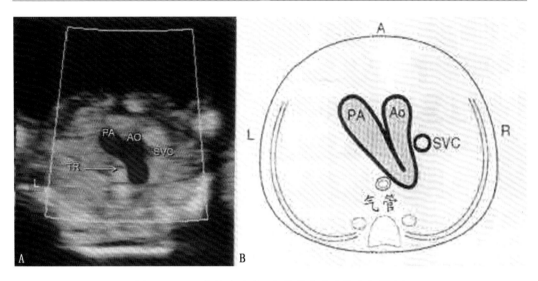

病例 36 图 6　右位主动脉弓及镜像分支声像图与模式图

右位主动脉弓与双主动脉弓：

右位主动脉弓合并左位动脉导管——胚胎学（病例 36 图 7）。

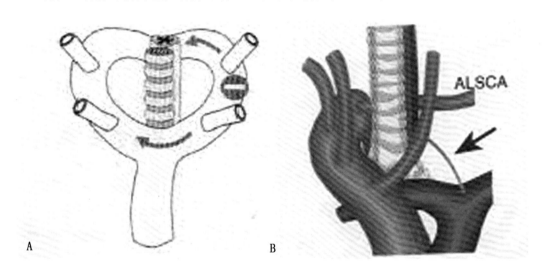

病例 36 图 7　右位主动脉弓并左位动脉导管——胚胎学

注：ALSCA：迷走左锁骨下动脉

左位主动脉弓左锁骨下动脉与左颈总动脉起始处之间退化，左位动脉导管存在于左锁骨下动脉起源区域，右位动脉导管退化，从而形成从左向右环绕气管的血管环。

双主动脉弓理论：

Edwards 假设的双主动脉弓理论认为，在胚胎时期，升主动脉分裂成左、右主动脉弓，两者汇合形成降主动脉，解剖上位于脊柱的正前方，左、右弓形成一个完整的血管环并环绕气管及食管，左、右主动脉弓向上各发出两根血管，分别为左、右颈总动脉及锁骨下动脉；另外，左、右肺动脉分别通过左、右动脉导管在锁骨下动脉区与左、右主动脉弓相连。胚胎期，左、右主动脉弓不同部位的退化或持续发育导致了正常或异常主动脉弓及其分支的形成（病例36图8）。

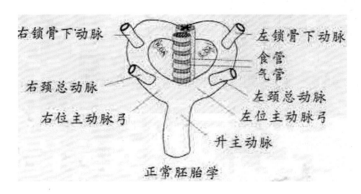

病例36图8　正常胚胎学

右位主动脉弓合并左位动脉导管——声像图与标本对照（病例36图9、病例36图10、病例36图11）。

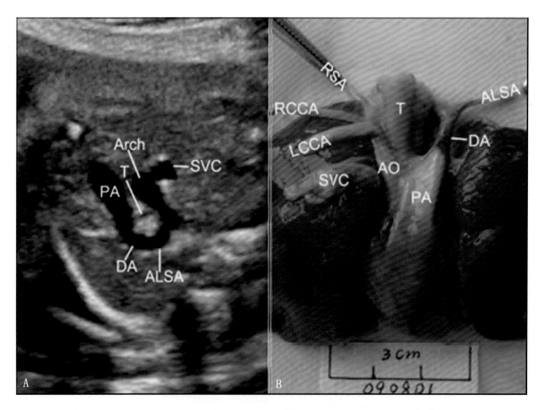

病例36图9　声像图与标本对照

注：Arch：主动脉弓；RSA：右锁骨下动脉；AO：主动脉；DA：动脉导管；SVC：上腔静脉；
PA：肺动脉；LCCA：左颈总动脉；RCCA：右颈总动脉；T：气管；ALSA：迷走左锁骨下动脉

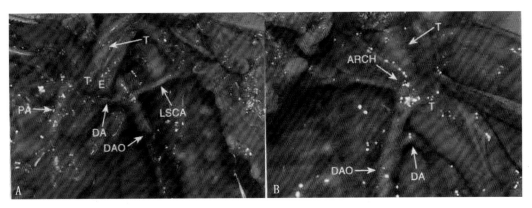

病例 36 图 10 　右位主动脉弓合并左位动脉导管——声像图与模式图

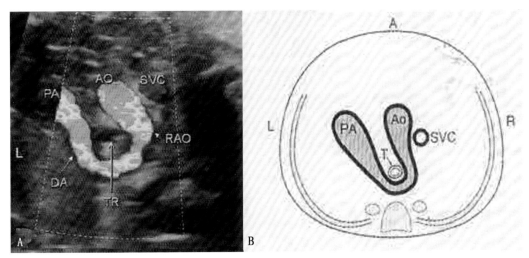

病例 36 图 11 　右位主动脉弓合并左位动脉导管——声像图与模式图

注：RAOA 或 RAO：右位主动脉弓

右位主动脉弓与双主动脉弓：

双主动脉弓——胚胎学(病例 36 图 12)。

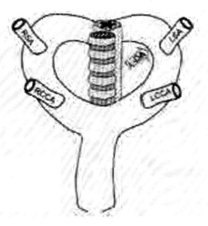

病例 36 图 12 　双主动脉弓——胚胎学

左、右主动脉弓永存形成双主动脉弓，左位动脉导管持续存在而右位动脉导管退化。双主动脉弓环绕气管与食管形成一个紧密的血管环，出生后需要手术治疗。

双主动脉弓——声像图与标本对照、声像图与模式图（病例 36 图 13、病例 36 图 14）。

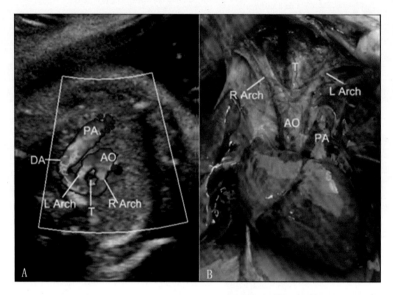

病例 36 图 13　双主动脉弓——声像图与标本对照

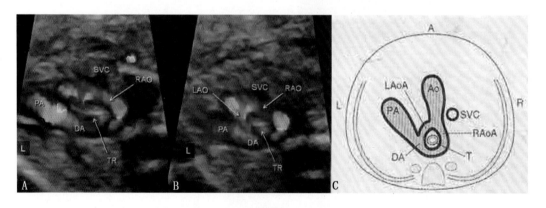

病例 36 图 14　双主动脉弓——声像图与模式图

注：RAOA 或 RAO：右位主动脉弓

右位主动脉弓亚型，比较少见。右位主动脉弓合并左位动脉导管，主动脉弓分叉成左、右双主动脉弓，环绕气管和食管。

右位主动脉弓——胚胎学（病例 36 图 15）。

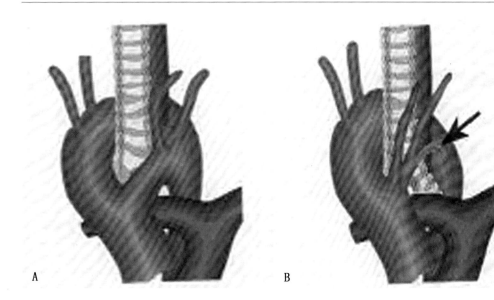

病例 36 图 15　右位主动脉弓——胚胎学

二、相关知识

(一)概述

先天性血管环畸形指的是主动脉、肺动脉合成的畸形。右位主动脉弓是较常见的先天性血管畸形。正常人为左位主动脉弓,对食管产生前方与左侧压迹。右位主动脉弓是主动脉自左心室发出后不跨越左主支气管,而跨越右主支气管向后,接于降主动脉,降主动脉沿脊柱的右侧下降,直至接近横膈时才偏向左侧。

(二)发病机制及分型

1. 发病机制　右位主动脉弓是在正常的胚胎发育过程中,第 4 对鳃动脉弓左侧形成主动脉弓,右侧形成无名动脉和右锁骨下动脉干。若发育异常,左侧第 4 鳃动脉弓退化消失,右侧发育形成主动脉弓。其发生分支的排列顺序呈正常的镜影,即第 1 支为左无名动脉;第 2 支为右颈总动脉;第 3 支为右锁骨下动脉。

2. 右位主动脉弓分型

(1)右位主动脉弓合并右位动脉导管(右 V 形征):头臂血管分支与正常左位主动脉弓分支呈镜像关系。通常合并心脏畸形,主要为锥干畸形。

(2)右位主动脉弓合并左位动脉导管(U 形征):左侧的动脉导管与右侧的主动脉弓围绕中央的气管形成一个 U 形血管环,此血管环较为疏松。常孤立存在,很少合并心脏和心外畸形。几乎所有病例都合并迷走左锁骨下动脉。

(3)双主动脉弓:主动脉弓在气管水平分叉成左、右两支,分别环绕气管左、右侧,形成希腊字母 λ 形,两个弓于脊柱的正前方、气管后方共同汇合入降主动脉。

(三)临床与超声特征性表现

1. 先天性血管环临床表现　患儿往往会有血管压迫的症状:①不易治愈的、反复的呼吸道感染；②出现吞咽困难；③胸片或肺部 CT 提示有肺炎，肺不张；④反复的咳喘、气促和憋气。

右位主动脉弓一般不产生压迫，但少数病例动脉导管或动脉韧带，从左肺动脉绕过食管后方连接于右侧主动脉弓远段，或左锁骨下动脉起源于近段降主动脉，经食管后方进入左上肢，动脉导管或动脉韧带亦可位于气管左侧、左肺动脉与左锁骨下动脉之间，或位于左肺动脉与起源于降主动脉的左锁骨下动脉之间，则可能产生气管、食管受压症状。

2. 右位主动脉弓合并迷走左锁骨下动脉、左位动脉导管的超声心动图特征　主动脉弓位于气管右侧，右位主动脉弓、迷走左锁骨下动脉、左位动脉导管形成交汇，三血管–气管观呈"U"字形血管环。

（四）诊断及鉴别诊断

1. 诊断

（1）主动脉造影可确诊。

（2）当发现先天性血管环存在时，应对胎儿各系统进行详细筛查，同时建议进行相关的染色体检查，包括胎儿染色体核型分析和检测 22q11 基因的微缺失的检测。

（3）产前超声对先天性血管环的筛查极具临床诊断价值，其能够准确诊断先天性血管环，并对血管环进行分型，同时通过观察气管冠状切面，判断气管是否受到牵拉，气道有无明显狭窄变形。

2. 鉴别诊断　临床上要鉴别各种类型的先天性主动脉弓畸形，其中包括梗阻性先天性主动脉弓畸形（如主动脉缩窄和主动脉弓中断）、非梗阻性先天性主动脉弓畸形（如双主动脉弓）等，也包括分流性先天性主动脉弓畸形（如动脉导管未闭）。

三、学习要点

1. 先天性血管环的分类。
2. 右位主动脉弓的声像图特征及鉴别诊断。

参 考 文 献

[1] 朱家恺，黄洁夫，陈积圣. 外科学辞典. 北京：科学技术出版社，2003，7.
[2] 邓学东. 产前超声诊断与鉴别诊断. 北京：人民军医出版社，2013，144 – 145.

病例 37 先天性血管环之左位主动脉弓合并迷走右锁骨下动脉

一、病例简介

患者，女，34岁，孕2产1，现孕龄29周4天。否认家族性疾病史，孕妇妊娠期间未感不适，配偶无不良嗜好。唐氏筛查结果均为低风险。

超声检查：行胎儿超声心动图检查：心室－大动脉连接关系正常，主动脉起源于左室，肺动脉起源于右室。大动脉比例正常，两者呈交叉走向。主动脉弓、动脉导管正常。右锁骨下动脉发自降主动脉起始部，自气管后方向右肩部走行（病例37图1、病例37图2）。

超声提示：胎儿迷走右锁骨下动脉。

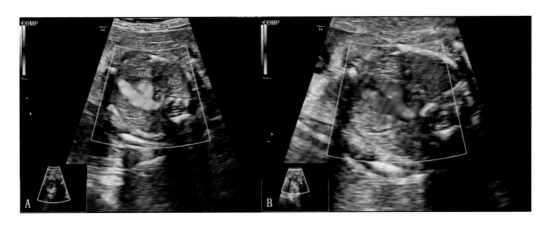

病例 37 图 1　超声检查

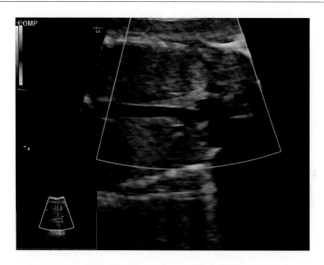

病例 37 图 2　迷走右锁骨下动脉

左位主动脉弓合并迷走右锁骨下动脉(病例 37 图 3)。

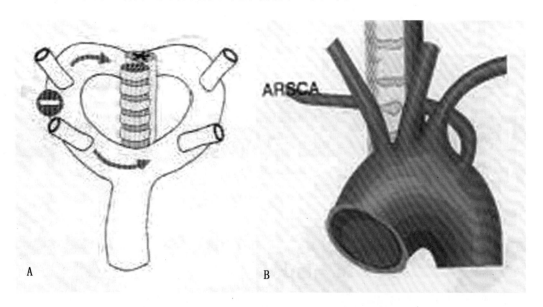

病例 37 图 3　左位主动脉弓合并迷走右锁骨下动脉

注：ARSCA：迷走右锁骨下动脉

胚胎学：右主动脉弓在右颈总动脉与右锁骨下动脉起始处之间退化，形成左位主动脉弓合并迷走右锁骨下动脉，因此，左位主动脉弓头颈分支次序异常。右锁骨下动脉从降主动脉起始部发出后，沿食管气管后方向右走行。左位动脉导管保留下来，而右位动脉导管退化。

迷走右锁骨下动脉声像图如病例 37 图 4 所示。

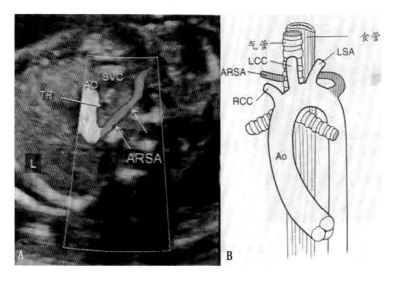

病例 37 图 4　迷走右锁骨下动脉声像图

注：AO：主动脉；TR：气管

二、相关知识

（一）概述

迷走右锁骨下动脉（ARSA）是主动脉弓的一种先天性血管畸形，指右锁骨下动脉直接开口于左锁骨下动脉远端的左位降主动脉上部。发病率占正常人群的 1%～2%，通常认为是一种正常变异。通常合并 21－三体综合征（14%～20%）及其他染色体异常。AR-SA 合并其他心脏畸形时，增加染色体非整倍体异常的风险，尤其是 22q11 微缺失综合征及 21－三体综合征。

（二）发病机制及分类

1. 胚胎发生　当胚胎期右颈总动脉和右锁骨下动脉之间的右主动脉弓发育被阻断后，就可形成这一异常。

2. 临床分型　根据其走行，可分为食管后型（80%）、食管和气管之间型（15%）、气管前方型（5%）。

（三）临床与超声特征性表现

1. 临床表现　一般无临床症状，但有很少部分患者食管、气管受压严重者，会出现相应的临床症状。

2. 超声表现　三血管气管切面：降主动脉起始部发出右锁骨下动脉，在气管后方、气管与脊柱之间横向右外侧走行。降主动脉冠状切面彩色多普勒显示：左锁骨下动脉和右锁骨下动脉均发自降主动脉起始部，且先发出左锁骨下动脉，再发出右锁骨下动脉。实时超声下可见右锁骨下动脉绕过气管后方。主动脉弓冠状切面，可见迷走右锁骨下动脉起源于降主动脉，向右肩方向走行。

（四）诊断及鉴别诊断

1. 诊断　①主动脉造影可确诊；②当发现先天性血管环存在时应对胎儿各系统进行详细筛查，同时建议进行相关的染色体检查，包括胎儿染色体核型分析和检测 22q11 基因的微缺失的检测；③产前超声对先天性血管环的筛查极具临床诊断价值，其能够准确诊断先天性血管环，并对血管环进行分型，同时通过观察气管冠状切面，判断气管是否受到牵拉，气道有无明显狭窄变形。

2. 鉴别诊断

（1）奇静脉弓：起自右腰升静脉，入上腔静脉。

（2）双主动脉弓：升主动脉发出 Y 型分叉，环绕气管食管，形成完整血管环。

三、学习要点

1. 左位主动脉弓合并迷走右锁骨下动脉的临床分型。

2. 左位主动脉弓合并迷走右锁骨下动脉的超声特征性表现。

3. 左位主动脉弓合并迷走右锁骨下动脉的诊断及鉴别诊断。

参 考 文 献

［1］Natsis K, Didagelos M, Gkiou – Liava A, et al. The aberrant right subclavian artery: Cadaveric study and literature review. Surg Radiol Anat, 2017, 39(10): 1181 – 1182.

［2］邝海燕，田艾军. 产前超声诊断胎儿主动脉弓及分支异常的价值. 求医问药（下半月），2012, 10 (7): 735 – 736.

［3］［美］阿里·什库达，程敬亮，李树新. 体部成像的正常变异与误判. 郑州：河南科学技术出版社，2004, 224.

［4］张大娟，梁喜，张屹辉，等. 迷走右锁骨下动脉的产前超声诊断及临床结局. 中国优生与遗传杂志，2015, 23(12): 88 – 89.

病例 38　出血性脑卒中

一、病例简介

患者，男，35岁。主诉：头部跌伤约2小时，有高血压病史。

现病史：入院前2个多小时，患者不慎从高处跌落，右头部着地，原发昏迷2分钟，清醒后呕吐，诉头痛，未经任何处理直接送我院急诊。检查神志清楚，生命体征平稳，收入院观察。

TCD提示：右侧大脑前中动脉血流速度增高（病例38图1A、B）；右侧大脑后动脉血流速度增高（病例38图1C）。

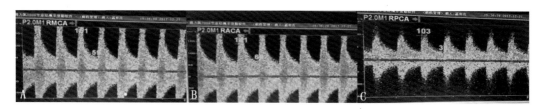

病例38图1　TCD检查

注：A图：右侧大脑前中动脉血流速度增高；B图：右侧大脑前中动脉血流速度增高；C图：右侧大脑后动脉血流速度增高

颈动脉彩超提示：双侧颈动脉内中膜增厚并斑块形成（病例38图2）。

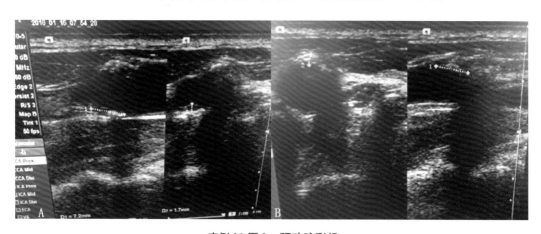

病例38图2　颈动脉彩超

CT 提示：右侧颞叶高密度影（病例 38 图 3）。

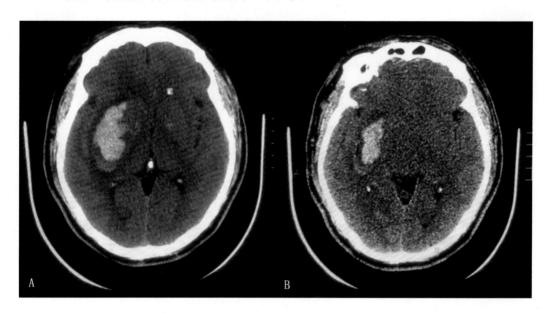

病例 38 图 3　CT 检查

MRI 示：T_2 呈高信号，T_1 呈低信号（病例 38 图 4）。

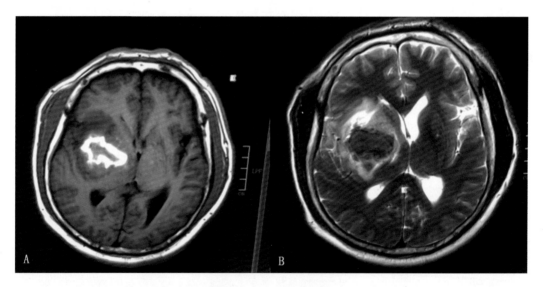

病例 38 图 4　MRI 检查

DSA 示：后交通动脉动脉瘤（病例 38 图 5）。

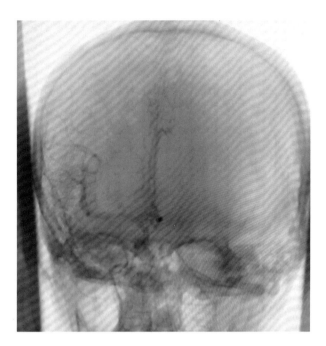

病例 38 图 5　DSA 检查

综上所述，此患者脑动脉瘤导致右侧颞叶出血，为出血性脑卒中。

随访（3 个月后）：TCD 示：血流速度减慢，趋向正常（病例 38 图 6）。

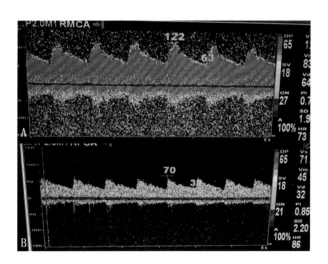

病例 38 图 6　TCD 检查

CT 示：高密度影逐渐减低（病例 38 图 7）。

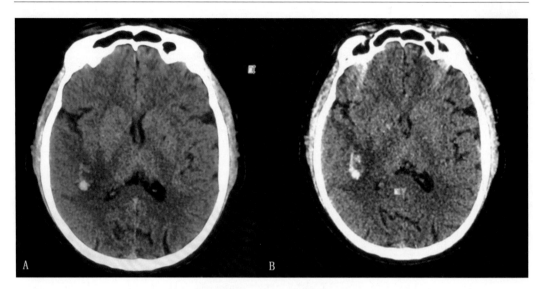

病例38 图7　CT检查

MRI 示：高信号逐渐减低（病例38 图8）。

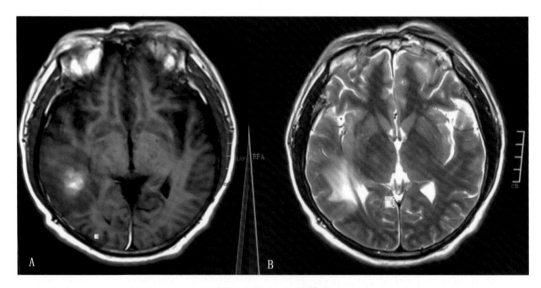

病例38 图8　MRI 检查

二、相关知识

（一）概述

脑卒中是一组急性脑血管疾病，是指突然发生的、由脑血管病变引起的局限性脑功能障碍，并持续时间超过24 小时或引起死亡的临床症候群（WHO）。卒中已经成为仅次于缺血性心脏病之后的第二大致死原因，也是首要的严重致残原因。并且其危害不分年龄、性别、肤色和国度。脑卒中按病理性质分为出血性脑卒中、缺血性脑卒中和混合性卒中。出血性脑卒中是指非创伤性的自发性颅内出血。

（二）发病机制及分类

1. 常见病因　高血压脑动脉硬化、颅内动脉瘤、血管畸形、脑淀粉样血管壁、烟雾病及凝血障碍性疾病等。

2. 分类　出血性脑卒中主要分为脑出血和蛛网膜下隙出血。

（三）临床与超声表现

1. 临床表现

（1）脑出血临床表现：基底核出血（50%～60%）；壳核出血；内囊外侧型出血，为高血压性脑出血最常见的类型；丘脑出血；尾状核头出血；脑叶出血（5%～10%）；脑干出血；脑桥出血（10%）；延髓出血；小脑出血（10%）；脑室出血（3%～5%）。

（2）蛛网膜下隙出血临床表现：再出血，4周内，第2周尤多见；脑血管痉挛，发病早期或1～2周出现；脑积水；其他如癫痫发作、低钠血症、上消化道出血、发热等。

2. TCD 表现

（1）脑出血的TCD表现：出血血管出现收缩期高流速信号，平均流速增高。出血24～72小时最为明显。测到单支血管收缩期高流速的Dopple频谱应考虑出血；伴有健侧血管出现动脉硬化、脑供血不足的Dopple频谱图像；脑出血恢复期，4周以后，收缩期血流速度下降可至正常（有时）。

（2）蛛网膜下隙出血的TCD表现：收缩期高流速（脑血管痉挛）。S/D，PI，RI正常；动脉瘤，A-V畸形Dopple表现。

（四）诊断及鉴别诊断

1. 脑出血诊断　>50岁，多有长期高血压病史；活动中或情绪激动时突然发病；头痛、呕吐、意识障碍等全身症状；偏瘫、偏身感觉障碍、失语等局灶神经体征；CT见脑内出血病灶。

2. 蛛网膜下隙出血诊断　根据病史、临床表现、CT检查和CSF的检查结果，可进行确诊。

3. 脑出血鉴别诊断　与蛛网膜下隙出血、脑外伤后硬膜下出血、内科疾病相鉴别。

4. 蛛网膜下隙出血鉴别诊断　各种原因引起的脑膜炎、脑出血。

三、学习要点

1. 出血性脑卒中的临床表现。

2. 出血性脑卒中的经颅多普勒表现。

3. 出血性脑卒中的诊断及鉴别诊断。

参 考 文 献

［1］Mullins Mark E, Lev Michael H, Schellingerhout Dawid, et al. Intracranial hemorrhage complicating acute stroke：how common is hemorrhagic stroke on initial head CT scan and how often is initial clinical diagnosis of acute stroke eventually confirmed? AJNR Am J Neuroradiol, 2005, 26(9): 2207 – 2212.

[2] Delgado Almandoz JE, Schaefer PW, Forero NP, et al. Diagnostic accuracy and yield of multidetector CT angiography in the evaluation of spontaneous intraparenchymal cerebral hemorrhage. AJNR Am J Neuroradiol, 2009, 30(6): 1213 – 1221.

[3] 吴建维, 贾娇坤, 丁则昱, 等. 脑出血患者经颅多普勒超声评估颅内压变化研究. 中国卒中杂志, 2016, 11(10): 836 – 841.

病例 39　缺血性脑卒中

一、病例简介

患者，男，56 岁，头晕，恶心呕吐 2 小时，有高血压病史。

现病史：患者于 2 小时前上卫生间突然出现头晕，伴视物旋转，恶心，反复呕吐，眩晕呈持续性，起身转头时症状加重，伴倾倒感。门诊按"眩晕待诊"收住院。

TCD 提示：血流速度减慢（病例 39 图 1）。

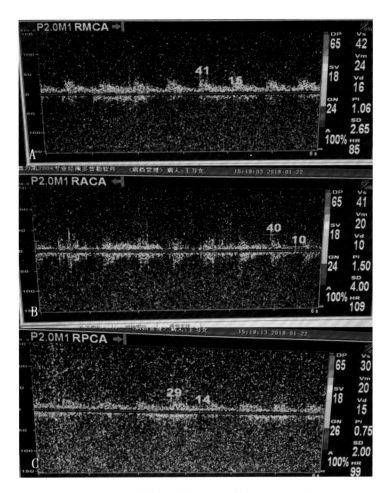

病例 39 图 1　TCD 检查

颈部血管提示：颈动脉内中膜增厚，有斑块形成（病例 39 图 2）。

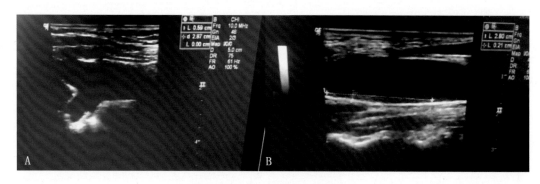

病例 39 图 2　颈部血管检查

CT 提示：右侧颞叶低密度影（病例 39 图 3）。

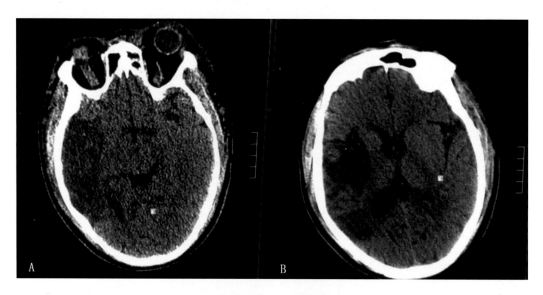

病例 39 图 3　CT 检查

MRI 提示：右侧颞叶 T_2 高信号，T_1 低信号（病例 39 图 4）。

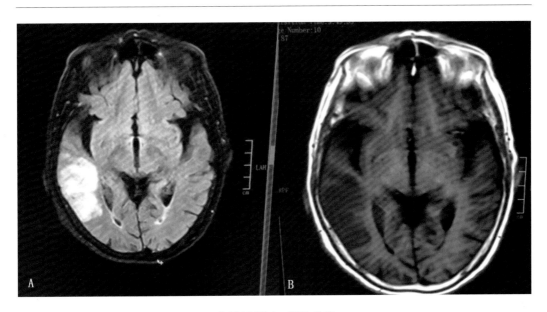

病例 39 图 4　MRI 检查

DSA 提示：大脑中动脉堵塞（病例 39 图 5）。

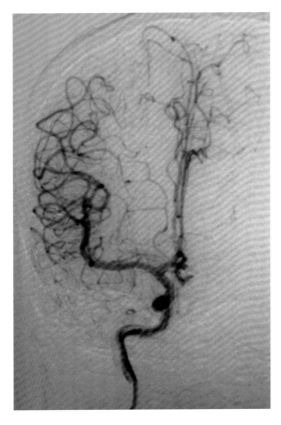

病例 39 图 5　DSA 检查

综上所述，该患者为右侧颞叶脑梗死暨缺血性脑卒中。随访(1 个月复查)：CD 示：血流速度趋向正常(病例 39 图 6)。

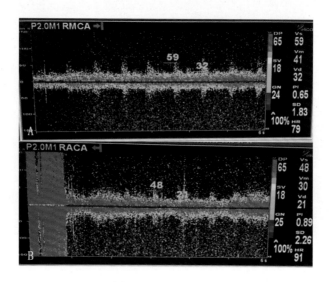

病例 39 图 6　CD 检查

CT 示：低密度影范围减小(病例 39 图 7)。

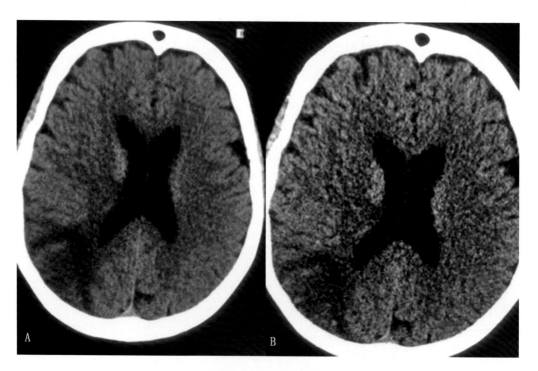

病例 39 图 7　CT 检查

MRI 示：高信号逐渐减低(病例 39 图 8)。

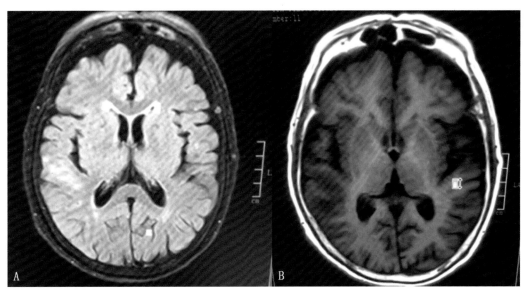

病例 39 图 8　MRI 检查

二、相关知识

(一)概述

脑卒中是一组急性脑血管疾病，是指突然发生的、由脑血管病变引起的局限性脑功能障碍，并持续时间超过 24 小时或引起死亡的临床症候群(WHO)。卒中已经成为仅次于缺血性心脏病之后的第二大致死原因，也是首要的严重致残原因，并且其危害不分年龄、性别、肤色和国度。脑卒中按病理性质分为出血性脑卒中、缺血性脑卒中和混合性卒中。缺血性卒中又称脑梗死，缺血性脑卒中是指由于脑的供血动脉(颈动脉和椎动脉)狭窄或闭塞、脑供血不足导致的脑组织坏死的总称。

(二)发病机制及分类

1. 影响因素

(1)疾病因素：高血压、高同型半胱氨酸血症、心脏病、糖尿病、短暂性脑缺血发作、血脂异常等。

(2)不良的生活因素：饮酒、吸烟等。

(3)未确定危险因素：血脂水平、血小板聚集性增高、肥胖或超重、遗传因素、口服避孕药、低气温、高尿酸血症、食盐摄入过多等。

2. 分类　缺血性卒中包括血栓形成和脑栓塞。

有四种类型的脑缺血：短暂性脑缺血发作(TIA)、可逆性神经功能障碍(RIND)、进展性卒中(SIE)、完全性卒中(CS)。TIA 无脑梗死存在，而 RIND、SIE 和 CS 有不同程度的脑梗死存在。

(三)临床与超声表现

1. 临床表现　典型症状如下。

（1）短暂性脑缺血发作（TIA）：患者主要表现为短暂，一过性局限性神经性功能障碍，持续时间不超过 24 小时，症状自行缓解，不遗留神经系统阳性体征。TIA 可反复发作，间歇时间无规律。颈动脉性 TIA 突发的对侧肢体麻木、力弱、感觉障碍、单眼黑矇，如在优势半球可有失语；椎动脉性 TIA 突发眩晕、复视、双眼黑矇、共济障碍、构音及吞咽困难，可有同向偏盲，每次发作轻瘫的部位不恒定，常伴有枕部头痛。

（2）可逆性神经功能障碍（RIND）：患者发病临床表现与 TIA 相似，但神经功能障碍时间超过 24 小时，一般在 1 周左右恢复正常。头颅 CT 或 MR 扫描可发现脑内有小梗死灶。

（3）进展性卒中（SIE）：患者神经功能障碍逐渐发展，呈阶梯样加重，需 6 小时以上病情发展达高锋。主要原因为颈内动脉和大脑中动脉闭塞。

（4）完全性卒中（CS）：患者突然出现中度以上的局限性神经功能障碍，病情发展在 6 小时内达到高峰，以后神经功能障碍长期存在，很少恢复。主要表现有偏瘫、偏盲、失语、感觉障碍，常有意识障碍。

2. 超声表现　急性期：被阻塞血管 TCD 频谱图像阙如；发作期及恢复期：监测到有侧支循环的频谱图像。反向 Dopple 表现。收缩期血流速度下降；不对称指数（asymmetry index，AI）。Zancette 提示 AI 参考值：大脑中动脉 21%，大脑前动脉 27%，大脑后动脉 28%。

（四）诊断及鉴别诊断

1. 诊断

（1）头颅 CT 及 MRI 扫描：发病初期头颅 CT 扫描的重要性在于排除脑出血，但在脑梗死的早期 CT 无异常发现，起病 24～28 小时后梗死区呈明显低密度改变，无占位效应。而 MRI 在发病后 4 小时即可诊断。

（2）脑血管检查：数字减影血管造影 DSA、CT 或 MR 血管成像可显示脑内大动脉的病变部位和性质。显示脑动脉狭窄、闭塞或扭曲部位和程度。

（3）经颅多普勒检查（TCD）：为无创伤性检查脑血流动力学改变的方法，根据血流的流速和方向，可判定脑血管有无狭窄和闭塞。

2. 诊断依据　患者有不同程度的神经功能障碍；脑血管造影、CT 或磁共振血管造影可显示脑内大动脉的病变部位和性质。显示脑动脉狭窄、闭塞或扭曲部位和程度；经颅多普勒超声检查可根据血流的流速和方向，可判定脑血管有无狭窄和闭塞。

3. 鉴别诊断

（1）动脉血栓性脑梗死：主要病因为脑动脉粥样硬化，常于安静、睡眠中起病，好发于脑内各大动脉分支，起病时血压正常或低。

（2）脑栓塞：主要病因为风湿性心脏瓣膜病，起病时可无激动情绪，好发于大脑中动脉，起病时血压正常。

（3）腔隙性脑梗死：主要病因为高血压动脉硬化，起病时血流慢，好发于脑内穿通动脉，起病时血压增高或正常。

三、学习要点

1. 缺血性脑卒中的临床表现。

2. 缺血性脑卒中的经颅多普勒表现。

3. 缺血性脑卒中的诊断及鉴别诊断。

参 考 文 献

［1］Tsivgoulis G，Ribo M，Rubiera M，et al. Real – time validation of transcranial doppler criteria in assessing recanalization during intra – arterial procedures for acute ischemic stroke：An international，multicenter study. Stroke，2013，44(2)：394 – 400.

［2］Hasan TF，Rabinstein AA，Middlebrooks EH，et al. Diagnosis and management of acute ischemic stroke. Mayo Clin Proc，2018，93(4)：523 – 538.

［3］Musuka Tapuwa D，Wilton Stephen B，Traboulsi Mouhieddin，et al. Diagnosis and management of acute ischemic stroke：speed is critical. CMAJ，2015，187(12)：887 – 893.

［4］杨丽娟，江波，郝艳敏，穆若菲. 颈动脉彩色多普勒超声检查对缺血性脑卒中的临床价值. 河北医药，2019，41(23)：3571 – 3573，3577.

［5］刘琳. 经颅彩色多普勒超声配合彩色多普勒超声在脑卒中高危人群筛查中的价值分析. 中国医疗器械信息，2019，25(24)：33 – 34.

［6］张倩. 经颅多普勒超声联合颈动脉超声在缺血性脑卒中患者中的应用研究. 影像研究与医学应用，2019，3(17)：221 – 222.

病例40　左侧颈外静脉假性静脉瘤

一、病例简介

患者，男，68岁，已婚，突发左侧颈部包块12天。

现病史：患者于此次入院12天前因无明显诱因出现左侧颈部包块，不随吞咽上下活动，沿颈外静脉走行可推动，大小约2cm×3cm，无疼痛，平卧及站立不能消失，不伴恶心、呕吐，无发热、咳嗽、咳痰。

既往史：否认高血压、糖尿病病史，否认外伤、颈部血管穿刺等手术史。无药物过敏史。

一般检查：体温：36.7℃，呼吸：16次/分，心率：68次/分，血压：124/80mmHg。神志清楚，口唇无发绀，全身皮肤黏膜无黄染，双侧胸廓无畸形，未触及语颤及胸膜摩擦感，双肺呼吸音清，双下肺未闻及干湿性啰音。

专科查体：左侧颈部可触及大小约2cm×3cm的包块，质软，无搏动；心尖冲动位于第五肋间左锁骨中线处，搏动范围正常，心前区未触及震颤及心包摩擦感，心相对浊音界向左侧扩大，心率68次/分，律齐，心前区未闻及明显病理性杂音。周围血管征阴性。腹软，肠鸣音正常，无杵状指趾，四肢末梢暖。

辅助检查：

颈部血管彩超示：于左侧颈外静脉起始段管壁外前方可见范围约38mm×26mm的低回声团块（病例40图1），与颈外静脉管壁界限欠清，形态不规则，某切面似呈分叶状，内部回声不均匀，其内似可见小的无回声。CDFI：其内可见微弱血流信号。左侧颈外静脉内径约3.8mm，走行迂曲，管壁欠光滑，管腔内未见明显异常回声，彩色血流示管腔内血流充盈好。超声提示：①双侧颈外动脉及左侧颈总动脉、右侧锁骨下动脉硬化斑块形成；②右侧颈总动脉内中膜增厚；③右侧椎动脉狭窄（生理性）；④左侧颈外静脉前方声像图所见，考虑：静脉血管平滑肌瘤？其他性质病变待排；⑤双侧颈内动脉、左侧锁骨下动脉、左侧椎动脉声像图及血流未见明显异常；⑥双侧颈内静脉未见明显异常。

心脏彩超：①主动脉瓣钙化伴关闭不全（轻度）；②主动脉硬化；③左室收缩功能正常；④左室舒张功能正常；⑤彩色血流示：主动脉瓣反流（少量）；二尖瓣反流（少量）；三尖瓣反流（少量）。

实验室检查：血液D-二聚体、凝血因子、肿瘤标志物组合及免疫全项、心肌酶谱及肝肾功能、电解质等均正常范围。

　　初步诊断：①左侧颈外静脉血管平滑肌瘤？②颈动脉粥样斑块。

　　术中所见：暴露左侧颈外静脉，给予利多卡因局麻，沿静脉瘤体长轴切口进入，仔细游离静脉瘤体及周围神经和其他组织，探查见一大小约 3cm×4cm 的假性静脉瘤，瘤蒂与左侧颈外静脉相连，瘘口 3mm，遂切除假性静脉瘤，缝合静脉切口，彻底止血后缝合手术切口，返回病房。

　　病理检查：肉眼所见：灰红色整形组织块，体积 2cm×0.8cm×0.4cm；病理诊断：（左侧颈外静脉）送检少许纤维、脂肪组织及厚壁血管，符合血管畸形（病例 40 图 2）。

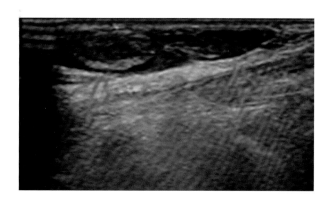

病例 40 图 1　颈部血管彩超

注：红色箭头所示为颈外静脉起始段管壁外的低回声团块

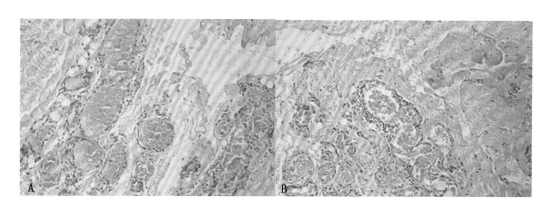

病例 40 图 2　病理检查

注：（左侧颈外静脉）送检少许纤维、脂肪组织及厚壁血管，符合血管畸形

二、相关知识

　　1. 概述　颈外静脉假性静脉瘤较罕见，原发性颈外静脉假性静脉瘤多由于静脉管壁平滑肌纤维、胶原纤维、弹力纤维发育薄弱，结缔组织稀疏，位置浅表，周围组织疏松，压力波动刺激管壁破裂出血，纤维包裹后形成假性静脉瘤；继发性颈外静脉假性静脉瘤多系医源性穿刺、静脉炎、外伤、剧烈运动等所致，是动脉穿刺最常见的并发症，但在压力较低的静脉系统中却较为罕见。创伤是假性动脉瘤和假性静脉瘤的常见原因，常

见的假性静脉瘤一般出现在静脉穿刺置管术后数月；颈部真性静脉瘤与假性静脉瘤在"动静脉通路术后"患者中的检出率和发病率略高，考虑与静脉血管动脉化有关，反复行透析治疗的患者需对穿刺点重点护理，有助于创口愈合。本例无明显诱因出现颈部假性静脉瘤，超声可清楚显示瘤体部位、范围、边界、形变、活动度及与周围组织的毗邻关系，结合彩色血流及脉冲多普勒可显示瘤体特征性的破口往返血流信号。

2. 病理　假性静脉瘤的形成或与假性动脉瘤相似，均为血液从多层血管壁（内膜、中层、外膜）中溢出并被周围纤维组织等包裹所致。本例术中证实瘤体较大、表面纤维组织及神经组织丰富，并与颈外静脉相连，瘘口约 3mm，其发病原因不明，多考虑静脉炎所致。颈部真性静脉瘤与假性静脉瘤可无明显临床症状，多偶然发现（如本例），部分可表现有局部疼痛，改变体位或做 Valsalva 动作时可出现明显的肿物增大，无搏动。颈内静脉的假性静脉瘤发生血栓和栓塞的风险较低，通常很少需要切除，也可导致显著的临床症状，影响患者的生活，比如本例瘤体较大，确属于极罕见病例。

3. 超声特点及扫查方法

（1）病史：对静脉血管的医疗有创操作史及外伤史。

（2）瘤体多位于穿刺点附近，静脉血管壁与瘤体之间有交通口，彩色血流示交通口可见红蓝血流信号，频谱多普勒可记录到出、入瘤体的血流频谱。

（3）多切面反复扫查：瘤体多为低回声团块，某切面呈"分叶状"，形态不规则，与静脉血管壁界限欠清晰，质软无波动，彩色血流示其内可见星点状血流信号。彩色多普勒超声检查可精确评估静脉瘤的血流参数及信息，具有无创、廉价、可重复性强及对血管病变评估的准确性等优势，是颈部及四肢血管动静脉瘤的首选检查方法。多普勒超声对于动静脉瘘、真假动脉瘤、真假静脉瘤等的术前评估及术后随访有至关重要的诊断价值。

4. 鉴别诊断

（1）浅静脉曲张：是由于静脉的薄弱，静脉瓣功能缺陷，以及浅静脉压持续升高引起的浅静脉曲张，以静脉曲张相关的因素包括遗传性因素，后天性因素如长期站立、重体力劳动，妊娠、长期咳嗽、习惯性便秘等均可引起浅静脉曲张。

（2）真性静脉瘤：是血管瘤的一种，是局部的静脉管壁薄弱，血液在此处压力升高，静脉局部瘤样扩张，一般呈"梭形"。

（3）假性动脉瘤：多有动脉穿刺置管术病史，瘤体的大小与动脉管腔内压力高低有关，与动脉近穿刺点可见搏动性包块，二维超声与瘤体内可见附壁血栓形成，近瘘口处为无回声，彩色血流示：瘤体内见红蓝血流信号，呈"涡流"，追踪观察，该无回声与动脉前壁借一破口相交通，频谱多普勒可记录到出、入瘤体的血流频谱及血流速度。

三、学习要点

1. 掌握假性静脉瘤的病理、超声特点及扫查方法。

2. 掌握假性静脉瘤的鉴别诊断。

参 考 文 献

［1］王红鹄，杨振亚．彩色多普勒超声诊断颈外静脉假性静脉瘤 1 例．中国医学影像技术，2019，35（3）：356.

［2］司徒明珠，段晓楠．彩色多普勒超声诊断真、假性动脉瘤的价值．中国医学影像学，2004，12（6）：471－472.

［3］刘芳．下肢静脉曲张的彩色多普勒超声诊断价值．吉林医学，2010，31（18）：2865.

病例 41　复杂 Stanford B 型主动脉夹层

一、病例简介

患者，男，63 岁，胸背部撕裂样疼痛 8 天。

现病史：患者于 8 天前休息时突发胸背部撕裂样疼痛，遂先后就诊当地两家医院均未能明确诊断。患者于入院前一天下午 4：00 出现疼痛加重并以腹部疼痛为著，伴尿量减少、不能平卧，故急诊送入我院就诊。

既往史：否认糖尿病、冠心病病史，否认外伤、颈部血管穿刺等手术史。无药物过敏史。

一般检查：体温：36.7℃，呼吸：16 次/分，心率：84 次/分，血压：190/126mmHg。神志清楚，口唇无发绀，全身皮肤黏膜无黄染，双侧胸廓无畸形，未触及语颤及胸膜摩擦感，双肺呼吸音清，双下肺未闻及干湿性啰音。

专科查体：心前区无隆起及凹陷，心尖冲动位于第五肋间左锁骨中线处，搏动范围正常，心前区未触及震颤及心包摩擦感，心相对浊音界正常，心率 84 次/分，律齐，心前区未闻及病理性杂音。双侧桡动脉搏动正常、对称、动脉壁弹性好，未闻及枪击音、毛细血管搏动征和动脉静脉杂音。腹软，肝脾肋下未触及，肠鸣音正常，双侧股动脉、腘动脉及足背动脉搏动正常；双下肢无水肿，四肢末梢暖。腹主动脉区可闻及血管杂音。

辅助检查：

腹部血管彩超（病例 41 图 1）：腹主动脉隔水平内径约 12.5mm，脐水平以下局部瘤样扩张，最宽处内径 30mm，累及长度约 98mm，管壁不光滑，管壁上可见数个较低回声附着，管腔内见一纤细光带随心搏摆动，该光带将管腔分为前方的真腔及后方的假腔，未见明确破口，彩色血流示真腔内花色血流，流速 65cm/s，假腔内红蓝相间血流束，流速约 32cm/s。提示：①腹主动脉瘤并瘤内附壁血栓形成；②主动脉夹层（Ⅲ型）或复杂 Stanford B 型；③左肾血供稀疏，考虑左肾动脉受累。

心脏彩超：升主动脉内径 32mm，管壁回声增强，重搏波低平。各心腔大小及大血管内径正常。室间隔及左室后壁厚度正常；彩色室壁运动分析：左室壁各节段运动未见明显异常。EF 60%，FS 31%。

CTA（病例 41 图 2）：①主动脉夹层（Stanford B 型）：破口位于左侧锁骨下动脉起始处，累及腹腔干起始、双侧髂总及髂内外动脉、右侧股动脉及左侧股动脉移行段；肠系膜上动脉起自真腔，右肾动脉起自假腔；②左侧颈总动脉近段局部管腔内附壁血栓形成；③腹主动脉段真腔明显狭窄，血流量明显减少，左肾动脉、右侧髂总及髂外动脉真腔、右侧髂内动脉血栓形成并闭塞,致左肾无血流灌注;④肝固有动脉附壁血栓形成;⑤左侧髂内动脉假腔内血栓形成。

实验室检查:血常规:白细胞:11.52×10⁹/L,淋巴细胞百分比:8.7%,中性粒细胞百分比:82.3%,血红蛋白:168g/L,血小板:214×10⁹/L,红细胞计数:3.87×10¹²/L,红细胞比容:48.7%;尿常规:蛋白质:3g/L、酮体:+-、隐血:3+、白细胞:12.5个/μl。生化:直接胆红素:19.80μmol/L、总胆红素:29.00μmol/L、丙氨酸氨基转移酶:121U/L,白蛋白:40.4g/L,钾:4.43mmol/L,钠:137.4mmol/L,葡萄糖:7.40mmol/L,尿素:13.50mmol/L,肌酐:123.0μmol/L;凝血六项:纤维蛋白原:7.11g/L,纤维蛋白降解产物:30.9mg/dl;免疫全项:C反应蛋白:12.6mg/dl,补体C3:157mg/dl;肌钙蛋白(Tn):0.004μg/L;红细胞沉降率ESR:36mm/h。

初步诊断:①主动脉夹层(Stanford B 型)合并腹主动脉瘤;②左颈总动脉夹层;③高血压Ⅱ级(极高危组);④左肾动脉闭塞;⑤左侧髂内动脉、肝固有动脉血栓形成。

降主动脉覆膜支架腔内修复术:沿超硬导丝送入支架主体,遮盖左锁骨下动脉开口,匀速释放支架,支架复张良好,外形无异常。经升主动脉造影:主动脉夹层破口隔绝良好,退出造支架输送系统,造影导管撤入支架远端,再次造影,腹腔动脉血供好,左肾动脉显影。

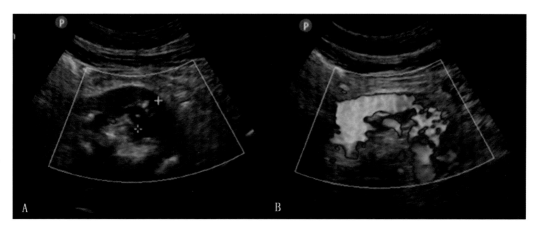

病例 41 图 1　腹部血管彩超

注:A:腹主动脉管壁上可见较低回声附着,基底部较宽;管腔内见一纤细光带随心搏摆动,该光带将管腔分为前方的真腔及后方的假腔;B:腹主动脉彩色血流示真腔内花色血流,流速65cm/s,假腔内红蓝相间血流束,流速约32cm/s

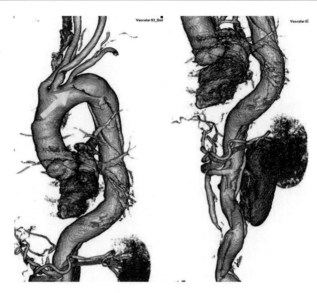

病例 41 图 2　CTA

注：白色箭头所示为破口所在位置，位于左侧锁骨下动脉起始处，累及腹腔干起始、双侧髂总及髂内外动脉、右侧股动脉及左侧股动脉移行段

二、相关知识

1. 概述　主动脉夹层（aortic dissection，AD）是一种极其凶险的血管疾病，其往往起病急骤，多伴有胸背部剧烈疼痛，相关分支血管受累后可出现一系列临床症状，如晕厥、肢体缺血、腹痛、无尿、截瘫等。严重者可使主动脉破裂导致短时间大出血、猝死等可能。老年 Stanford B 型主动脉夹层发病季节集中，春、冬季发病居多，疼痛隐匿且随夹层延展而转移，老年复杂 Stanford B 型主动脉夹层因累及主动脉分支血管不同而造成相应器官的缺血、组织坏死，所以临床表现多样化。首诊医师应根据发病症状、体征及年龄特点充分认识和把握老年复杂 Stanford B 型主动脉夹层复杂多样的临床表现，抓住细微的诊断线索，应尽早行彩色多普勒超声检查，为避免漏诊、误诊，对于超声检查受限部位，可进一步行多排螺旋 CT 血管成像（CTA）检查，随着广大急诊医师和专科医师对该疾病的认识越来越普遍及深入，特别是超声及 CTA 在临床的广泛运用使得近年来主动脉夹层的检出率越来越高。主动脉夹层在 20 世纪仅有外科手术和保守治疗两种方法进行治疗，无论哪种治疗方法围术期死亡率均较高，预后不佳。

2. 病理　主动脉夹层（AD）是由于主动脉内膜剥脱，血液灌入主动脉壁内，使得内膜与中、外膜之间形成假腔，易破裂、病死率高，具有起病急、进展快、临床表现多样等特点。根据主动脉夹层破口位置及累及范围，临床常用 Stanford 分型法进行疾病分型。其中第一破口位于升主动脉，夹层累及升主动脉或降主动脉甚至腹主动脉的都归结为 Stanford A 型，第一破口位于主动脉弓降部以远称为 Stanford B 型。

本例患者，63 岁，男性，秋季发病，因疼痛剧烈并持续不缓解，发病过程中伴有高血压、尿量减少、不能平卧。分析原因可能为：夹层发生时的同时伴随夹层向降主动脉及以下撕裂达双侧股动脉分叉水平并累及肝固有动脉及左肾动脉，继而出现剧烈腹痛，由于交感神经过度兴奋导致血压处于较高水平。本例患者还存在左侧颈总动脉的独立夹层，所以归类为老年复杂 Stanford B 型主动脉夹层；病程中相继出现转氨酶、肌酐、尿素氮增高、尿红细胞、尿中性粒细胞明胶酶相关运载蛋白（NGAL）增高、尿蛋白质 3g/L、酮体 + −、隐血 3 + 等的一系列急性肝肾功能损害的表现，尤其尿中性粒细胞明胶酶相关运载蛋白（NGAL）增高是急性肾损伤的最有效生物学标志之一。

3. 超声特点及扫查方法

（1）二维超声显示主动脉弓降部以远管腔内可见一强回声光带漂浮，将血管分为真、假两腔。

（2）彩色多普勒及频谱多普勒示真、假腔内不同类型的血流，包括血流方向、流速及内膜形态。

（3）有明确破口，真腔血流速度快，假腔因血管壁薄弱易破裂，其内血流速度缓慢而不规则，故假腔内可见附壁血栓形成。超声相对于其他影像学检查具有无创、快捷、经济，尤其急性主动脉夹层或危重患者，超声为首选方法，了解夹层动脉一般情况：可动态观察内膜撕脱形态及方向、甄别真假腔、分支血管受累、附壁血栓、了解动脉内血流信息等优势，可快速做出病情判定，为临床争取了最佳诊疗时机。

4. 鉴别诊断

（1）急性心肌梗死：心肌梗死可有胸前区剧烈疼痛，但心电图有特征性 ST − T 改变。但主动脉夹层往往有双侧肢体血压不对称，脉搏减弱。心电图、超声心动图、CT 扫描可确诊及心肌酶谱和肌钙蛋白的实验室检查可确诊。

（2）急性肺梗死：除胸痛外可有特征性呼吸困难，多系来源于下肢深静脉血栓脱落所致，心脏彩超表现为右心扩大、肺动脉高压，肺动脉内可见低回声血栓。心电图及胸片及同位素肺扫描可明确诊断。

三、学习要点

1. 掌握主动脉夹层的病理分型、超声特点及扫查方法。

2. 掌握主动脉夹层的鉴别诊断。

参 考 文 献

［1］张林枫，李震，王志伟，等. 老年 Stanford B 型动脉夹层的临床特点及治疗方案选择，中华老年多器官疾病杂志，2017，16(10)：749.

［2］段伟生，张晚生，等. 主动脉夹层急诊诊断临床经验与体会分析. 长治医学院学报，2018，32(1)：39 − 42.

［3］王泽祥，刘诗翔. 主动脉夹层的重新认识. 西南国防医药，2012，22(2)：215 − 218.

［4］王冬梅，袁少伟，丁莉. 血和尿 NGAL 指标检测在糖尿病肾病诊断中的价值，宁夏医学杂志，2014，36(9)：809 − 811.

［5］闫瑞玲，常虹，左思阳，等. 超声、MR、CT、X 线诊断主动脉夹层的比较. 西北国防医学杂志，2009，30(4)：265 − 267.

病例 42　主动脉夹层

一、病例简介

患者，男，因 3 天饭后出现持续性上腹部烧灼样疼痛入院。

现病史：患者既往有高血压病史，为高血压二级极高危。

既往史：当地行 CT 示肠系膜上动脉血栓形成、主动脉夹层。

超声所见：肠系膜上动脉及腹主动脉发出肠系膜上动脉之后长约 23mm 范围内，管腔内可见膜样强回声，肠系膜上动脉受累，假腔位于前壁，真腔位于后壁，假腔管径 4mm，假腔内探及不均偏低回声充填，未探及血流信号，真腔管径 2mm，流速升高达 322cm/s；腹主动脉发出肠系膜上动脉之后长约 23mm 范围内假腔位于前壁，真腔位于后壁，假腔管径 3mm，假腔内探及不均偏低回声充填，未探及血流信号，真腔管径 15mm，流速 90cm/s（病例 42 图 1）。

超声提示：肠系膜上动脉及腹主动脉中段夹层（壁内血肿型），肠系膜上动脉狭窄（＞60％）。

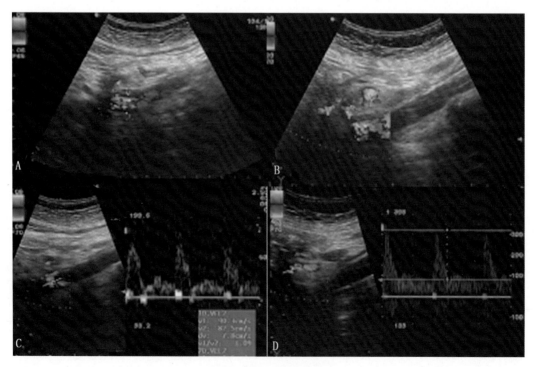

病例 42 图 1　超声检查

二、相关知识

（一）概述

主动脉夹层是指各种原因引起主动脉壁滋养血管壁破裂出血，或者内膜撕裂，导致主动脉中层出现血肿，进而内膜和中膜剥离并形成真腔和假腔，两者之间可形成单个或多个交通口。夹层可沿着主动脉壁纵向、环向扩展，范围较大者可自升主动脉延伸至腹主动脉分叉处。

（二）发病机制及分类

1. 发病机制　主动脉夹层的发生率约为 6/100 000，男性多见，男女之比约为 2 : 1，可发生于任何年龄段，但随年龄的增加发病率逐渐升高。高血压是主动脉夹层的最常见危险因素。主动脉夹层病因如下。

（1）高血压。

（2）遗传性结缔组织紊乱。

（3）主动脉狭窄与主动脉缩窄。

（4）医源性损伤与夹层分离。

（5）妊娠。

（6）其他少见的合并因素。

2. 分类　声像图下动脉夹层的分类：壁内血肿型（有入口、无出口）、真假双腔型（有入口、有出口）、夹层动脉瘤。

（三）临床与超声表现

1. 临床表现　主动脉夹层的临床表现因夹层发生的部位、病变进展速度和受累主动脉分支不同而异，最常见的症状为突发的、剧烈的腰背部或腹部撕裂样疼痛，一般呈持续性，有时可短暂缓解，但随病变扩展而反复出现，并可出现疼痛部位的移动。

2. 超声表现

（1）壁内血肿型：其超声心动图表现为局部或弥漫的主动脉管壁增厚，呈新月状或环状，无内膜片撕裂，无破口及假腔形成。彩色多普勒超声心动图上无真假腔之间的交通血流。

（2）真假双腔型（病例 42 图 2）：主动脉腔内的剥脱样内膜回声将主动脉腔分成两个腔，真正的主动脉腔称为真腔。收缩期真腔扩大，内膜片移向假腔，舒张期则相反。CDFI 显示真腔内血流颜色明亮、流速较快，假腔血流颜色暗淡、血流缓慢。

（3）夹层动脉瘤型（病例 42 图 3）：横切可见两个内径不同的椭圆形无回声区，假腔一般大于真腔，断裂处动脉内膜分离形成一线状回声在腔内随心动周期摆动。CDFI 显示真腔血流速度较快，假腔内血流缓慢，为收缩期正向、舒张期反向的低速湍流频谱。内膜破口处可见收缩期高速血，血流峰速度≥200cm/s。

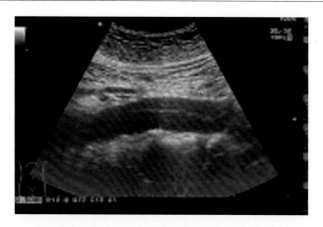

病例 42 图 2　腹主动脉夹层（真假双腔型）

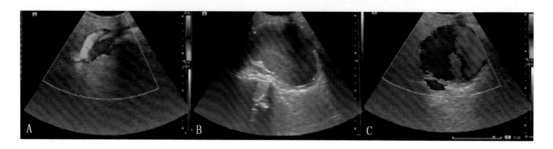

病例 42 图 3　夹层动脉瘤

（四）诊断与鉴别诊断

1. 诊断　主动脉夹层诊断的金标准，是主动脉夹层的磁共振成像。没有磁共振条件的医院，可以做主动脉的 CT 检查，最好是做主动脉 CT 的增强检查。应用造影剂之后，主动脉可以清晰显像，而且可以显示主动脉夹层的真假腔大小，是仅次于磁共振的第二个金标准检查。如果这两个检查条件都不具备，可以做超声心动图检查。超声心动图可以发现，尤其是在升主动脉中，位置比较高的部位发生夹层，还是有一定的意义。血管内超声也是一种检查手段，但血管内超声是有创检查，不是很常用。

2. 鉴别诊断

（1）主动脉壁间血肿：表现为主动脉壁显著增厚，但较局限，内部回声不均匀，可见低回声或无回声区。

（2）主动脉瘤：夹层假腔内充满血栓时，其声像图与动脉瘤附壁血栓类似。

（3）升主动脉内伪像：超声 CDFI 显示其对血流无影响，不存在假腔。

三、学习要点

1. 主动脉夹层的分型。

2. 主动脉夹层的临床与超声表现。

3. 主动脉夹层的诊断与鉴别诊断。

参 考 文 献

［1］闫圣涛，张国强．急诊超声心动图在急性主动脉夹层评估中的价值．中日友好医院学报，2015，29（4）：236－238．

［2］苟中山，何怡华．超声在主动脉夹层诊断和治疗中的应用现状．心肺血管病杂志，2015，34（1）：70－72．

［3］王进，刘一帆，王利，等．主动脉夹层研究进展．实用医院临床杂志，2016，13（4）：209－212．

［4］黄国倩，舒先红，潘翠珍，等．超声心动图诊断主动脉壁内血肿的应用价值．中华超声影像学杂志，2007（1）：36－39．

病例 43　左房黏液瘤

一、病例简介

患者，女，46 岁，间断水肿 2 年，加重伴恶心呕吐 2 天。

现病史：患者于 2 个月前始无明显诱因突发恶心、呕吐，无呕吐物，无腹痛、腹泻，呕吐后出现全身水肿伴胸闷、气短、头晕，先后就诊于多家三甲医院，诊断不明确，于是来我院就诊。发病以来，无发热、咳嗽、咳痰，无胸前区剧烈疼痛等伴随症状。

既往史：否认高血压、糖尿病病史，否认外伤手术史。无药物过敏史。

一般检查：体温：36.5℃，心率：66 次/分，呼吸：20 次/分，血压 88/66mmHg。神志清楚，口唇无发绀，全身皮肤黏膜无黄染，双侧胸廓无畸形，未触及语颤及胸膜摩擦感，双肺呼吸音粗，双下肺未闻及干湿性啰音。

专科查体：心前区无隆起及凹陷，心尖冲动位于第五肋间左锁骨中线 0.5cm 处，搏动范围正常，心前区未触及震颤及心包摩擦感，心相对浊音界位于锁骨中线第五肋间，心率 66 次/分，律齐，心尖部可闻及 3/6 级收缩期杂音。周围血管征阴性。腹软，肠鸣音正常，无杵状指趾，四肢末梢暖。

辅助检查：

心脏彩超（病例 43 图 1）：左房内可见 41mm×33mm 的略强回声团块，形态不规则，质地较松软，分布欠均匀，伴有不规则小液区，多切面扫查可见其基底部有蒂附着于左心耳处，可随心搏摆动，舒张期经过二尖瓣口，大部分脱入左室，收缩期回纳左房。彩色观察可见红蓝血流绕行。室间隔及左室后壁厚度分别为 15mm、13mm，左室流出道内未见明显梗阻征象。超声提示：①左房内占位性病变，多考虑左房黏液瘤，其他待排；②左室壁肥厚；③双房扩大；④左室收缩功能正常；⑤左室舒张功能不全（Ⅰ级）。

心电图提示：房颤心率，心律 100 次/分，心电轴左偏，Ⅰ度房室传导阻滞，短阵房性心动过速，Ⅱ、Ⅲ、AVFr 波极小，结合临床，室内传导阻滞（病例 43 图 2）。

实验室检查：血白蛋白：21.2g/L，肌酐：92μmol/L，尿素：8.5mmol/L。血气分析及血电解质检查提示低钠血症及低氧血症；心肌酶谱及肝功能均正常范围。

胸部 CT 平扫：心影增大，左心房内可见一类圆形低密度影，边界较清，大小约 3.3cm×2.0cm。脾脏内可见多发楔形低密度影。①左肺上叶下舌段、两肺下叶背段及后基底段斑片影，考虑炎症并压迫性膨胀不全；②两侧胸腔积液；③两侧胸膜局限性增厚粘连；④心影增大；左心房内低密度占位，请结合超声（病例 43 图 3）；⑤脾脏内多发楔形低密度影，多考虑脾梗死。

心脏CT检查：①冠脉右冠优势型，前降支6、7段交界处主干节段性钙化并轻度狭窄；②左房内低密度充盈缺损，多考虑黏液瘤。

临床诊断：①左房黏液瘤；②非梗阻性肥厚性心肌病；③心律失常－房颤、Ⅰ度房室传导阻滞；④脾梗死；⑤肾病综合征。

术中所见：切开房间隔探查：左房内可见6cm×4cm的占位，有蒂连于左心耳，致使二尖瓣相对性狭窄，清除左房占位（病例43图4），左心耳内布满病变，切除左心耳并清除左心耳内病变。

病理检查：左心房灰白色不整形组织各2块，其中一个体积分别为4cm×2cm×0.5cm、3cm×2cm×0.8cm；左心耳肿物灰褐色不整组织2块，其中一个大小约5.4cm×4cm×2.9cm，瘤组织由黏膜样基质和梭形细胞构成。免疫组化结果：Calretinin（CR）（－），CD31（－），SMA（＋），S100（－），CD34（－）。

病理诊断：①（左心耳）黏液瘤；②（左心房）血栓形成（病例43图5）。

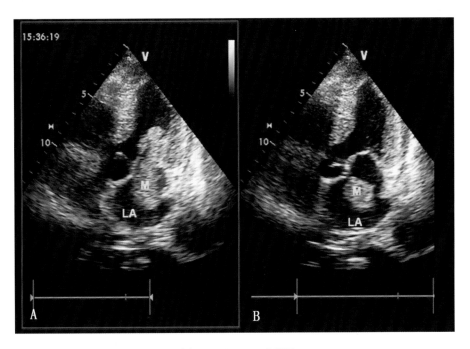

病例43图1　心脏彩超

注：M：左房内的略强回声团块，可见其基底部有蒂附着于左心耳处。LA：左心房

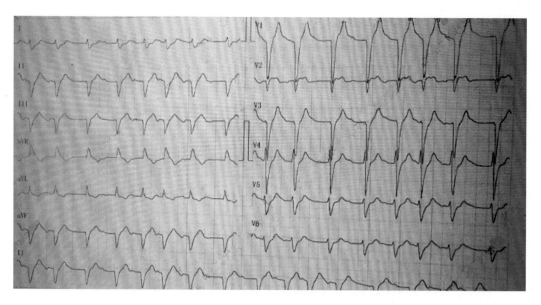

病例 43 图 2　心电图

注：房颤心率，心律 100 次／分，心电轴左偏，Ⅰ度房室传导阻滞，短阵房性。心动过速，Ⅱ、Ⅲ、AVFr 波极小，结合临床，室内传导阻滞

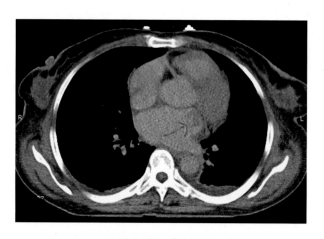

病例 43 图 3　胸部 CT

注：红色箭头所示为左心房内低密度占位

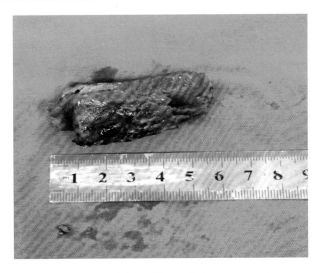

病例 43 图 4　术中

注：左房内可见 6cm×4cm 的占位，有蒂连于左心耳

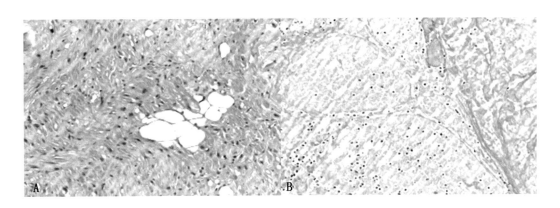

病例 43 图 5　病理

注：（左心耳）黏液瘤；（左心房）血栓形成

二、相关知识

1. 概述　心脏黏液瘤是常见的心脏良性肿瘤，可发生于任何年龄，30～60 岁为高发年龄段，女性较为多见，男女之比为 1：1.2，以左房为多见，发病率约 75% 以上，其次是右心房、右心室、左心室；黏液瘤大多有根蒂附着，瘤蒂好发于卵圆窝处，左心耳处极为罕见，较大而有蒂的黏液瘤可造成血流受阻，引起晕厥或猝死，若瘤体表面有碎片脱落，可引起体动脉栓塞，出现的有冠状、视网膜及脑动脉栓塞及心房颤动症状。因此，本病与其他部位的良性肿瘤处理方法有所不同，一旦明确诊断，应尽早手术。超声对心脏黏液瘤的诊断具有极高的准确性，故通过患者临床症状及心电图和 X 线检查结果，怀疑为心脏黏液瘤的患者，应首选超声心动图检查确诊。本例患者左房黏液瘤瘤蒂附着于左心耳，属于极为罕见病例，亦合并房颤、脾脏多发梗死灶等，遂给予手术切除。

2. 病理　心脏黏液瘤是起源于心脏心内膜下间叶组织的原发肿瘤，多为单发，也可多发。虽然心脏黏液瘤多为良性肿瘤，但部分可局部浸润，术后复发，而且有潜在恶性倾向。血流动力学障碍是心脏黏液瘤最常见的症状：黏液瘤阻塞房室瓣、动脉瓣口，引起相对性瓣口狭窄，出现胸闷、心悸气短、晕厥等症状；黏液瘤还可影响腔、肺静脉血液回流，出现颈静脉怒张、肝大、腹水及下肢水肿等体征；左心房、左心室黏液瘤可发生于体循环栓塞，以脑动脉栓塞最严重，而右心房黏液瘤多发生肺栓塞，如视网膜动脉栓塞可致失明，反复头晕、头痛，为脑动脉栓所致，胸骨后、心前区疼痛，多考虑冠状动脉栓塞所致。心脏听诊杂音的概率为72.7%，出现听诊杂音的原因与黏液瘤随心脏舒缩活动导致房室瓣膜关闭不全所致；心脏黏液瘤对患者血压的影响较小。心电图对检测心律失常及心肌缺血具有极高的敏感性，黏液瘤会导致房室瓣闭合不全，引起心输出量减少及代偿性心室壁增厚，心电图结果表现 ST–T 改变、心动过速及心室肥厚症状。心脏黏液瘤会造成房室瓣梗阻，致心房压力增高，代偿性的引起肺间质淤血及心房增大的 X 线症状，由于食管前壁紧贴左心房后部，左心房增大时会压迫食管后移。

3. 超声特点及扫查方法　①左房内的不规则团块，回声稍强，轮廓清楚，内部回声欠均匀，或有小液区分布；②可见蒂与房壁相连，多附着于卵圆窝处，也可见附着于左心耳；③瘤体位置形态可随心动周期而变化，舒张期脱入心室内，收缩期回纳入左房；④M 型超声可显示瘤体的时间–运动曲线，即舒张期二尖瓣前后叶间见一略强回声团块，收缩期则消失；⑤彩色血流示瘤体内无明显血流信号，瘤体可致使二尖瓣口相对性狭窄或关闭不全，可见舒张期二尖瓣口花色射流信号或收缩期蓝色反流信号。彩色超声心动图具有简便、无创、费用低的优点，可明确显示黏液瘤的部位、大小、形状，以及在心动周期的活动情况及瘤蒂附着部位，对心脏黏液瘤的诊断符合率可达100%。因此，彩色超声心动图常作为心脏黏液瘤诊断的首选方法。部分心脏黏液瘤的患者无临床症状，通过常规体检心脏彩超确诊，同时彩色超声心动图可观察有无其他并发心脏疾病，有利于手术时机的选择，对心脏黏液瘤的诊断具有重要的意义。本例心脏黏液瘤患者在术前均行超声检查，超声诊断准确率达到100%。

4. 鉴别诊断

（1）心房附壁血栓：多位于左心耳及左房后壁肺静脉开口附近，多呈"云雾状"回声，且位置固定，不随心动周期活动。

（2）恶性肿瘤：常常呈浸润生长，长入房壁，与心肌界限不清，而黏液瘤一般只向腔内生长，界限清晰可见。

（3）二尖瓣病变：无论先天性或风湿性二尖瓣狭窄或关闭不全：与黏液瘤引起的血流动力学改变相似，故临床症状及体征较难鉴别。超声心动图检查舒张期可见二尖瓣瓣叶开放受限，收缩期可见关闭不全间隙，彩色血流示二尖瓣口舒张期的花色血流和收缩期的五彩反流束，频谱可记录到二尖瓣下舒张期的高速湍流频谱及瓣上的收缩期反流频谱。

三、学习要点

1. 掌握左房黏液瘤的超声心动图特点及扫查方法。

2. 掌握左房黏液瘤的鉴别诊断。

参 考 文 献

［1］叶华安，封加涛，彭峰，等．关于对 30 例心脏黏液瘤患者的诊断和治疗分析．中西医结合心血管病杂志，2014，2(7)：46－51．

［2］丁晓明，张旖文，林仙方．超声心动图对心脏黏液瘤的诊断价值．心脑血管病防治，2011，11(1)：56－57．

［3］安卓翌，翟少峰，李佳弟，等．心脏黏液瘤的外科治疗．心肺血管病杂志，2015，34(7)：562－563．

病例44　左心房转移瘤

一、病例简介

患者，女，52岁。2年前在外院行肾肿瘤切除术，病理诊断为肾透明细胞癌，术后未进一步巩固治疗。现因阵发性心慌、气短半年就诊。

查体：面色青暗，双肺呼吸音清晰，未闻及干湿啰音。心界正常，心律齐，未闻及杂音。

辅助检查：

心脏超声示（病例44图1）：于左下肺静脉入口处及右上肺静脉入口处分别探及大小约10mm×15mm、20mm×17mm的较强回声，边界尚清，形态尚规则，呈"分叶"样。彩色观察右上肺静脉入口处可见花色血流。并于心包腔内可见少量液性暗区。

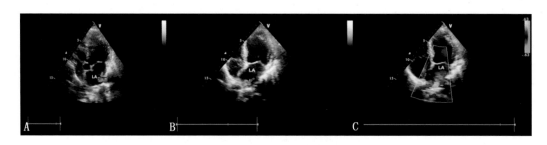

病例44图1　心脏超声

注：A：左下肺静脉处所见较强回声。绿色箭头所指为病变所在；LA：左心房；B：右上肺静脉处所见较强回声。绿色箭头所指为病变所在；LA：左心房；C：右上肺静脉入口处花色血流。M：较强回声占位；LA：左心房

超声提示：①左下肺静脉、右上肺静脉内实性占位性病变，结合病史考虑转移瘤；②右上肺静脉血流受阻；③心包积液（少量）。

胸部CT所见：两肺内见多发大小不等的较低密度影，边界不清，形态不规则，呈"分叶"状，其中较大一个大小为3.2cm×2.4cm。提示：双肺多发占位，结合病史考虑转移瘤。

该患者收入院后，行肺部占位穿刺活检。病理检查：镜下见瘤细胞呈不规则形，圆形或卵圆形，轮廓清，胞质富含脂质和糖原而透亮，核小、圆形、染色较深，位于细胞、中央或边缘，瘤细胞排列呈团块状，间质少，为富含血管的纤维结缔组织。病理诊断为

肺转移性肾透明细胞癌。

该病例确诊后，行规范治疗，现复查心脏转移瘤明显缩小或消失。

二、相关知识

1. 概述　很早就有报道称心脏转移瘤与患者年龄有关，主要分布在 50～70 岁，与肿瘤的发病年龄一致，与性别无关。原发肿瘤的心脏转移，以肺癌、乳腺癌、淋巴瘤为多见，肾癌少见。尽管 10%～25% 的晚期恶性肿瘤患者均有心脏转移，但心脏转移的临床诊断仍是比较困难的。Ancalmo 等提出若对恶性肿瘤尸检的心肌多处切片，则心脏转移瘤的发生率可有提高且常以右侧心腔多见，这可能与肿瘤的转移途径有关。

本例心脏转移瘤的位置特殊，鲜有文献报道，可能与肿瘤细胞的血行播散有关，且该患者仅肾癌切除，而未行术后的综合治疗，引起肿瘤广泛的转移。超声心动图以其无创且价格低廉，是发现心脏转移瘤及并发症的首选方法，可用于肿瘤的定位、心功能及血流动力学的评估，还可引导合并心包积液时的穿刺抽液。

2. 鉴别诊断　本病例左房内占位性病变应左房内血栓相鉴别：左房内血栓时，患者一般有长期的房颤病史，且血栓以左心耳常见。

三、学习要点

1. 左心房内占位性病变的超声诊断思维。

2. 左心房内占位性病变的鉴别诊断。

参 考 文 献

［1］ Ancalmo N, King TD, Mills NL, et al. Lymphoma with large intracavitary metastasis to the heart. Report of a case. J Cardiovasc Surg(Torino), 1976, 17(2): 136－139.

［2］ Slepicka C, Durci M. Cardiac angiosarcoma treated with resection and adjuvant radiation therapy. J La State Med Soc, 2012, 164(2): 92－93.

病例 45　冠状动脉肺动脉瘘致感染性心内膜炎一例

一、病例简介

患者，男，32 岁，因"急性脑血管病，脑梗死"收住神经内科。住院后，神经内科为寻求病因遂申请超声心动图检查，超声心动图检查中见：左心室长轴切面于主动脉瓣上可见较强回声团块附着（病例 45 图 1），彩色观察可见主动脉瓣的大量反流（病例 45 图 2）。大动脉短轴切面，肺动脉主干内径增宽（病例 45 图 3），彩色观察可见于左冠状动脉内漏入肺动脉主干内的花色血流信号（病例 45 图 4），频谱多普勒录得连续性血流频谱（病例 45 图 5）。

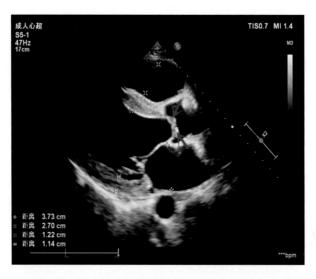

病例 45 图 1　左心室长轴切面示主动脉瓣上较强回声

注：红色箭头所示为较强回声所在

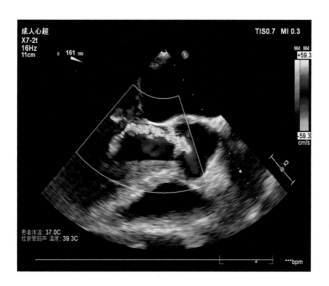

病例 45 图 2 　彩色多普勒示主动脉瓣的大量反流

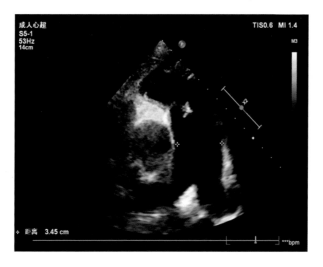

病例 45 图 3 　大动脉短轴切面示增宽的肺动脉

注：测量键所示为增宽的肺动脉内径达 34.5mm

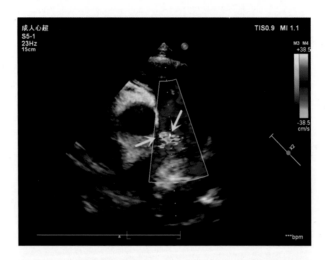

病例 45 图 4　大动脉短轴切面示左冠状动脉漏入肺动脉的花色血流

注：黄色箭头示瘘口处的花色血流信号

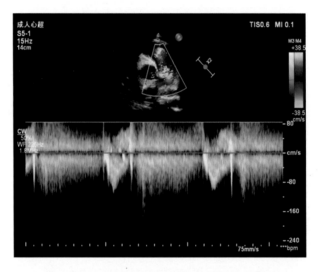

病例 45 图 5　频谱多普勒：瘘口处连续性血流频谱

超声心动图提示：

1. 肺动脉内异常血流信号，多考虑左冠状动脉 – 肺动脉瘘。

2. 主动脉瓣上所见较强回声，多考虑赘生物。

3. 神经内科进一步申请了头颈部血管 CT 成像、脑部 MR 及 MRA 检查。

头颈部血管 CT 成像提示：左侧大脑中动脉 M1、M2 段及以远管腔及部分分支闭塞，远端分支稀疏（病例 45 图 6）。

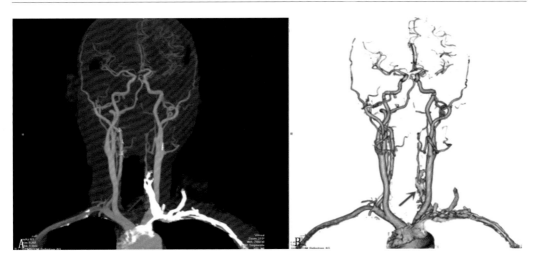

病例 45 图 6　CTA

注：A：CTA 示左侧大脑中动脉闭塞。红色箭头示闭塞的左侧大脑中动脉；B：CTA 三维重建示左侧大脑中动脉闭塞。红色箭头示闭塞的左侧大脑中动脉

脑部核磁提示（病例 45 图 7）：左侧额颞顶枕叶、岛叶脑梗死（急性期），（大脑中动脉供血区）；左侧大脑中动脉 M1 段以远未显像，考虑闭塞。

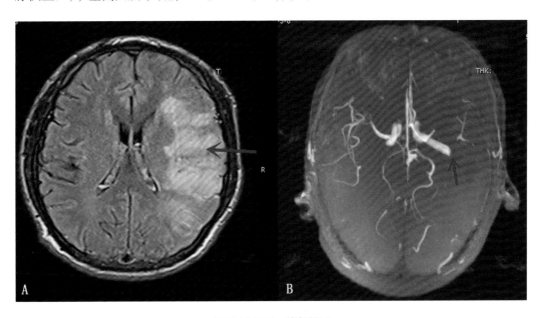

病例 45 图 7　脑部核磁

注：A：MR 示左侧大脑半球大片状的脑梗区。红色箭头示病灶区；B：MRA 示闭塞的大脑中动脉。红色箭头示闭塞的大脑中动脉

二、相关知识

1. 概述　冠状动脉瘘（CAF）通常是指冠状动脉与心脏腔室或主要胸内血管之间的

异常连接，是一种罕见的冠状动脉异常。大多数冠状动脉瘘管是先天性的，但也可能是后天形成的。据文献报道，在接受冠状动脉造影的病例中，冠状动脉瘘的发病率约为0.05%。有一部分冠状动脉瘘的患者临床无特征性的表现，在有症状的患者中最常见的表现是由左向右分流引起的心力衰竭、冠状动脉缺血、心律失常、破裂、血栓形成和感染性心内膜炎等。

本例患者突发脑血管病，结合超声心动图所见，以及 CTA 及 MRA 等检查，考虑极有可能是因为冠状动脉肺动脉瘘的左向右分流所致的主动脉瓣上赘生物形成并脱落，导致左侧大脑中动脉及其分支闭塞。临床因患者脑梗急性期，未做进一步的检查及治疗。超声心动图作为一种辅助检查手段，可以实时动态观察心脏结构及功能的改变，对于患者的诊治决策提供一定的影像学依据。

2. 鉴别诊断　冠状动脉瘘应与冠状动脉异常起源相鉴别：冠状动脉瘘者，可在某一心腔内找到其瘘口所在，且一般为患侧冠状动脉内径增宽，心肌内无异常侧支循环血流。而冠状动脉异常起源者，一般为对侧冠状动脉内径代偿性增宽，同时心肌内因侧支循环丰富可见丰富的异常血流束。

三、学习要点

1. 冠状动脉瘘的超声诊断思路。
2. 冠状动脉瘘继发的心内外疾病的诊断思路。

参 考 文 献

[1] Yamanaka O, Hobbs RE. Coronary artery anomalies in 126, 595 patients undergoing coronary arteriography. Cathet Cardiovasc Diagn, 1990, 21(1): 28 – 40.
[2] Sigusch HH, Hansch A, Doenst T. Coronary Artery Fistula Unmasking the Absence of Left Pulmonary Artery in an Adult. Thorac Cardiovasc Surg Rep, 2020, 9(1): 9 – 10.

病例 46　冠状动脉异常起源于肺动脉

一、病例简介

患儿，女，1岁6个月，因"发现先心病"入院。患儿于2018年12月因受凉感冒就诊于当地医院，经住院治疗感冒好转后出院。当地医院因未查明原因遂建议到上级医院检查以便明确诊断。2019年11月，患儿再次就诊于某三甲医院，行心脏超声检查后诊断为"冠状动脉瘘、二尖瓣关闭不全"。患儿家属为进一步诊治遂来我院住院检查。

入院查体：体温：36.8℃，呼吸：26次/分，心率：126次/分，血压：80/50mmHg。神志清楚，口唇无发绀，颈静脉无怒张，全身皮肤黏膜无黄染，双侧胸廓无畸形，未触及语颤及胸膜摩擦感，双肺呼吸音粗，未闻及干湿性啰音。心前区无隆起及凹陷，心尖冲动位于第四肋间左锁骨中线处，搏动范围正常，心前区未闻及病理性杂音。

辅助检查：

心脏超声检查示(病例46图1)：大动脉短轴切面观，左、右冠状动脉内径分别为2.0mm、3.0mm，多切面观察，左侧冠状动脉似开口于肺动脉主干，彩色观察可见左侧冠状动脉显示蓝色异常血流，并于室间隔、右室前壁等处心肌内可见较丰富异常血流束。右侧冠状动脉内径增宽，其内未见异常血流信号。

左心显著扩大，余心腔大小及大血管内径正常。

彩色观察二尖瓣上五彩血流束(束长1.9cm，面积1.7cm²，容积1.0ml)。

室间隔及左室后壁厚度正常，彩色室壁运动分析：左室壁各节段运动弥漫性减低。

左室EF%及FS%减低。

心脏超声提示：

1. 左冠状动脉异常起源于肺动脉可疑，建议进一步检查。

2. 左心扩大。

3. 左室壁收缩功能减低。

4. 彩色血流示：左冠状动脉-肺动脉分流；二尖瓣反流(少量)。

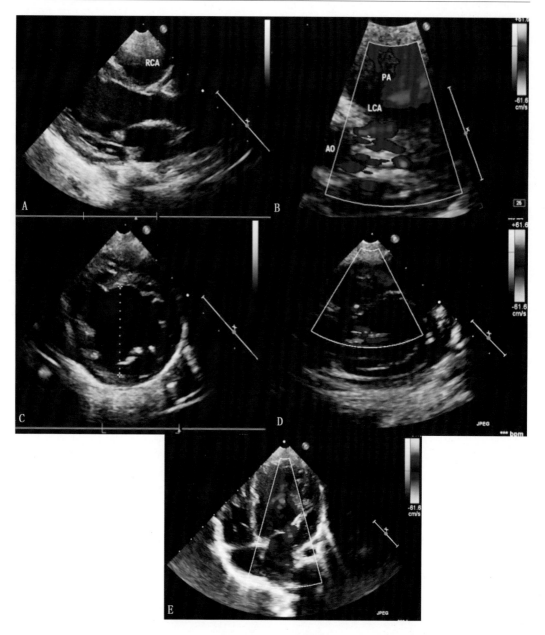

病例 46 图 1　心脏超声

注:A:胸骨旁左室长轴切面示增宽的右冠状动脉。RCA:右冠状动脉;B:大动脉短轴切面示左冠状动脉内异常血流信号。LCA:左冠状动脉;PA:肺动脉;AO:主动脉;C:左室短轴切面示左心室明显增大(内径 36mm);D:左室短轴切面示心肌内异常血流束;E:心尖四腔心切面示室间隔内异常血流束

同期 CT 检查示(病例 46 图 2):左冠状动脉起源于肺动脉,开口宽约 2.7mm,左心室增大,双心房及右心室不大,肺动脉不宽。

CT 提示:

1. 左冠状动脉异位起源于肺动脉。

2. 左心室增大。

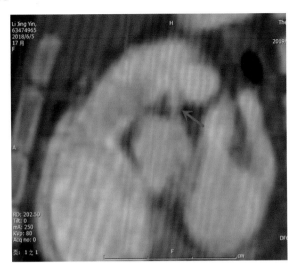

病例 46 图 2　CT

注：左冠状动脉起源于肺动脉。红色箭头所指为异常起源的左冠状动脉

　　患儿于我院行心外探查术（病例 46 图 3）：术中见左心扩大，经肺动脉瓣上横行切开主肺动脉探查，肺动脉左冠窦近无冠窦处可见左冠状动脉开口。

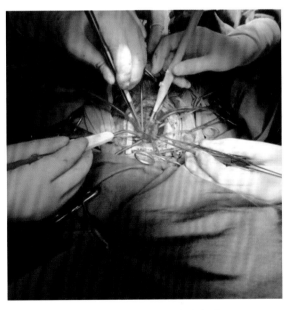

病例 46 图 3　患儿行术中探查

二、相关知识

　　1. 概述　冠状动脉异常起源最早是 1885 年爱尔兰人在尸检研究中发现的。但是，其异常与临床之间的关系是由 Bland、White 和 Garland 在 1933 年首次发现的。冠状动脉

起源异常的发病率约为1/300 000,患者通常在婴儿期死亡,存活到成人的年龄是相当罕见的。冠状动脉起源异常是一种罕见的先天性缺陷,临床上以左侧冠状动脉异常起源多见。通常表现为孤立性缺陷,只有5%的病例可能与其他心脏异常有关。冠状动脉异常起源的诊断金标准是心导管术,它可以详细显示冠状动脉的解剖起源。然而,随着其他成像方法的发展,超声心动图、计算机断层扫描(CT)和心脏磁共振成像(CMR)已越来越多地用于诊断。尤其超声心动图以其无创、廉价及可重复检查的优势,被更多地运用于冠状动脉异常起源的首选影像学检查。

2. 临床表现　冠状动脉异常起源临床上通常表现为胸痛、心律失常、心力衰竭、晕厥、心源性猝死等,亦有无症状病例的报道。尤其成年患者通常表现为心力衰竭或心律失常症状。

3. 超声表现　冠状动脉异常起源的超声心动图表现有:

(1)左心室显著扩大伴室壁运动异常及左室射血分数的减低。

(2)对侧冠状动脉代偿性扩张及病变侧冠状动脉内逆行性血流。有报道表明,对侧冠状动脉直径与主动脉直径的比值 >0.2,对诊断冠状动脉异常起源具有重要意义。

(3)侧支循环建立所致的心肌内异常血流束,血流速度较慢,且以室间隔及左室下壁多见。

(4)二尖瓣环扩张或继发于乳头状肌缺血和纤维化所致的二尖瓣反流。

4. 鉴别诊断　冠状动脉异常起源应与冠状动脉瘘相鉴别:冠状动脉瘘一般是病变侧冠状动脉内径扩张,且冠脉内血流方向正常。同时,在相应心腔可观察到冠状动脉瘘的瘘口及连续性分流血流信号,且心肌内无异常血流束。

三、学习要点

1. 冠状动脉异常起源的超声诊断思路。

2. 冠状动脉异常起源的鉴别诊断。

参 考 文 献

[1] Angeli E, Pace Napoleone C, Oppido G, et al. Cardiovasc Pathol, 2008, 17(3): 190 – 191.

[2] Brooks HSJ. Two cases of an abnormal coronary artery of the heart, arising from the pulmonary artery, with some remarks upon the effect of this anomaly in producing cirsoid dilatation of the vessels. Trans Acad Med Ireland, 1885, 3(1): 447.

[3] Bland EF, White PD, Garland J. Congenital anomalies of the coronary arteries: report of an unusual case associated with cardiac hypertrophy. Am Heart J, 1933, 8(6): 787 – 801.

[4] Yau JM, Singh R, Halpern EJ, et al. Anomalous origin of the left coronary artery from the pulmonary artery in adults: a comprehensive review of 151 adult cases and a new diagnosis in a 53 – year – old woman. Clin Cardiol, 2011, 34(4): 204 – 210.

[5] Saedi S, Parsaee M, Farrashi M, et al. The role of echocardiography in anomalous origin of coronary artery from pulmonary artery(ALCAPA): Simple tool for complex diagnosis. Echocardiography, 2019, 36(1): 177 – 181.

[6] 刘延玲, 熊鉴然. 临床超声心动图学(第2版). 北京: 科学出版社, 2007.

病例 47　房间隔完整的三房心（左侧）

一、病例简介

患者，男，49 岁，间断胸闷、气短 2 年，加重 1 周。

现病史：患者于 2 年前始间断出现胸闷、气短症状，休息后缓解，未曾就诊，近 1 周来于活动后出现上述症状加重，不伴恶心、呕吐，无发热、咳嗽、咳痰，无胸前区剧烈疼痛，无头痛、头晕等伴随症状，遂来我院就诊。

既往史：否认高血压、糖尿病病史，否认外伤手术史。无药物过敏史。

一般检查：体温：36.8℃，心率：82 次／分，呼吸：20 次／分，血压 118/69mmHg。神志清楚，口唇无发绀，全身皮肤黏膜无黄染，双侧胸廓无畸形，未触及语颤及胸膜摩擦感，双肺呼吸音粗，双下肺未闻及干湿性啰音。

专科查体：心前区无隆起及凹陷，心尖冲动位于第五肋间左锁骨中线处，搏动范围正常，心前区未触及震颤及心包摩擦感，心相对浊音界位于左锁骨中线第五肋间，心率 82 次／分，律齐，胸骨左缘第 2、3 肋间可闻及 3/6 级收缩期杂音。周围血管征阴性。腹软，肠鸣音正常，无杵状指趾，四肢末梢暖。

辅助检查：

心脏彩超：二维超声心动图可见左房扩大（前后径 38mm，左右径 45mm），左房内可见隔膜样回声，一端连于房间隔中部，另一端连于左房外侧壁，将左房分为下方的真房及上方的副房（病例 47 图 1A），真房大小约 45mm×33mm，副房大小约 44mm×38mm，多切面扫查示四条肺静脉与上方的副房相连，该隔膜近左房外侧壁可见约 9mm 的连续中断。房、室间隔连续性完整，未见动脉导管未闭。彩色血流示：左房内隔膜的缺损处舒张期可见五彩血流自副房流入真房（病例 47 图 1B，收缩期未见明显二、三尖瓣反流。频谱多普勒于上述缺损处可记录到高速湍流频谱，流速约 270cm/s，估测真房与副房的压力阶差约 29mmHg（1mmHg＝0.133kpa）。心脏彩超提示：先天性心脏病：①左侧三房心；②左房扩大；③左室收缩功能正常；④彩色血流示：左房内隔膜缺损处湍流。

心电图提示：窦性心律，不完全性右束支传导阻滞（病例 47 图 2）。

实验室检查：心肌酶谱及肝肾功能、电解质均正常范围。

术中所见：房间隔完整，切开房间隔后见左房中部有一隔膜将左房分为下方的真房和上方的副房，隔膜呈纤维肌性，其左外侧见约 10mm 的缺损连接真房与副房，四支肺静脉均流入副房。术后诊断：先天性心脏病：左侧三房心。

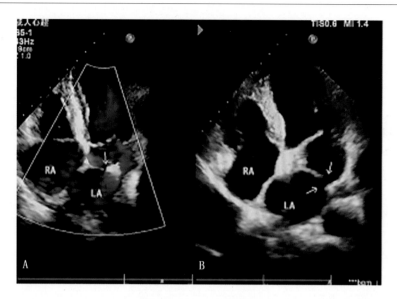

病例 47 图 1　心脏彩超

注：A：白色箭头所示为左房内的隔膜，隔膜将左房分为真房及副房，隔膜近左房外侧壁可见连续中断(约 9mm)；B：彩色血流示：左房内隔膜的缺损处舒张期可见五彩血流自副房流入真房；RA：右心房；LA：左心房

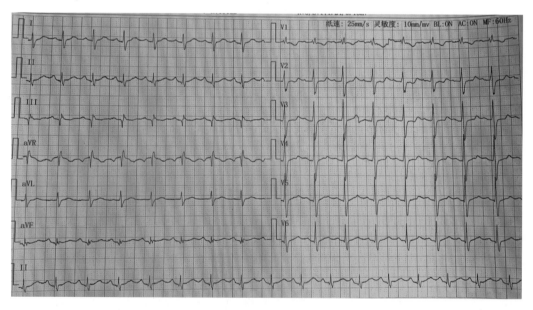

病例 47 图 2　心电图

注：窦性心律，不完全性右束支传导阻滞

二、相关知识

1. 概述　　三房心是一种先天性畸形，是指一侧形态学左心房或右心房被纤维肌肉隔膜等结构分为两部分，形成两个腔，两侧心房共有三个心房。三房心以左侧心房被分

为两个腔（分别称为真房与副房）较多见，称为左侧三房心，以便于与右侧三房心相区别。左侧三房心的右房发育基本正常，左心房被纤维隔膜分为下方的真房与上方的副房，副房接受部分或全部的肺静脉回流血，真房与左心耳、二尖瓣相连通，副房通过一个或多个狭小的裂孔（纤维隔膜上的）与真房相交通。卵圆窝多数位于副房内，在副房与右心房之间，少数可位于真房内或副房与真房之间。本病发病率较低，占先心病的 0.1% ~0.4%，发病原因不明，左侧三房心的原因可能是原始房间隔发育异常，或共同肺静脉干和左心房和左心房连接部的心壁组织未被吸收，或吸收不完全，残留隔膜所致，共同肺静脉残留形成副房。右侧三房心一般认为胚胎时期窦静脉瓣持续存在，从而将右心房分割成两部分所致。多数合并其他心血管畸形，而且其本身的变异很多，可合并房间隔缺损、左上腔静脉异位引流入无顶冠状静脉窦、法洛四联症、三尖瓣闭锁、大动脉转位、右室双出口、主动脉缩窄、室间隔缺损、肺动脉口狭窄、室间隔缺损、房室瓣畸形和左心发育不良综合征等其他心血管畸形。

2. 病理　三房心的形成源于胚胎第 5 周及第 6 周肺总静脉吸收障碍或是原始左心房发育不良，未能使肺静脉融合并入左房壁内，而演化为一纤维隔膜，使左房一分为二，副房位于后上接受肺静脉血流，真房位于前下，发出左心耳经二尖瓣与左室相通。

三房心的分型：

（1）根据副房与肺静脉的连接关系可将左侧三房心分为：①完全性：副房接受全部肺静脉血液回流；②副房接受部分肺静脉血液回流。

（2）有人按副房和真房及肺静脉引流等关系分为若干类型及亚型：A 型：为典型的左侧三房心，副房接受四根肺静脉回流的血液，异常隔膜有交通口连接真房与副房者；B 型：四根肺静脉回流到副房，扩大的冠状静脉窦引流入右心房，通过房间隔缺损或真房相交通者；C 型：副房无肺静脉回流，肺静脉引流入真房或右心房。左侧三房心其血流动力学改变类似于二尖瓣狭窄，临床一般出现活动后胸闷、气短、手足、颜面部水肿等症状，其症状轻重一般取决于左房内真房与副房交通口的大小，交通口小、症状重、出现症状早，交通口大、症状轻、出现症状较晚；心电图表现大多数正常，本病常合并心房纤颤，亦有 0.1% 合并右束支传导阻滞；合并肺动脉高压时心电图可表现为"肺型 P 波"。其预后主要取决于肺静脉回流梗阻程度及合并畸形。本例患者交通口为 10mm，真房与副房压力阶差约 29mmHg，肺毛细血管压力低，肺淤血不严重，故胸闷、气短的症状出现较晚。

3. 超声特点及扫查方法　目前对三房心的诊断主要依赖于二维超声心动图检查，左心房内纤维肌性隔膜回声是诊断三房心的特异性表现，当发现左房内隔膜时，要多切面、变换角度观察隔膜上是否存在裂孔、房间隔是否完整、是否存在肺静脉畸形引流等，并借助彩色多普勒超声以明确诊断并评估肺静脉回流阻力情况。随着三维超声心动图的发展，其在三房心的诊断上有了较高的应用价值。三维超声心动图能从不同深度显示左房形态及内部结构，并能自房顶处向下直视左房内隔膜结构，通过三维彩色血流重建显像技术重建隔膜处血流的位置、时相、方向、长度、宽度等，对较小的血流束不易漏诊。三维超声心动图还可以从左房侧或右房侧观察房间隔的整体形态，判断房间隔缺损的位置、大小及其与裂孔的空间位置关系，有利于术前明确诊断及详细评估。

4. 鉴别诊断

（1）先天性二尖瓣狭窄：血流动力学改变与三房心相似，故临床症状及体征较难鉴别。超声心动图检查可见左房扩大，未见隔膜也无分流，仅显示二尖瓣狭窄病变。左房造影可见左房扩大，排空延迟，未见隔膜和第 3 心房的存在。

（2）完全性肺静脉异位引流：X 线胸部平片显示，心影呈"8 字"形或"雪人"。肺动脉造影可显示肺静脉异常连接情况。超声心动图显示异常肺静脉回流合并房间隔缺损。

（3）左房黏液瘤：当黏液瘤部分阻塞二尖瓣口时，临床症状与二尖瓣狭窄与三房心相似。超声心动图可见左房内异常肿块影随心动周期来回摆动，大多有蒂附着于房间隔中部，极少数附着于左心耳处。

三、学习要点

1. 掌握三房心的超声心动图特点及扫查方法。
2. 掌握三房心的鉴别诊断。

病例 48　室间隔单纯性囊肿

一、病例简介

患者，男，39 岁。主因"间断性心悸、气短 10 年，加重半月"入院。既往无高血压等相关病史。

入院查体：血压 130/55mmHg。听诊胸骨左缘 3~4 肋间可闻及舒张期杂音。心电图示：Ⅲ度房室传导阻滞。胸片示：心影增大。

辅助检查：

超声心动图（病例 48 图 1）：左室长轴切面可见室间隔基底部处一无回声占位病变，大小约 46mm×22mm，边界清晰。主动脉短轴切面见该囊性占位凸向左前方右冠窦及左冠窦位置，边界清晰，形态不规则，彩色观察无回声内未见血流信号。主动脉瓣叶受压，舒张期瓣叶可见关闭不全间隙，主动脉瓣下可见大量反流；左心扩大。

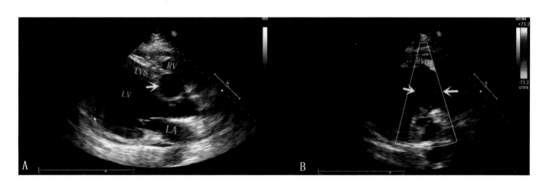

病例 48 图 1　超声心动图

注：A：左室长轴切面示室间隔囊性站位。LV：左心室；RV：右心室；IVS：室间隔；LA：左心房；B：左心室短轴切面示室间隔囊性占位。黄色箭头所示为病变所在处；RVOT：右心室流出道

超声心动图提示：①室间隔基底部囊性病变，室间隔囊肿可疑；②主动脉瓣关闭不全（重度）；③左心扩大。

CT 及重建考虑主动脉窦瘤（病例 48 图 2、病例 48 图 3）。

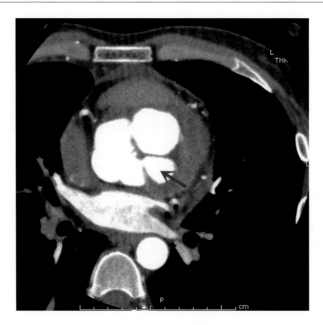

病例 48 图 2　CT 检查

注：红色箭头所示为病变所在处

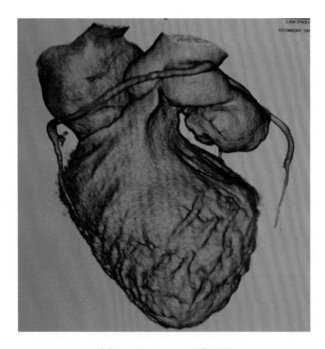

病例 48 图 3　CT 三维重建

　　参照 CT 诊断意见，患者行手术治疗，术中发现：左冠瓣 - 右冠瓣于室间隔处呈囊状扩张，大小约 46mm×22mm，内可见灰白色鱼肉样软组织及大量血栓。遂取室间隔肿物及血栓送检。

术后病理所见(病例48图4):囊壁样组织由致密胶原纤维组织构成,内面为一层纤维蛋白样红染物,其下纤维组织毛细血管增生,间质有黏液样变性,局部较多的嗜中性粒细胞、单核细胞、淋巴细胞浸润。病理诊断(室间隔囊性占位)符合囊肿,单纯性。

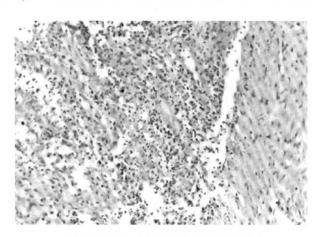

病例48图4 室间隔囊性占位病理所见

二、相关知识

1. 概述 室间隔囊肿属于心脏疾病中的罕见病例。有文献报道过,心包虫患者中有4%的心脏病例有室间隔受累的病例,而室间隔单纯性囊肿的报道病例甚少。

2. 临床表现 室间隔囊肿通常无症状,但随着囊肿增大,患者因完全性的房室传导阻滞等心率失常及较大囊肿压迫而出现呼吸困难、咳嗽、胸痛等临床症状。

3. 超声表现 室间隔单纯性囊肿表现为室间隔内薄壁无回声,透声性佳。彩色观察无异常血流信号。当囊肿较大时,可出现左、右心室流出道的梗阻及主动脉瓣受压所致的主动脉瓣关闭不全。而主动脉瓣关闭不全则可出现左心室扩大等继发性改变。

4. 鉴别诊断

(1)与主动脉窦瘤相鉴别:室间隔囊肿多切面观察位于室间隔内,且囊肿壁光滑完整,囊内透声性佳,无异常血流信号。而主动脉窦瘤多切面观察与主动脉窦相关,其内可见血流信号。

(2)与室间隔包虫囊肿相鉴别:室间隔包虫囊肿亦属室间隔的罕见病例,患者一般有心外其他脏器的包虫病史。单从超声心动图表现,两者极难鉴别。

三、学习要点

1. 室间隔单纯性囊肿的超声诊断思路。

2. 室间隔单纯性囊肿与主动脉窦瘤的鉴别诊断。

参 考 文 献

[1] Long WJ. Hydatid disease in left ventricular wall of the heart. Med J, 1932, 19(9): 701.

病例 49　超声心动图诊断新生儿多支肺静脉狭窄

一、病例简介

患儿，男，1 个月，因"呼吸急促 1 天"收住我院。

入院查体：T：36.4℃，P：141 次/分，R：40 次/分，BP：75/41mmHg，SpO$_2$：90%（未吸氧时），患儿反应差，体重低。生化示：AST：256U/L，TBIL：53.1μmol/L，IBIL：45.9μmol/L，r-GGT：177U/L，ALP：278U/L。

辅助检查：胸腹腔超声示：双侧胸、腹腔积液。超声心动图：①左上、下肺静脉及右上、下肺静脉入左房处均明显变窄，内径分别为 1.7mm、2.1mm、1.7mm、1.7mm；多普勒示：四支肺静脉入左房处可见花色血流（病例 49 图 1A），频谱形态均明显失常，峰值流速分别为 170cm/s、204cm/s（病例 49 图 1B）、215cm/s 及 160cm/s（病例 49 图 1C）；②右心显著扩大（病例 49 图 1D）；③PDA（直径 5.2mm）（病例 49 图 1E），右向左为主双向分流（病例 49 图 1F）；④肺动脉收缩压显著增高（98mmHg）。

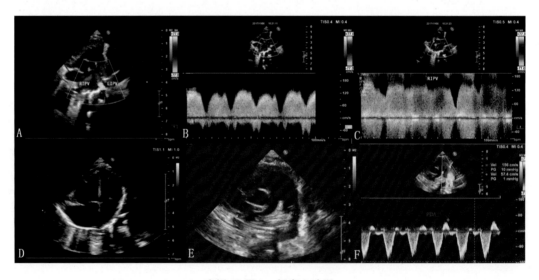

病例 49 图 1　超声心动图

注：A：左、右肺静脉彩色观察呈"五彩镶嵌"血流信号；B：左肺静脉频谱多普勒观血流速度明显增高；C：右肺静脉频谱多普勒观血流速度明显增高；D：四腔心切面见患儿左心房相对较小；E：大动脉短轴切面见未闭的动脉导管（PDA：动脉导管）；F：频谱多普勒示极高速的 PDA 血流

超声心动图提示：先天性心脏病：①肺静脉狭窄（完全性）；②动脉导管未闭（管型）；③肺动脉高压（重度）。

因患儿危重，未行 CTA 检查。心外科会诊后认为因多支肺静脉狭窄临床上极为罕见，考虑该患儿肺动脉压显著增高多由较粗 PDA 所致，建议行 PDA 结扎术。术中所见：PDA：5mm，游离动脉导管后套袋，暂时阻断动脉导管，患儿血压及血氧饱和度明显下降，开放动脉导管，患儿血压及血氧饱和度回升，反复阻断及开放动脉导管，结果如上，且阻断动脉导管后，患儿生命体征不能维持，遂放弃动脉导管结扎。该患儿肺动脉压持续升高，死于右心衰竭。

二、相关知识

1. 概述　先天性肺静脉狭窄是一种极为罕见的心血管系统畸形，可累及一条或多条肺静脉，临床表现为婴幼儿期即可发生的进行性肺动脉高压和充血性心力衰竭，死亡率极高，预后极差，因此早期诊断、及时治疗显得十分重要。婴幼儿声窗较好，超声心动图可清晰显示四支肺静脉及血流情况，可对肺静脉狭窄做出明确诊断。本例患儿因行心脏不停跳下行动脉导管结扎术，未能探查肺静脉入口处情况，但从术中所见来看高度支持肺静脉狭窄的诊断。本例患儿动脉导管内径与肺动脉高压程度明显不相符，且超声发现肺静脉频谱形态明显失常，流速明显增高，这都高度支持多支肺静脉狭窄的诊断。另外，对临床检查过程中发现的严重的肺动脉高压的患儿，除积极寻找其他常见心内畸形外，还应重点观察肺静脉血流情况以明确有无合并肺静脉狭窄，这对于临床采取手术方式至关重要。

2. 超声表现

（1）直接征象：彩色多普勒观察肺静脉内血流呈"五彩镶嵌"的湍流血流信号；频谱多普勒观察肺静脉血流速度明显增高，且频谱形态失常。

（2）间接征象：若合并动脉导管未闭，患儿肺动脉高压与动脉导管未闭的大小明显不相符；或可见患儿左房内径较小。

三、学习要点

1. 先天性肺静脉狭窄的超声表现。
2. 先天性肺静脉狭窄的超声诊断思路。

参 考 文 献

[1] Van de Wal HJ, Hamilton DI, Godman MJ. Pulmonary venous obstruction following correction for total a-nomalous pulmonary venous drainage：a challenge. Eur J Cardiothorac Surg, 1992, 6：545 – 549.

[2] Bastiany A, Kasongo – Mukombula A, Chartrand – Lefebvre C, et al. Successful Treatment of a Stenotic Pulmonary Vein to Left Atrium Conduit With a Drug – Eluting Stent. CJC Open, 2019, 1(3)：147 – 149.

病例 50　川崎病

一、病例简介

患者,女,30 岁,已婚,因"间断发热 4 年,口腔溃疡 3 年,加重 1 周"于 2013 年 7 月收入院。患者缘于 2009 年 6 月起无明显诱因反复出现发热,体温最高 39.5℃,伴全身疲乏无力,给予静脉点滴药物治疗后症状有所减轻,此后上述症状反复出现,于 2009 年 9 月就诊我院,行相关检查诊断为"成人 Still 病";2009 年 12 月就诊陕西某医院,住院 26 天,多项检查之后,亦诊断为"成人 Still 病";后多次就诊省内各大医院。此次患者再次入我院。

查体:体温:37℃,呼吸:19 次/分,心率:89 次/分。颈部可触及数个绿豆至黄豆大小肿大淋巴结,质软无压痛,活动度好,与周围组织无粘连。咽部充血,口腔可见多个绿豆大小溃疡。

辅助检查:

心电图示:房性心动过速 103 次/分,心电轴左偏。

腹部超声示:脾大轻度。

浅表淋巴结超声示:双侧颌下、颈部、腋窝、腹股沟淋巴结肿大。

实验室检查:未见明显异常。

心脏超声检查(病例 50 图 1):右冠状动脉主干明显增宽,管壁增厚,回声增强,起始段内径 12mm,远端内径 19mm,并于其远端可探及 13mm×12mm 的较强回声;左冠状动脉主干增宽,管壁略增厚,回声增强,最宽处内径约 7mm,显示长度 28mm。

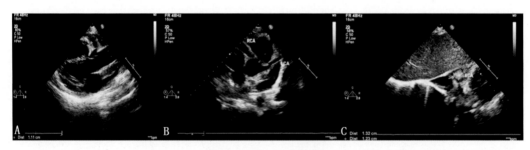

病例 50 图 1　心脏超声

注:A:胸骨旁左心室长轴切面示增宽的右冠状动脉。测量键所示为右冠状动脉起始段;B:大动脉短轴切面示增宽的左、右冠状动脉。RCA:右冠状动脉;LCA:左冠状动脉;C:剑突下非标准切面示右冠状动脉内血栓。RCA:右冠状动脉;测量键所示为血栓大小

超声提示:冠状动脉主干增宽,RCA 动脉瘤并 RCA 内血栓形成,声像图所见多考虑

川崎病。

二、相关知识

1. 概述　川崎病(kawasaki disease),又称为皮肤黏膜淋巴结综合征,是一种儿童常见的原因不明的、涉及多个系统的自限性的自身免疫性全身性血管炎,好发于婴幼儿,成人川崎病少见。炎症进展常累及全身中、小动脉,尤其是冠状动脉,导致冠状动脉瘤样扩张、狭窄、动脉瘤形成及心肌梗死。尸检发现冠状动脉是最具破坏性的部位,其他部位包括主动脉、腹主动脉、颈动脉、锁骨下动脉和肺动脉。其病理变化与婴儿结节性多动脉炎相似,表现为动脉全层炎症、内膜增厚、粒细胞及单核细胞浸润、内弹力层及内膜破裂、血管壁坏死、动脉瘤形成。按冠状动脉受累的频率依次为左冠状动脉、右冠状动脉,多累及主干近端。生存至成年的川崎病其诊断主要靠CTA及造影的特征性改变,有时是唯一的诊断依据。典型改变为冠状动脉瘤样扩张和狭窄交替出现,呈"串珠样"改变。

2. 临床表现　川崎病的临床症状通常分阶段出现。早期症状可能包括持续5天以上的高烧,眼睛充血,嘴唇破裂,舌头肿胀,胸部和生殖器部位出现皮疹。之后的症状可能包括手和脚的皮肤脱皮、关节痛、腹痛、腹泻和呕吐。

超声表现及扫查方法:川崎病超声声像图表现主要有:一条或多条冠状动脉内径(瘤样)增宽,伴或不伴冠状动脉内血栓形成。超声检查作为一种影像学辅助手段,可以动态直观地观察左、右冠状动脉起始段内径及其管腔内情况,为川崎病的临床诊断提供有效的影像学证据。

3. 鉴别诊断　川崎病应与成人 Still 病鉴别。

病例 50 表 1　川崎病应与成人 Still 病鉴别

	川崎病	成人 Still 病
疾病概述	以急性的全身血管炎为主要病变的发热出疹性疾病,主要发病年龄在5岁以下的婴幼儿。冠状动脉病变是川崎病严重的并发症	发热、关节痛或关节炎、皮疹、肌痛、咽痛、淋巴结肿大、白细胞总数和中性粒细胞增多以及血小板增多,严重者伴系统损害。好发年龄在16~35岁
临床表现	高热,斑丘疹,眼结膜充血,唇面红肿、干燥和皲裂,甚至有出血;舌常呈杨梅舌,口腔黏膜充血,淋巴结肿大	常有多系统受累。表现为发热、皮疹、关节痛,其次是咽痛、淋巴结肿大、肝、脾大及浆膜炎等
心脏损害	5岁以下的患儿冠状动脉内径 >3.0mm;≥5岁患儿冠状动脉内径 >4.0mm,或任一段冠状动脉内径是邻近段的1.5倍。冠状动脉瘤诊断标准:动脉瘤内径 <5mm 为小型动脉瘤,5~8mm 为中型动脉瘤,>8mm 为巨大型动脉瘤	心包病变多见,其次为心肌炎,心内膜炎少见。临床表现为心悸、胸闷、心律失常和充血性心力衰竭等。心包炎一般起病隐匿,超声心动图可见积液罕见心包压塞。部分患者出现心包缩窄。心肌病变一般不影响心脏功能
实验室检查	血清学检查,如白细胞计数升高、血小板增加、C反应蛋白升高、血沉加快等	本病突出表现是患者外周血白细胞总数增高,白细胞升高以中性粒细胞增多为主,血沉明显增快,C - 反应蛋白轻或中度升高等

三、学习要点

1. 川崎病的超声诊断思路。
2. 川崎病的鉴别诊断。

参 考 文 献

［1］Becker AE. Letter：Kawasaki disease. Lancet，1976，1(7964)：864.

［2］Gurofsky RC，Sabharwal T，Manlhiot C，et al. Arterial complications associated with cardiac catheterization in pediatric patients with a previous history of Kawasaki disease. Catheter Cardiovasc interv，2009，73：809 － 813.

病例 51　颈部淋巴结结核

一、病例简介

患者，女性，36 岁，以颈部包块收住我院胸外科。

现病史：主诉间断发热 1 个月余，反复发热，体温最高 41℃，应用阿奇霉素及头孢菌素抗生素无效，胸片、腹部超声未见异常，以发热待查收住肿瘤内科。

入院后完善相关检查：胸腹部 CT、自身抗体全项、肥达试验、抗酸染色、骨穿＋骨髓培养、血培养药敏试验，均无特异性发现。完善地方病原体检测：布氏杆菌、黑热病。

超声所见：于左侧颈部发现包块，大小约 36.5mm×13.3mm，边界欠清，形态欠规则，内可见无回声区及斑片状强回声，CDFI：未探及血流信号；另于左侧颈部及锁骨上窝可见多个如图所示淋巴结，边界清，形态规则，未见正常皮髓质回声，大者约 11.9mm×8.8mm（病例 51 图 1）。

超声提示：多发淋巴结肿大（结构异常）。

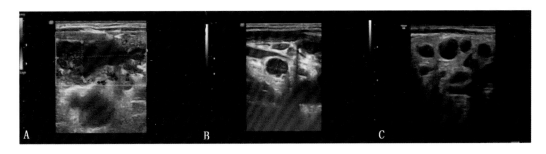

病例 51 图 1　超声检查

病理诊断：（左锁骨上窝淋巴结）慢性肉芽肿性炎，不除外结核可能。建议临床行结核（TB－PCR/DNA）等相关病原学检测。

二、相关知识

（一）概述

颈部淋巴结结核：淋巴结结核居肺外结核的好发部位之首位，包括体表和深部淋巴结结核，以儿童和青少年发病较多，浅表淋巴结结核以颈部最多，占 68%～90%，深部淋巴结包括胸腔淋巴结、腹腔淋巴结和盆腔淋巴结。

（二）发病机制及分类

1. 发病机制　淋巴结感染多来自头颈部器官，如口咽部的感染可引起颈上部淋巴结结核；纵隔感染可上行蔓延累及颈部淋巴结、锁骨上、颈深部的下群淋巴结，患者往往同时有胸腔内结核病变、纵隔、气管淋巴结结核；血源感染：通过血行弥散至颈部，是全身结核的一个局部表现，常为双侧淋巴结病变、淋巴结结核病变的再复发。

2. 临床分型

（1）结节型：起病缓慢，数目不等，与周围组织无粘连，散在，质硬。

（2）浸润性：有明显的淋巴结周围炎，常融合成团，与周围组织和皮肤粘连，可触及肿大的包块，中心部位可开始出现干酪样坏死。

（3）脓肿型：干酪坏死的淋巴结中心软化，形成脓肿，合并继发感染时局部出现红、肿、热、痛。

（4）溃疡型或溃疡瘘管型：脓肿破裂或切开引流后创口经久不愈，形成瘘管或溃疡。

（三）临床与超声表现

1. 临床表现

（1）全身症状：一般可无全身症；较重者可出现结核中毒症状，如低热、盗汗、乏力、食欲缺乏等。

（2）局部症状：颈部淋巴结以双侧颈部多见，局部有肿胀感、疼痛和压痛。按分布分为颈上淋巴结核、颈下淋巴结核和散在分布的淋巴结结核；分别来自上呼吸道、胸腔内淋巴结核的向上蔓延和血源性感染所致。

2. 超声表现（病例51 图2）　串珠样排列，或融合成团；边界模糊；回声不均匀、内部结构紊乱；部分甚至完全液化坏死；块状钙化灶；周围组织水肿；破溃、窦道形成；乏血流、分布周边、隔膜血流、位移的门血流。

（四）诊断及鉴别诊断

1. 诊断　淋巴结穿刺或活检为颈部淋巴结结核确诊的重要方法，特异性高；细菌学检查：抗酸染色和结核菌培养是首要的诊断手段。

颈部淋巴结核呈慢性过程，发现其他部位的结核病有助于颈淋巴结结核的诊断，B超和CT检查有较大帮助，PPD试验阳性结合淋巴结穿刺检查，诊断敏感率高达90%以上，特异性达84%，试验性抗结核治疗动态观察具有一定的诊断价值。

2. 鉴别诊断

（1）与其他良性淋巴结疾病鉴别：淋巴结反应性增生：急性淋巴结炎、慢性淋巴结炎；组织细胞坏死性淋巴结炎：良性自限性疾病，好发于女性；猫抓病：自限性传染病，皮肤原发病变和局部淋巴结肿大。

（2）与恶性淋巴结疾病鉴别：转移性淋巴结：发病率仅次于慢性淋巴结炎，鼻咽癌和甲状腺癌多见；恶性淋巴瘤：霍奇金淋巴瘤、非霍奇金淋巴瘤。

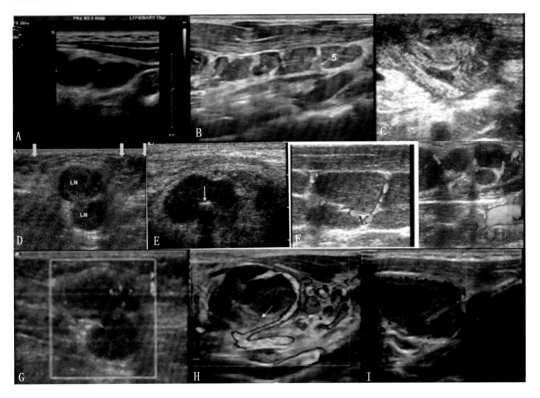

病例 51 图 2　超声表现

注：A：声像图表现可见部分坏死＋串珠＋境界不锐利；B：声像图表现串珠排列；C：声像图表现包膜一处或多处破溃（特异性征象），向周围软组织蔓延；D：声像图表现可见周围组织水肿；E：声像图表现可见斑状钙化；注：箭头：钙化；挤压探头内部可见流动；F：声像图表现可见沿隔膜分布的血流；G：声像图表现为乏血供；H：声像图表现门样血管移位；I：超声表现乏血供并分布于周边区域

三、学习要点

1. 淋巴结结核典型声像图表现。

2. 与其他淋巴结病变的鉴别诊断。

参 考 文 献

［1］张缙熙，姜玉新．浅表器官及组织超声诊断学．北京：科学技术文献出版社，2000，90－100.

［2］郭冰，刘维波，邵彬，等．颈淋巴结清扫术治疗颈淋巴结结核．中华结核和呼吸杂志，1998，21（6）：352－354.

［3］唐神结，闾文．临休结核病学．北京：人民卫生出版社，2011.

病例52 腮腺腺样囊性癌

一、病例简介

患者,男,24岁。

现病史:患者于入院前4年无明显诱因出现左侧颈部枣仁大小肿物,无发热、头痛,无咳嗽、咳痰,无声嘶、痰中带血,无复视、视物模糊,无面部麻木、口角歪斜,无闭眼不全、上肢麻木,因不影响患者生活而未行特殊治疗。近2年来患者自觉肿物逐渐增大。2天前就诊于我院,门诊行超声检查示左侧腮腺区肿物。

既往史、家族史:无特殊。

专科检查:左耳下部可触及一5cm×5cm大小的包块,表面光滑,皮温正常,表面皮肤无红肿,质硬,边界清晰,无压痛,活动度欠佳。双侧颈部未触及肿大淋巴结。

超声检查:左侧腮腺内可见41mm×27mm低回声肿物(病例52图1),边界尚清,形态不规则,周边可探及少量血流信号;双侧颈部可见淋巴结回声,左侧大者22.3mm×6.8mm,右侧大者18.7mm×6.9mm,皮髓质界限欠清,部分淋巴结内可见点状强回声,可见淋巴门回流。双侧锁骨上窝淋巴结可见淋巴结回声,左侧大者5.9mm×3.5mm,右侧大者8.4mm×4.1mm,皮髓质界限欠清,可见淋巴门回流(病例52图2)。

超声提示:左侧腮腺内低回声肿物;双侧颈部淋巴结肿大,部分淋巴结钙化;双侧锁骨上窝淋巴结可见,皮髓质界限欠清。建议穿刺活检。

实验室检查:肿瘤标志物全项、生化全套、血常规、凝血常规、传染四项、尿常规均无特殊异常。

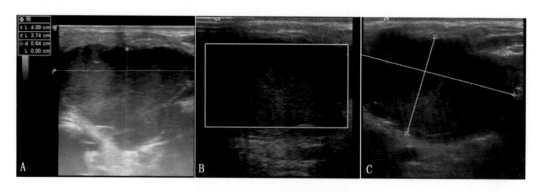

病例52图1　腮腺内所见病变

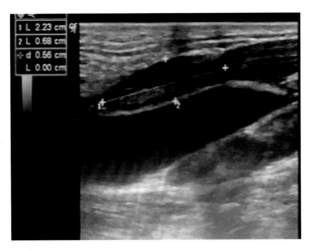

病例 52 图 2 肿大的淋巴结

CT 颈部增强成像所见：左侧腮腺深叶见类圆形软组织密度影，大小约 3.2cm × 2.7cm × 4.1cm，内密度不均，可见片状低密度区，边缘分叶，病灶与腮腺组织分界不清，增强呈环形中度延迟强化，内部低密度区无强化。右侧腮腺、双侧下颌下腺形态、密度未见异常。双侧颈部间隙内未见明显肿大淋巴结影。

CT 提示：左侧腮腺深叶占位，多考虑腺瘤。

颌面部 CT 平扫 + 增强成像所见：左侧腮腺深叶见类圆形软组织密度影，内密度不均，可见片状低密度区，大小约 3.4cm × 2.6cm × 4.4cm，边缘可见分叶，病灶与腮腺组织分界不清，增强呈环形中度延迟强化，内部低密度区无强化。邻近骨质结构完整，周围未见明显肿大淋巴结影（病例 52 图 3）。

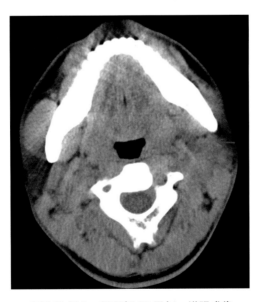

病例 52 图 3 颌面部 CT 平扫 + 增强成像
注：红色箭头所示：病变所在处

颌面部 CT 平扫 + 增强成像提示：左侧腮腺深叶占位，多考虑良性病变，多形性腺瘤可能。

穿刺标本：

大体观察：（左侧腮腺区肿物）灰白穿刺组织 2 条，长均为 1cm，直径均为 0.1cm。

镜下所见：送检穿刺组织镜下见瘤组织由中等大小上皮样细胞构成，排列成大小不等的巢团状及筛孔状，核形不规则，染色质细，分裂象易见胞质中等量，粉染，胞界不清，部分筛孔腔内可见黏液样物，间质见少许胶原化纤维（病例 52 图 4）。

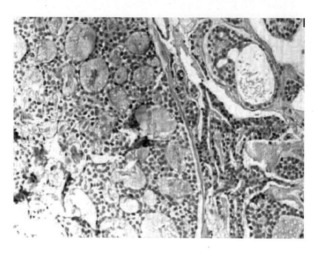

病例 52 图 4　病理检查

检查结果：（左侧腮腺区）初步考虑腺样囊性癌。

术中情况：术中见腮腺广泛实性肿物，探查边界欠清，分离肿物至腮腺表面，见肿物与腮腺关系密切，探查面神经总根，并向前分离，见颞面干、颈面干、两支分支，保护并分离，探查见腮腺肿物深及腮腺深叶，粘连较重，切除腮腺浅叶及肿物，解剖游离面神经，暴露腮腺深叶肿物，切除肿物暴露腮腺血管床。追踪面神经总干到颈乳孔，切除沿神经分布的肿物。切除标本送术中冰冻，术中冰冻示左侧腮腺初步考虑基底细胞样肿瘤。

术后病理结果：

大体观察：（腮腺肿物）灰褐不整形组织四块，总体大小 3cm×2.5cm×0.8cm。（左侧腮腺前叶）灰褐不整形涎腺组织两块，总体大小 6cm×2.5cm×1cm，组织切面灰红灰褐，实性，质中。（腮腺淋巴结）灰褐不整形组织两块，总体大小 3cm×3cm×1cm。

镜下所见：瘤组织由中等大小上皮样细胞构成，排列成大小不等的管状及少许筛孔状，核形不规则，染色质细，分裂象易见胞质中等量，粉染，胞界不清，部分筛孔腔内可黏液样物，间质见少许胶原化纤维（病例 52 图 5）。

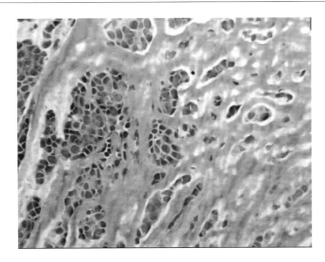

病例 52 图 5 镜下所见

病理诊断：（左腮腺）腺样囊性癌，管状型。无颈部淋巴结转移。

二、相关知识

（一）概述

腺样囊性癌又称圆柱瘤或圆柱瘤型腺癌。腺样囊性癌占涎腺肿瘤的 5%～10%，在涎腺恶性肿瘤中占 24%。好发于涎腺，以发生在腭腺者常见。大涎腺虽然较少，但为颌下腺和舌下腺好发的肿瘤。在腮腺肿瘤中仅占 2%～3%。男女发病率无大差异，或女性稍多。最多见的年龄是 40～60 岁。

（二）发病机制

多数人认为肿瘤来自涎腺导管，也可能来自口腔黏膜的基底细胞。

（三）临床与超声特征性表现

1. 临床表现　生长缓慢，早起易发生转移，引起感觉异常、麻木和疼痛，发生于腮腺者，可致面瘫。

2. 超声表现　椭圆形，边缘光整，多较规则，无包膜；内部为实性较均匀低回声，部分内部可呈强弱不均回声，肿瘤较大时，局部可出现液性暗区，后方回声增强。CDFI：血流供应不丰富，瘤内显示少量血流信号。

注：腺样囊性癌超声特点不易与良性肿块相鉴别，早期易浸润神经，出现神经性症状。

（四）诊断及鉴别诊断

1. 诊断　腺样囊性癌和其他类型的涎腺恶性肿瘤一样，术前诊断较难。涎腺肿块早期出现疼痛及神经麻痹者，应首先考虑腺样囊性癌的诊断。为进一步确诊，可做细针穿刺细胞学检查，镜下可见瘤细胞呈圆形或卵圆形，似基底细胞，并呈球团形聚集；黏液呈球团形，在其周围有一层或多层肿瘤细胞。这种独特表现是其他涎腺上皮肿瘤所没有的，据此特点可诊断为腺样囊性癌。

2. 鉴别诊断

（1）与涎腺良性肿瘤鉴别：涎腺囊肿、混合瘤、涎腺淋巴上皮病、嗜酸性粒细胞增生性肉芽肿、腺淋巴瘤、基底细胞腺瘤。

（2）与涎腺恶性肿瘤鉴别：黏液表皮样癌、腺泡细胞癌、恶性混合瘤、恶性淋巴瘤。

三、学习要点

1. 腮腺腺样囊性癌临床与超声特征性表现。

2. 腮腺腺样囊性癌的诊断与鉴别诊断。

参 考 文 献

［1］白玉萍，张勇，田澄，等．涎腺腺样囊性癌的细胞学诊断及其与基底细胞腺瘤的鉴别．中华病理学杂志，2018，47（4）：279 - 283.

［2］Bjorndal Kristine, Krogdahl Annelise, Therkildsen Marianne Hamilton, et al. Salivary gland carcinoma in Denmark 1990 - 2005: a national study of incidence, site and histology. Results of the Danish Head and Neck Cancer Group (DAHANCA). Oral Oncol, 2011, 47: 677 - 682.

［3］张美，梁新华，汤亚玲．涎腺腺样囊性癌嗜神经侵袭分子机制的研究进展．华西口腔医学杂志，2018，36（2）：204 - 211.

［4］曾宪焕，韩泽民．头颈部腺样囊性癌的研究进展．国际口腔医学杂志，2017，44（1）：79 - 82.

病例 53　涎腺多形性腺瘤

一、病例简介

患者，男，54 岁。

现病史：患者 10 年前发现左侧颌下有一"蚕豆"大小肿物，未治。渐近增大至"核桃"大小，偶有疼痛。

既往史及家族史：无特殊。

专科检查：颌下区：左侧颌下区可触及大小约 3cm×4cm 肿物，触及质硬，边界清楚，按压稍有疼痛感，皮肤颜色正常，皮温正常。面颈部淋巴结检查：触诊无淋巴结肿大。

外院辅助检查：CT 示：左侧颌下腺见低密度肿块，上缘见斑片状钙化密度影。

超声检查：左侧颌下腺腺体内可见 28mm×24mm 低回声肿物，边界欠清，形态不规则，内部可见强回声钙化，CDFI：周边可探及血流信号。双侧颈部均可见肿大淋巴结回声，左侧大者 16.5mm×6.5mm，右侧大者 22.4mm×7.2mm，淋巴结皮髓质界限清，可见淋巴门回流（病例 53 图 1）。

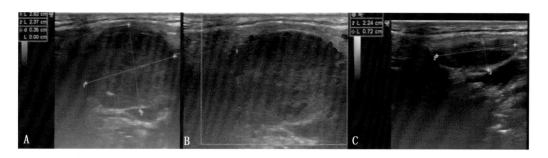

病例 53 图 1　超声检查

超声提示：左侧颌下淋巴结低回声肿物伴钙化，检验穿刺活检；双侧颈部淋巴结肿大。

实验室检查：血常规、凝血常规、传染四项、尿常规无特殊。

生化全套：转氨酶略有升高。

肿瘤标志物不详。

CT 颌面软组织平扫成像所见（腮腺、颌下腺）：左侧颌下腺见低密度肿块，上缘见斑片状钙化密度影，边缘尚光整；双侧腮腺形态大小及密度未见异常改变；颌下区及颈部两侧区间隙内见多个 3~5mm 的淋巴结影（病例 53 图 2）。

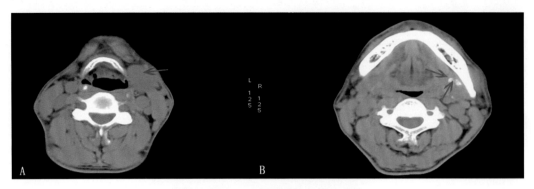

病例 53 图 2　CT 颌面软组织平扫成像

注：A：红色箭头所示为病变所在；B：红色箭头所示为病变内钙化

CT 颌面软组织平扫成像提示：左侧颌下腺肿块，腺瘤可能性大。

术中情况：距离下颌下缘 1.5cm 处做横行切口，切口约 63cm，用 10 号刀切开皮肤、皮下，可见肿物位于左侧颌下腺下方，周围组织粘连，肿物大小约 3cm×3.5cm，质硬，包膜尚完整，分离面动脉和面静脉，钳夹，切断，双重结扎，钝性分离左侧颌下腺以及肿物，术中保护舌神经、舌下神经，结扎颌下腺导管，完整摘除肿物及左颌下腺。

术后病理：

大体观察：（左侧颌下腺）灰白不整形组织一块，大小 5cm×4.5cm×2cm，包膜基本完整，组织一侧可见一直径 3.5cm 灰白结节，切面灰白、实性、质中，与周围组织界限清。［颌下淋巴结脱落肿块（左侧）］灰白不整形组织三块，总体大小 2.5cm×2cm×0.2cm。

镜下所见：（左侧颌下腺）瘤组织由形态多样的瘤细胞构成，大部为肌上皮细胞，排列呈不规则巢团状，其间见少许黏液及腺管（病例 53 图 3）。

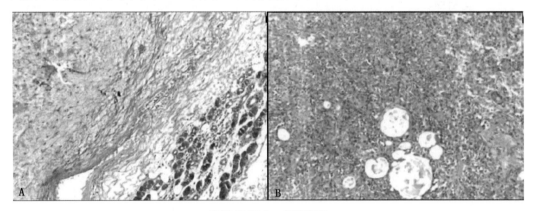

病例 53 图 3　术后病理

病理结果：（左侧颌下腺）多形性腺瘤，包膜完整；［颌下淋巴结脱落肿块（左侧）］淋巴结反应性增生 0/4。

二、相关知识

（一）概述

涎腺（唾液腺）包括腮腺、颌下腺和舌下腺三大涎腺，其中以腮腺最大。涎腺多形性腺瘤(pleoemorphic adenoma，PA)又称混合瘤(mixed tumor，MT)，是常见的涎腺良性肿瘤。常发生在 30～60 岁，多为单发，术后复发者常为多发。以腮腺混合瘤最常见，占80%～90%，颌下腺及舌下腺很少见。

（二）发病机制

发病原因不明，可能与瘤变的上皮细胞有多向分化的潜能有关。

（三）临床与超声特征性表现

1. 临床表现　多无症状，若肿瘤较快生长或突然迅速增大，出现持续性疼痛，面部麻木或面瘫等症状时，应考虑到有恶变可能。

2. 超声表现　肿瘤呈类圆形或椭圆形，少数呈分叶状。多数边界清楚，有包膜回声。肿瘤内部欠均匀低回声，有的肿瘤可出现囊性区，后方回声增强；CDFI：少部分无血流信号；多数显示较丰富血流信号。

（四）诊断及鉴别诊断

1. 诊断　根据病史、临床表现及涎腺造影、组织病理学检查等诊断。

高频超声能清晰的显示涎腺肿瘤的形态、结构、大小、关系以及血流情况；缺点：涎腺良恶性肿瘤相似性较大，特异性较低，不易鉴别，最终诊断还需依赖病理诊断。

2. 鉴别诊断

（1）与涎腺良性肿瘤鉴别：涎腺囊肿、涎腺淋巴上皮病、嗜酸性粒细胞增生性肉芽肿、腺淋巴瘤、基底细胞腺瘤。

（2）与涎腺恶性肿瘤鉴别：黏液表皮样癌、腺样囊性癌、腺泡细胞癌、恶性混合瘤、恶性淋巴瘤。

三、学习要点

1. 涎腺多形性腺瘤的临床与超声表现。

2. 涎腺多形性腺瘤的诊断及鉴别诊断。

参 考 文 献

[1] 戴俊臣，陈琴，吴昊，等. 涎腺多形性腺瘤常规超声及超声造影检查特征分析. 中国超声医学杂志，2015，31(9)：769－771.

[2] Glas AS, Vermey A, Hollema H, et al. Surgical treatment of recurrent pleomorphic adenoma of the parotid gland：A clinical analysis of 52 patients. Head & Neck, 2001, 23(4)：311－316.

[3] 李培征. 涎腺多形性腺瘤恶变的临床特征. 中外医学研究，2011，9(4)：108.

[4] 李亚洲，叶新华，孟凡荣，等. 涎腺多形性腺瘤与 Warthin 瘤的流行病学资料及彩色多普勒超声声像图对比分析. 南京医科大学学报：自然科学版，2017，37(12)：1657－1659.

病例54　口外型舌下腺囊肿

一、病例简介

患者，男，26岁，颌下区无痛性肿块2个月余就诊。

专科检查：颌面部欠对称，右侧颌下区腮腺尾叶与颌下腺之间可触及一肿物，肿物质地较软，边界欠清，无明显活动度。皮肤表面色泽、质地正常。双手双合诊（－）。

超声检查：于右侧腮腺与颌下腺之间探及大小为5.2cm×2.0cm的无回声区，界限清，形态欠规则，其内透声性好，CDFI示其内及周边未见明显血流信号（病例54图1）。

超声提示：右侧颌下囊性占位性病变。

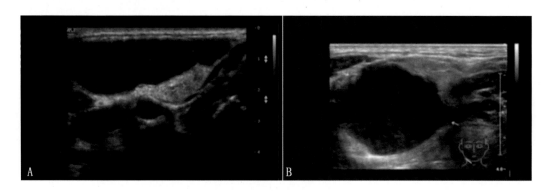

病例54图1　超声检查

注：A：超声二维纵断面；B：超声二维横断面

二、相关知识

（一）概述

舌下腺囊肿是一种口腔颌面外科较常见的一种疾病。为舌下腺管堵塞，涎液潴留所形成的囊肿。临床分三型：单纯型、口外型、哑铃型。

（二）发病机制

本病是由于炎症、损伤或其他原因致导管部分阻塞，唾液潴留导致导管和腺泡破裂，渗出于口底组织后被结缔组织包裹形成囊肿。

（三）临床与超声特征性表现

1. 临床表现　多见于青少年，颌下、颏下或颈上部无痛性囊性包块，触诊柔软，不可压缩,易于甲状舌管囊肿、腮裂囊肿相混淆。

2. 超声表现　颌下区的无回声区,界限清,张力低,其内透声性好。

(四)诊断及鉴别诊断

1. 诊断　行囊肿局部穿刺见蛋清样黏稠丝状囊液是最具特征性的诊断标准。

2. 鉴别诊断　需与颌下腺囊肿、淋巴管囊肿、甲状舌骨囊肿及腮裂囊肿鉴别。

(1)颌下腺囊肿:因颌下腺体积较大,导管较粗,管壁厚而坚韧,不易阻塞,故十分罕见。

(2)腮裂囊肿:是胚胎发育过程中,鳃弓与鳃裂未能正常融合或闭合不全所致。超声所见为形态规则的圆形或椭圆形无回声,透声好,或有散在的细小点状强回声。位置稍后,内容物稀薄,无黏液。须穿刺后穿出蛋清黏稠涎液。

(3)淋巴管囊肿:又叫囊性水瘤,多见于婴幼儿,主要是淋巴管的扩张,以无回声为主,形态欠规则,大多范围比较大,从颌下区可延伸至颈根部。囊内内容物清亮,细胞学穿刺能查见淋巴细胞。

(4)甲状舌管囊肿:位于舌骨附近,有包膜,形态规则,可随吞咽动作上下移动,较易鉴别。

三、学习要点

1. 口外型舌下腺囊肿的临床表现和病理特点。

2. 口外型舌下腺囊肿的声像图特征及鉴别诊断。

参 考 文 献

[1] 陈红燕,龚新环,吴春云,等. 口外型舌下腺囊肿的超声诊断及鉴别诊断. 中华超声影像学杂志, 2007, 16(7): 605－444.

[2] 方玉军,潘金虎,韩娟. 口外型舌下腺囊肿1例超声误诊原因分析. 临床超声医学杂志, 2013, 15 (9): 648.

病例 55　甲状腺癌（伴胸壁转移）

一、病例简介

患者，女，52 岁，遂以胸壁肿物来我院就诊。现病史：于入院前三年无意中发现胸壁一大小约 1cm×1cm 肿物，后肿物进行性增大。一年前前胸壁及双侧腋窝各发现大小约 1cm×2cm 肿物，质地硬，活动可，有压痛，未行任何治疗。4 个月前出现乏力，前胸壁及双侧腋窝肿物均增大，平均约 4cm×5cm。

超声检查如病例 55 图 1。

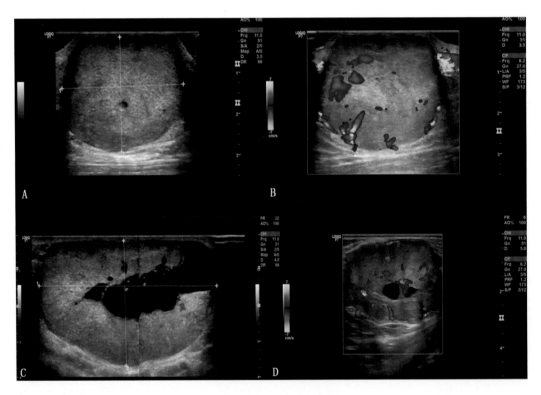

病例 55 图 1　超声检查

CT 所见如病例 55 图 2 所示。

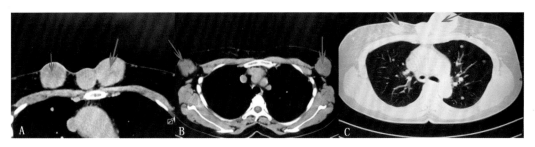

病例 55 图 2　CT 检查

注：红色箭头所示为病变所在

病理结果(病例 55 图 3)：(胸壁、左、右腋窝下)转移癌,高度考虑源自甲状腺滤泡癌。

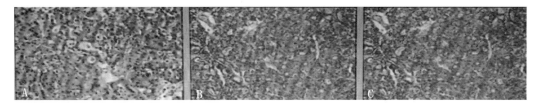

病例 55 图 3　病理检查

(甲状腺)超声检查如病例 55 图 4 所示。

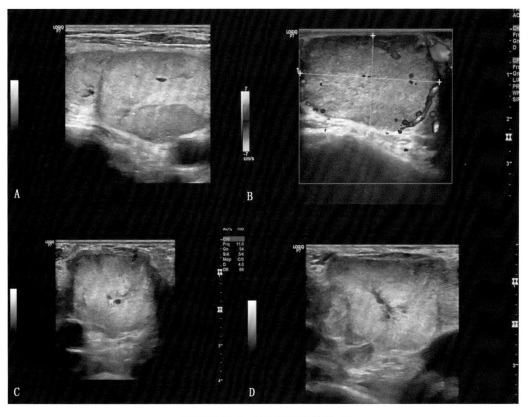

病例 55 图 4　(甲状腺)超声检查

（甲状腺）CT 所见如病例 55 图 5 所示。

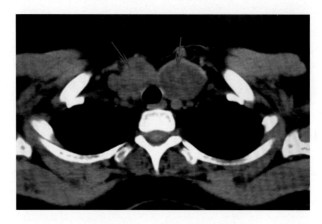

病例 55 图 5　（甲状腺）CT 检查

注：箭头所示为甲状腺内病变

二、相关知识

（一）概述

甲状腺滤泡癌又称滤泡性腺癌，占甲状腺恶性肿瘤的 10% ~ 15%，以 50 岁以上的女性多见。临床上滤泡癌远处转移最常见于肺与骨，而皮肤转移较为少见。皮肤及皮下转移多发生在头颈部皮肤，而转移至胸背皮肤极其罕见。甲状腺滤泡癌在组织学上显示不同的形态学变化，从分化极好如正常甲状腺的滤泡结构到明显的恶性特征，期间有各种过渡型，故有时单靠细胞形态及组织结构很难判断良恶性。

（二）发病机制及分类

1. 发病机制　甲状腺癌的病因仍然不清。自身免疫性疾病可伴发甲状腺癌，据研究，儿童滤泡状甲状腺癌同时存有桥本甲状腺炎和 Graves 病。

2. 病理分类　乳头状癌、滤泡状癌、未分化癌、髓样癌。

（三）临床与超声特征性表现

1. 甲状腺癌临床表现　甲状腺肿大或结节，并逐渐增大，质地硬，边界不清，初起可随吞咽运动上下移动，后期多不能移动。晚期局部肿块疼痛，可出现压迫症状，常可压迫气管、食管，使气管、食管移位；或有颈部淋巴结肿大，可伴有声音嘶哑，吞咽困难等症状。甲状腺癌也因其病理类型不同而有不同临床表现。

2. 甲状腺癌超声表现　低回声型：肿物形态不规则，包膜多不完整，境界欠清或不清，常无"晕环"，后部多声衰减；混合回声型：肿物内显示大小不等、形态不规则的液性暗区，恶性肿瘤中蟹足样浸润、沙砾样钙化较为常见。CDFI：瘤体内有较丰富的血供，边缘有少量血流分布，瘤内较易检测到动脉频谱。

（四）诊断及鉴别诊断

1. 诊断　滤泡状癌的诊断主要靠病理诊断，但病理学诊断有时也相当困难。甲状腺穿刺细胞学检查常难以区分良性滤泡性腺瘤和滤泡状腺癌，其假阴性率在 20% 以上，快速冰冻切片时误诊为良性腺瘤者亦可达 20%。包膜、血管（包括癌块内微血管）、淋巴管浸润是恶性的指标，但并非所有的标本中都能见到。因此，对所有呈滤泡性结构的肿瘤，即使细胞学或组织学检查结果为良性，仍需提高警惕，血清 Tg 水平对诊断有一定帮助，肿瘤细胞 DNA 含量及其倍体测定也可作为辅助指标，CEA 阳性率约 35%。

2. 鉴别诊断

（1）原发病灶的鉴别：甲状腺滤泡癌的主要鉴别病变乃是滤泡性腺瘤。在大体上，两者均属单发、圆或椭圆形有包膜的结节状病变，切面呈灰白、褐或棕色。在组织学上肿瘤细胞呈实体性或梁状生长方式，两者的鉴别主要靠血管或包膜侵袭。因此，在细胞和组织形态上难以鉴别两者时应多处取材，对于大的肿瘤应包括包膜至少取 10 块，仔细寻找静脉及包膜侵犯。滤泡癌具有较厚的纤维包膜，若血管内皮细胞增生与血管侵犯鉴别困难，可采用血管内皮标志物来确定，免疫组织化学检测 Ki-67 指数有助于诊断及鉴别诊断。

滤泡癌和腺瘤的声像图有许多重叠之处，但有些特征有助于区分两者。形态不规则、无细晕（包括无晕和不规则晕）、边界不清、回声低或极低、有微钙化、实性的结节在滤泡癌中更常见，形态规则、有细晕、边界清、回声中等或高回声、无钙化、囊实性的结节在腺瘤中更常见。滤泡癌与腺瘤之间回声均匀性以及血流状况差异无统计学意义（病例 55 图 6）。

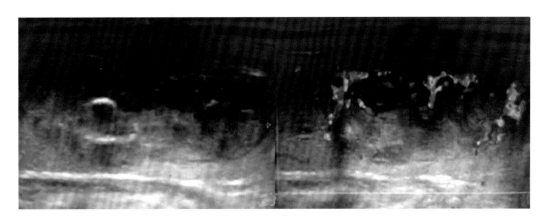

病例 55 图 6　滤泡癌和腺瘤的声像图

甲状腺滤泡癌声像图（病例 55 图 7）：灰阶超声显示结节形态不规则，周边无完整细晕，边界部分欠清，低回声，内部回声不均，伴粗大钙化和少许囊性变；彩色多普勒超声显示结节内部较丰富血流。

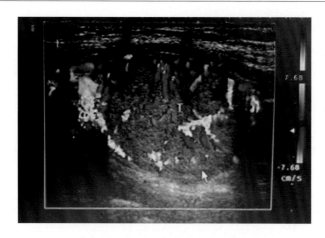

病例 55 图 7　甲状腺滤泡癌声像图

（2）胸壁转移灶的鉴别：隆突性皮肤纤维肉瘤，是一种发生于真皮和皮下间叶组织的低度恶性肿瘤，占整个恶性肿瘤发生率的 0.1% 左右。隆突性皮肤纤维肉瘤局部复发率为 13% ~60% ，局部或远处转移率 <5% 。如果发生远处转移，通常转移到肺，很少发生淋巴结转移。该病临床上并不罕见，但常被误认为良性肿瘤而做一般性的切除，往往导致复发，有的甚至转化为真正恶性纤维肉瘤或恶性纤维组织细胞瘤。

隆突性皮肤纤维肉瘤超声图像特征为边界较清楚，形态规则，内部回声呈不均匀弱回声，无淋巴结转移，内部血流较丰富。研究认为，超声显示隆起于皮肤皮下的卵圆形肿块，呈局限性分叶状弱回声或不规则混合回声，应考虑为本病。虽然对本病的超声检查病例报道不少，但由于本病总体上倾向于良性团块的超声表现，常将其向临床提示为良性病变（病例 55 图 8）。

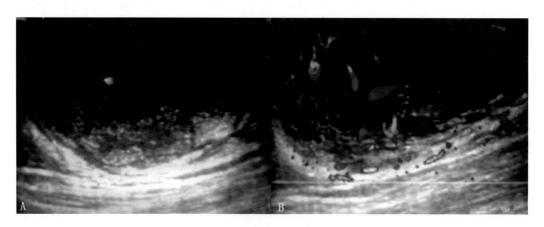

病例 55 图 8　隆突性皮肤纤维肉瘤超声图像

隆突性皮肤纤维肉瘤超声图：二维超声示病灶为椭圆形，内部回声强弱相间，后方回声增强；CDFI 示内部血流丰富，周边可见环状血流信号。

三、学习要点

1. 甲状腺癌的分类。
2. 甲状腺癌的临床与超声表现。
3. 甲状腺原发灶和转移灶的诊断及鉴别诊断。

参 考 文 献

[1] 王红阳，韩志江，包凌云. 超声对甲状腺滤泡性癌与腺瘤的鉴别诊断价值，中国超声医学杂志，2015，31(10)：884－886.

[2] 田智博，金仁顺，金雪梅. 甲状腺滤泡癌肺和骨及皮下转移 1 例，临床耳鼻咽喉头颈外科杂志，2016.30(6)：500－501.

[3] 吴江华，丁婷婷，潘毅，等. 以远处转移为首发表现的 24 例甲状腺滤泡癌临床病理特征分析，中国肿瘤临床，2016.43(13)：5552－556.

[4] 赵海娜，骆洪浩，彭玉兰. 隆突性皮肤纤维肉瘤的高频超声表现. 临床超声医学杂志，2016，18(6)：412－414.

[5] 吴共发，邱丽浈，郑秋华. 隆突性皮肤纤维肉瘤超声及临床病理分析，中国超声医学杂志，2016.32(4)：380－382.

病例 56　导管内乳头状癌

一、病例简介

患者，女，50 岁，右乳头暗红色溢液。

超声检查：右乳外下象限腺体回声紊乱，与对侧外下象限相比血供丰富，右侧外下象限可见数个低回声结节，较大者位于 7 点距乳头 3cm 处，大小约 15.7mm×7.2mm，边界欠清，形态欠规则，可见血流信号，测 PSV 13.5cm/s，RI 0.73。双侧乳腺导管未见扩张。彩色多普勒未见异常血流信号。

双侧腋窝均可见淋巴结回声，左侧大者 12mm×6mm，右侧大者 16mm×7mm，皮髓质界限清，可见淋巴门血流（病例 56 图 1）。

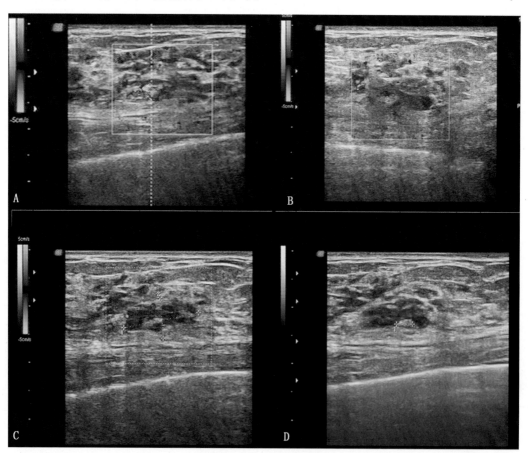

病例 56 图 1　超声检查

超声提示：右乳多发低回声结节，BI－RADS Ⅳ——多考虑导管内病变。

病理结果：右乳导管内乳头状癌：导管内乳头状瘤及导管原位癌；部分为导管内乳头状瘤。

二、相关知识

1. 概述　乳腺癌是女性最常见的恶性肿瘤之一，发病率占全身各种恶性肿瘤的 7% ~ 10% 。近年来，其发病率稳步上升，但死亡率却有所下降，这归因于乳腺癌早期诊断及手术技术和放化疗水平的提高。此外，新的靶向药物治疗也显著地提高了乳腺癌的生存期。尽管诊疗技术有了很大进步，乳腺癌仍是女性肿瘤死亡的第二大原因。

2. 发病机制及分型

（1）发病机制　与下列因素有关：遗传因素、基因突变、机体免疫功能下降、神经功能状况等。

（2）导管内肿块分型　分为三型：肿块未充满导管、肿块充满导管、肿块蔓延到导管外。

恶性导管内病变常位于距乳头 2cm 以远的周围导管，包括导管内原位癌和浸润性导管癌。

良性导管内病变主要包括导管内乳头状瘤、纤维囊性变。

高危导管内病变：主要包括导管内乳头状瘤伴邻近不典型导管增生，不典型导管增生。

3. 临床与超声特征性表现

（1）临床表现：触诊有包块。皮肤改变：橘皮样改变、酒窝征、皮肤溃烂；乳头内陷；乳头溢液；患侧上肢水肿。

（2）超声表现：肿瘤边界不整，凹凸不平，无包膜，边界呈锯齿状或蟹足状，界限往往不清；内部多呈低回声、实性衰减暗区、分布不均，少数呈等回声或强回声；肿瘤后壁回声减低或消失；肿瘤后方回声亦呈衰减暗区；肿瘤向组织或皮肤呈蟹足样浸润；肿瘤中心有液化坏死时，可见低回声或无回声暗区；CDFI 肿瘤内血流信号增多，并有新生血管及动静脉瘘形成，PSV > 20cm/s，RI > 0.70。

4. 诊断及鉴别诊断

（1）诊断：辅助检查：超声检查是乳腺的常规检查项目；钼靶 X 线；乳管镜；乳腺 MRI；冰冻切片或（和）石蜡切片的病理诊断结果是乳腺癌的最终诊断。

（2）鉴别诊断：需要与该病鉴别的疾病包括乳腺囊肿、乳腺导管扩张症、乳腺增生症、乳腺纤维瘤、乳腺囊性增生病、浆细胞性乳腺炎、乳腺结核等。

三、学习要点

1. 导管内乳头状癌的临床表现。
2. 导管内乳头状癌的声像图特征。
3. 导管内乳头状癌的诊断及鉴别诊断。

参 考 文 献

［1］贾丽丽，白雪，张玉清，等. 乳腺癌患者分子亚型、病理类型及免疫组化分析. 河北医药，2019，41(20)：3102 – 3105.

［2］林敏，何以枚，林礼务，等. 导管内乳头状癌与外周型导管内乳头状瘤的超声鉴别诊断. 中国超声医学杂志，2013，29(11)：979 – 982.

［3］杨文涛. 乳腺乳头状病变的诊断与鉴别诊断. 诊断病理学杂志，2008，15(4)：257 – 260.

病例 57　浆细胞性乳腺炎

一、病例简介

病例 1：

患者，女，23 岁。哺乳期，患者自诉无发热，按压隐痛，触诊乳晕区有包块，约 4 天。

超声检查如病例 57 图 1 所示。

超声提示：右侧乳腺多发片状低回声区（多考虑浆细胞性乳腺炎）。

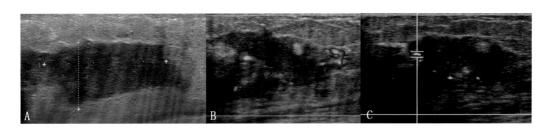

病例 57 图 1　超声检查

注：C 图：RI：0.63

病例 2：

患者，女，31 岁，非哺乳期。患者自诉有低热，探头加压剧痛，乳晕区皮肤红肿充血，乳头有淡黄色脓液流出，有明显包块，约 1 周余。

超声检查如病例 57 图 2 所示。

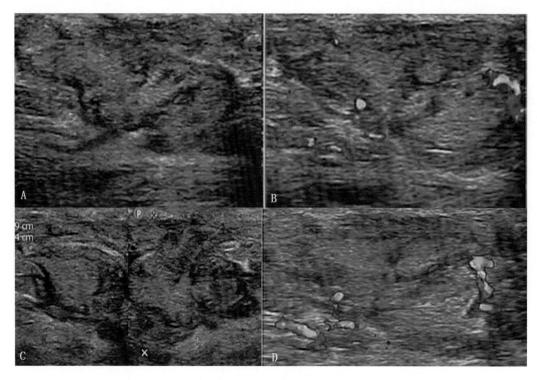

病例 57 图 2　超声检查

超声提示：左乳 5 ~ 9 点方向乳腺回声不均匀，可见低弱回声区，炎症？请结合临床。

治疗后复查，超声所见（病例 57 图 3）如下。

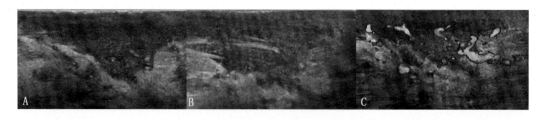

病例 57 图 3　治疗后复查超声所见

超声提示：左乳片状低回声（考虑浆液性乳腺炎）。

病例 3：

患者，女，30 岁，哺乳期，患者自诉无发热，疼痛不适，乳晕区触诊包块就诊，约 1 周。

超声检查如病例 57 图 4 所示。

超声提示：右乳结构紊乱并散在低回声（浆液性乳腺炎？）。

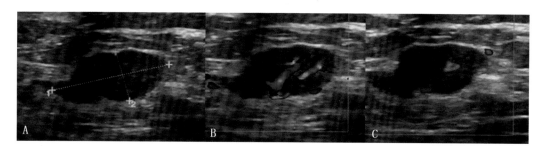

病例 57 图 4　超声检查

二、相关知识

（一）概述

浆细胞性乳腺炎（plasma cell mastitis，PCM）又称乳腺导管扩张症（MDE），是一种好发于非哺乳期，以导管扩张和浆细胞浸润为病变基础的慢性非细菌性乳腺炎症（粉刺性乳腺炎、闭塞性乳腺炎、管周性乳腺炎）。PCM 是临床上罕见且易误诊的疑难乳腺疾病。虽然近年，随着医疗技术的不断进步，其临床诊断率有所升高，但是由于 PCM 超声声像图表现多样，易与乳腺癌等混淆，术前诊断率不高，在影像学层面明确诊断该病还是比较困难，但可以通过回顾分析典型病例声像图可以尽可能提高超声对该疾病的诊断率。浆细胞性乳腺炎临床较少见，发病率占乳房良性疾病的 4% ~ 5%，临床误诊率 60%~90%。

（二）发病机制

大多数患者发病并无明显诱因，故认为是一种自身免疫性疾病。

哺乳障碍、乳房外伤、炎症、内分泌失调、乳房退行性变是引起乳腺导管引流不畅、阻塞、内分泌物淤滞等症的重要原因，由此可导致管腔内中性脂肪刺激管壁，纤维组织增生，进而破坏管壁进入间质引起剧烈的无菌性反应。异常刺激可使导管上皮产生异常分泌、导管明显扩张，是该病发生的主要因素；单纯性的阻塞不会引起导管扩张，但导管排泄不畅可使本病由溢液期发展到肿块期。厌氧菌在导管内滋生引起的化脓性炎症。总之，乳腺导管阻塞和激素的异常刺激是该病的病理基础，而早已存留于导管内的细菌滋生是继发感染和加重病情的重要因素。

有学者将浆细胞性乳腺炎病理改变表现分为两组：年轻患者表现为非扩张的导管周围明显的炎症反应；年老患者表现导管扩张，其扩张的导管周围几乎没有炎症反应。亦有学者将浆细胞性乳腺炎病理改变表现分为两型：①浆细胞性肉芽肿型：该型肿块切面呈灰褐色，质软，镜下正常乳腺结构被破坏、组织细胞及异物巨细胞反应，形成以浆细胞为主的肉芽肿；②导管扩张型：该型切面呈灰白色，质稍硬，镜下可见扩张的导管，管壁增厚呈玻璃样变，管腔内有脂类样物质或脱落碎屑。管周有浆细胞、淋巴细胞等呈病灶。

（三）临床与超声特征表现

1. 临床表现　高峰年龄为 30 ~ 40 岁和 50 ~ 60 岁，多见于 30 ~ 40 岁非哺乳期或哺乳期妇女，常以乳房肿块、乳头溢液为首次就诊症状。乳头溢液多呈淡黄色浆液性，少见血性溢液。乳房肿块多位于乳头后方不规则肿物，急性期较大，亚急性期及慢性期缩小成硬结。同侧腋窝淋巴结肿大，质软，压痛明显。乳头回缩，乳晕区皮肤橘皮样改变，系炎症反应所致。后期可出现肿块软化而形成脓肿，久治不愈者可出现通向乳管开口的瘘管。细胞性乳腺炎起病急，病程较长，且易复发。

PCM 的分期及不同时期的临床表现：

急性期(约 2 周)：乳晕周围肿块伴有疼痛、皮肤红肿等急性乳腺炎表现，可有腋窝淋巴结肿大、压痛，但质软，全身反应轻，白细胞计数多不高。部分患者可继发感染形成乳腺脓肿。

亚急性期(约 3 周)：急性乳腺炎消退，以肿块为主，可与皮肤粘连，压痛减轻，乳头向肿块内陷、偏斜，按压肿块有的可自乳头排出黄色浑浊黏液，排液后肿块较前缩小、变软。

慢性期：久治不愈或是反复发作者，肿块缩小成硬结，索条形或纺锤形，与乳管走行一致，多位于乳晕区内，边界不清，与周围组织及皮肤粘连，可见橘皮样改变，多有乳头凹陷，严重者可有乳房变形，少数患者可见乳晕区慢性窦道形成。

2. 超声表现　急性期腺体导管扩张，管腔内有时隐约可见实质性回声，透声较差。随病情进展，乳晕区腺体内可见边界不清，形态不规则的低回声区或混合性回声，病灶位置较表浅，常突破皮下脂肪层达到皮肤，后方回声不增强，甚至衰减；CDFI：肿块内部有血流信号，呈略丰富血流信号。

(四)诊断及鉴别诊断

1. 诊断　术中快速冰冻切片和术后石蜡切片病理学检查是诊断该病的可靠依据。

其他影像学检查：超声检查；钼靶检查：乳晕后区腺体结构紊乱，夹有条索样及囊样透亮影，晕区皮肤增厚，深部一模糊肿块，密度不均匀。有时可见周围假"毛刺征"及粗颗粒样圆形钙化，但有别于乳腺癌簇样沙砾样钙化；CT 扫描：炎症早期显示乳晕区皮肤增厚，主乳管区软组织阴影；后期病变周围有类圆形小结节且结节间有桥样连接(其为 PCM 特有征象)；乳管内镜检查：可见各级乳管扩张，官腔内充满棉絮样、网织状沉积物或黄金样炎性结晶体，部分病例可合并乳管内乳头状瘤；细针穿刺细胞学检查、乳头溢液细胞学检查，可见坏死组织、炎性细胞、浆细胞、淋巴细胞、脓细胞等。

2. 鉴别诊断

(1)与乳腺癌鉴别：PCM 易与乳腺癌相混淆，尤其要注意鉴别。

临床特点有助于 PCM 诊断：发病年龄较年轻(30～40 岁多见)；肿块伴有疼痛具有临床意义；肿块多位于乳晕深部或乳晕边缘，呈条索性状或纺锤状，且与乳头有牵连；由肿块远端向乳头方向按压，乳头有非血性积液排出，肿块随之缩小、软化；乳管内视镜显示各级乳管扩张和炎性沉积物，且能排除乳管内早期乳癌；病程长且反复发作者可基本排除乳腺癌，能够确定肿块是在 2 周内出现者多不考虑乳腺癌；经诊断治疗，炎症减退、乳管疏通、肿块缩小、软化者，多考虑 PCM。

临床特点有助于乳腺癌诊断：乳腺癌是乳腺导管上皮及末梢导管上皮发生的恶性肿瘤。据国内统计，除子宫癌外，乳腺癌占女性恶性肿瘤的第二位。大多发生 40～60 岁、绝经期前后的妇女；早期表现为无痛、单发的小肿块、质硬、表面不光滑、与周围组织分界不清，在乳房内不易被推动；乳腺癌逐渐增大，侵入 Cooper 韧带，肿块处皮肤往往有凹陷；随着肿瘤逐渐增大，可出现乳房缩小、变硬、腋窝淋巴结肿大、连接成硬结；晚期，肿瘤侵入胸大肌，与之固定，并与皮下组织广泛粘连，形成"橘皮样"外形，且发生溃破。

（2）与乳腺结核鉴别：乳腺结核声像图特征：皮肤破溃，容易形成窦道，经久不愈；肿物边界不清晰，几乎没有边界；肿物内有不规则液性暗区，伴较多杂乱回声，符合干酪样坏死特点；肿物浸润肋骨，骨皮质连续性中断；肿物血供少，为乳腺结核常见血供特点。

（3）与急性乳腺炎鉴别：急性乳腺炎声像图特征：早期表现为腺体增厚，内部回声不均匀，边界模糊不清，形态不规则，回声增强；晚期可形成不均质增强团块，如形成脓肿，内部可见不规则的无回声区，边界厚且不光滑，时间长者形成强弱不均质的镶嵌样改变。CDFI：显示肿块周边及内部呈点状散在血流信号。

三、学习要点

1. 浆细胞性乳腺炎的临床与超声表现。
2. 浆细胞性乳腺炎的诊断及鉴别诊断。

参 考 文 献

[1] 王华,倪青,高宇哲,等.核因子 – κBp65 和细胞间黏附分子 – 1 在浆细胞性乳腺炎中的表达意义. 中华实验外科杂志, 2016, 33(4): 947 – 949.

[2] 唐文, 何山, 郑轲, 等. 浆细胞性乳腺炎的临床研究. 中华实用诊断与治疗杂志, 2008, 22(11): 810 – 811.

[3] Mchoney M, Munro F, Mackinlay G. Mammary duct ectasia in children: Report of a short series and review of the literature. Early Human Development, 2011, 87(8): 527 – 530.

病例58　左侧腋下汗腺瘤

一、病例简介

患者，女，15岁，未婚，因"发现左侧腋下包块2年"入院。

专科检查：左侧腋下可见一大小约4cm×3cm大小的肿物，质较硬，表面光滑，与周围组织分界欠清，活动度良好，无触压痛，无表面皮肤破溃，无瘙痒，无局部皮温升高。

超声检查（病例58图1）：左侧腋窝皮下探及大小7.2cm×1.8cm的混合回声包块，界限清，形态欠规则，呈分叶状，于中上段无回声内探及大小3.4cm×1.8cm的较强回声，内部回声尚均匀，彩色观察，其内见丰富的血流信号。弹性图像显示：病灶区呈杂乱的蓝绿相间分布，定量分析，周围正常组织与病灶组织弹性系数应变比值为(3.05)。

超声提示：左侧腋窝囊实性病变，考虑淋巴管囊肿并炎性肉芽肿可能，病灶弹性评分2分，其他病变待排查。

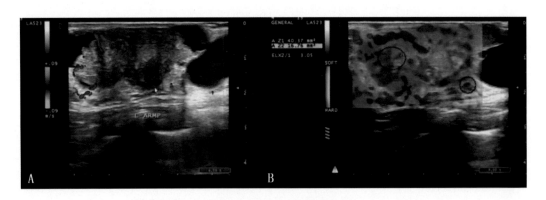

病例58图1　超声检查

注：A图：超声二维及超声多普勒；B图：超声二维及弹性成像

胸部MRI示（病例58图2）：左侧腋窝皮下脂肪层占位，目前多考虑良性病变，脉管瘤可能性大；不除外低度恶性肿瘤性病变可能。

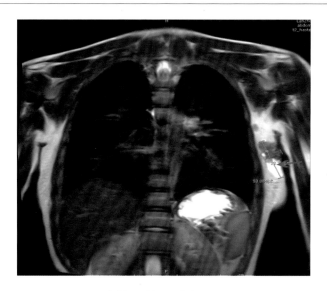

病例 58 图 2　胸部 MRI

注：红色箭头所指为病变位置

病理检查（病例 58 图 3）：左侧腋下皮肤附属器肿瘤，符合汗腺瘤。

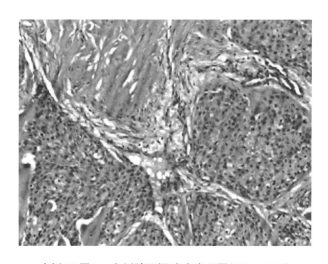

病例 58 图 3　左侧腋下汗腺瘤病理图（HE，×100）

二、相关知识

（一）概述

汗腺瘤又称结节性汗腺瘤或小汗腺顶端螺旋瘤，为起源于汗腺的肿瘤。

（二）发病机制

往往是外伤后发病，如电灼伤、放射或其他刺激后等。

（三）临床与超声特征性表现

1. 临床表现　临床上少见，好发于成年人，女性多于男性。好发部位以头颈部及胸腹壁、会阴、外阴、腋窝、四肢多见。皮损常为单个的皮内结节，生长缓慢，质硬，表面光滑，可破溃而形成溃疡。部分病例可发生侵袭性生长。少数尚可发生转移。

2. 超声表现　文献报道的汗腺瘤多以囊实性肿块多见，界限清，以囊性为主，囊内可见不规则强回声分隔，呈多房结构。CDFI 观察血流较丰富。

（四）诊断及鉴别诊断

1. 诊断　好发于头颈部及胸腹壁、会阴、外阴、腋窝，皮损区出现单个生长缓慢的结节。影像学无法直接确诊。

2. 鉴别诊断

（1）皮脂腺囊肿：多见于皮脂腺分布密集部位，如：头面及背部。表面可见皮脂腺开口的小黑点。囊内为皮脂与表皮角化物聚集的油脂样"豆渣物"，易继发感染伴奇臭味。

（2）神经纤维瘤病：可夹杂有脂肪、毛细血管等。为多发性，且常对称。大多无特殊症状，但也可伴有明显疼痛，皮肤常伴有咖啡样色素斑，肿物可如乳房状悬垂。

三、学习要点

1. 软组织汗腺瘤的临床表现和病理特点。

2. 软组织汗腺瘤的声像图特征及鉴别诊断。

参 考 文 献

[1] 柳展梅，鄂占森，吕海霞，等．腹壁透明细胞汗腺瘤超声表现 1 例．中国临床医学影像杂志，2012，23（2）：150 – 151.

病例59　睾丸炎

一、病例简介

患者，男，25岁。

超声检查：左侧睾丸明显肿大，其实质内回声不均性减低，彩色观察可见较丰富血流信号（病例59图1）。

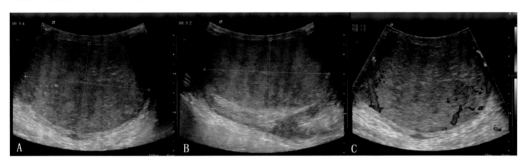

病例59图1　超声检查

二、相关知识

（一）概述

睾丸炎通常由细菌和病毒引起。睾丸本身很少发生细菌性感染，由于睾丸有丰富的血液和淋巴液供应，对细菌感染的抵抗力较强。细菌性睾丸炎大多数是由于邻近的附睾发炎引起，所以又称为附睾－睾丸炎。常见的致病菌是葡萄球菌、链球菌、大肠杆菌等。病毒可以直接侵犯睾丸，最多见是流行性腮腺炎病毒，这种病原体主要侵犯儿童的腮腺。但是，这种病毒也好侵犯睾丸，所以往往在流行性腮腺炎发病后不久，出现病毒性睾丸炎。

（二）病因及分类

1. 流行性腮腺炎　男性患有睾丸炎的常见原因之一，是由于流行性腮腺炎病毒的影响。青春期后期的男性朋友，经常会患有流行性腮腺炎。而男性患病后，炎症病毒会通过血液循环，进入睾丸，从而诱发睾丸炎症。

2. 附睾感染　男性的附睾与睾丸毗邻，往往会由于附睾炎而诱发男性睾丸炎。睾丸炎常见的病因有哪些？由于男性睾丸中的活性物质多、血液循环好，所以细菌不易停滞感染。但是，男性患有了附睾炎后，往往会导致细菌直接感染到男性的睾丸，诱发男性睾丸炎。

3. 睾丸损伤　如果男性的睾丸受到损伤后，未及早进行科学有效的处理，也会使细菌直接感染伤口,从而诱发男性睾丸炎。专家指出,大力的挤压、碰撞等都可能会诱发男性睾丸炎。

（三）临床与超声特征性表现

1. 临床表现　高热、畏寒；睾丸疼痛,并有阴囊、大腿根部以及腹股沟区域放射痛；患病睾丸肿胀、压痛。如果化脓,触诊有积脓的波动感；常伴有阴囊皮肤红肿和阴囊内鞘膜积液；儿童发生病毒性睾丸炎,有时可见到腮腺肿大与疼痛现象。

2. 超声表现　患者睾丸普遍性肿大,表面整齐光滑；睾丸实质回声均匀减低或中等回声,化脓性睾丸炎可有局部不规则低回声或无回声区,睾丸实质回声不均匀；可伴有继发性睾丸鞘膜积液,表现为睾丸周边新月形无回声区,位于睾丸外周的化脓病变破入鞘膜腔时,尚可引起多量积液和鞘膜积脓征象；彩色多普勒显示:睾丸内丰富血流信号。彩色血流信号在化脓性睾丸炎的坏死灶和脓肿区内减少。频谱多普勒显示动脉低阻血流；一旦出现高阻反向舒张期血流,提示静脉回流严重障碍,需要积极处理。

（四）诊断及鉴别诊断

1. 诊断　根据临床症状体征、超声检查表现及抽血化验血象升高,可以明确睾丸炎诊断。

2. 鉴别诊断

（1）睾丸炎:有发热,睾丸疼痛等症状,儿童常与腮腺炎并发,很少单独发生；整个睾丸内血管明显增多,走行及分布有规则有序,动静脉伴行,很容易显示其血管长轴；病变区动脉阻力指数为低阻；不会有腹膜后淋巴结转移。

（2）睾丸淋巴瘤:病变区血供增粗,走行不规则,多呈分支状；病变区动脉阻力指数较睾丸炎低；常有腹膜后淋巴结转移。

（3）精原细胞瘤:生长缓慢,多有隐睾病史；病变区血管多少与肿物大小呈正比；病变区动脉阻力指数为高速低阻。常有腹膜后淋巴结转移。

三、学习要点

1. 睾丸炎的病因及分类。
2. 睾丸炎的临床表现与超声表现。
3. 睾丸炎的诊断及鉴别诊断。

参 考 文 献

[1] 冯雪莹,韩代书. 睾丸炎. 中国组织化学与细胞化学杂志,2010,19(5):503 – 507.

[2] Mclachlan RI, Rajpert – de Meyts E, Hoei – hansen CE, et al. Histological evaluation of the human testis – approaches to optimizing the clinical value of the assessment: mini review. Human reproduction(Oxford, England), 2007, 22(1): 2 – 16.

[3] 陈振,李献国,周世领,等. 彩色多普勒超声对睾丸扭转与急性附睾 – 睾丸炎的鉴别诊断. 中国超声医学杂志,2003,19(11):852 – 853.

[4] 张鸿毅,白安胜,高继学,等. 布氏杆菌性附睾睾丸炎 11 例诊治体会. 现代泌尿外科杂志,2016,21(9):694 – 696.

病例 60　精原细胞瘤

一、病例简介

患者，男性，52 岁。

现病史：患者于 5 年前无诱因出现左侧阴囊肿大，轻微疼痛，当时未予重视，无尿频、尿急、尿痛及肉眼血尿，未予特殊处理。近 1 年来发现左侧阴囊较前增大，疼痛较前加重，伴两侧腹股沟处疼痛。

查体：体温：36.9℃、脉搏：78 次/分、呼吸：19 次/分、血压：126/76mmHg。营养良好，步入病室，主动体位，表情自如，言语不流利，神志清楚，查体合作，步态正常。

专科查体：左侧阴囊肿大，约 9cm×7cm 大小，囊性感，表面光滑，推之可活动，无压痛，透光试验(+)，睾丸可触及。右侧如常。

超声检查：左侧阴囊内未见明确睾丸组织回声，代之以大小约 76mm×48mm 不均质回声，边界清，形态尚规则，内回声不均，似由数个低回声、等回声结节融合，血流信号丰富，呈长条样，并于该不均质回声内可见大小约 16mm×11mm 类睾丸回声，内可见散在分布点状强回声；左侧阴囊内不均质回声上方可见范围 66mm×27mm 液性暗区，透声好，未见异常血流信号；右侧睾丸形态如常，大小 36mm×20mm，实质内可见散在分布点状强回声，睾丸实质见稀疏彩色血流信号(病例 60 图 1)。

CT 检查：右侧睾丸形态如常，右侧阴囊内可见点状高密度灶，左侧阴囊内见一大小约 7.23cm×5.39cm 软组织密度包块，CT 值为 43HU，边界清，形态尚规则，密度尚均匀，左侧阴囊亦可见液性低密度影积聚。双侧腹股沟区见多发淋巴结影(病例 60 图 2)。

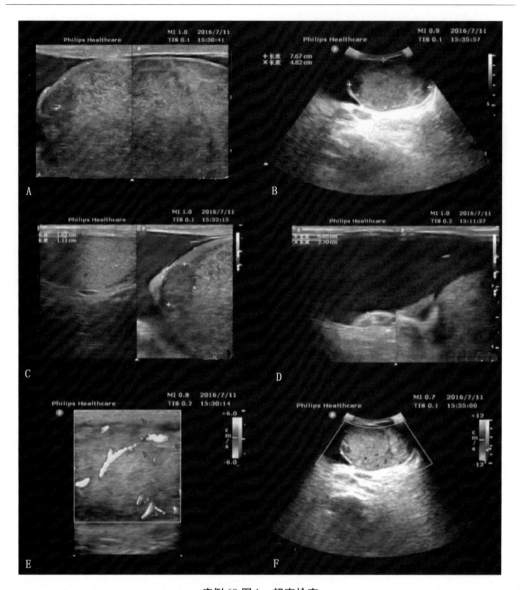

病例 60 图 1　超声检查

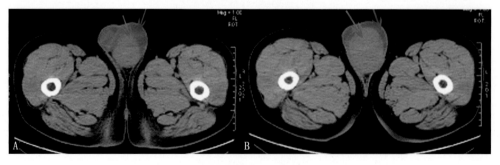

病例 60 图 2　CT 检查

注：红色箭头所示为病变所在；蓝色箭头所示为液化低密度影

实验室检查：绒毛膜促性腺激素 25.90mIU/ml。

病理结果(病例 60 图 3)：(左侧睾丸)经典型精原细胞瘤，可见微血管及淋巴管浸润，癌组织累及睾丸网，未穿透睾丸白膜，附睾组织未见瘤组织累及。

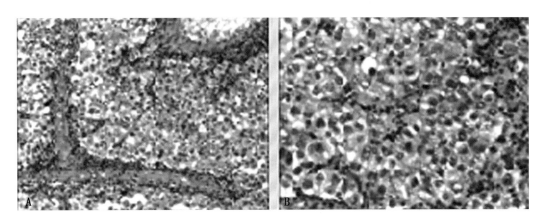

病例 60 图 3　病理检查

二、相关知识

(一)概述

精原细胞瘤起源于睾丸原始生殖细胞，为睾丸最常见的肿瘤，约占 60%，多发生于中青年，常为单侧性，右侧略多于左侧。

(二)病因及分型

1. 病因

(1)隐睾：此为本病发生的主要原因，人群中发生该肿瘤的机会要比正常人高 20～40 倍。其原因可能与隐睾位置、局部温度、血运障碍、内分泌功能失调和性腺发育不全有关

(2)遗传：近年有人统计精原细胞瘤患者中，其近亲中有 16% 左右有肿瘤病家族史。

(3)外伤：认为外伤不是肿瘤发生的直接原因，但睾丸外伤后，局部有小血肿形成或血循环障碍，组织变性萎缩等，在此基础上发生肿瘤。

(4)感染：多种病毒性疾病，如麻疹、天花、病毒性腮腺炎及细菌性炎症，均可并发睾丸炎，致睾丸细胞变形而发生精原细胞瘤。

(5)激素：内分泌与睾丸肿瘤的成因有关。如睾丸肿瘤多发于性腺旺盛的青壮年，或在内分泌作用活跃时期；动物实验如给鼠类长期服用雌激素，可诱发精原细胞瘤。

2. 分型　精原细胞瘤分 3 个亚型：①典型精原细胞瘤：约占 80%，生长较慢，预后好；②未分化精原细胞瘤：约占 10%，恶性程度较高，预后比典型精原细胞瘤差；③精母细胞精原细胞瘤：约占 10%，多见于 40 岁以上患者。

(三)临床与超声特征性表现

1. 临床表现　精原细胞瘤恶性程度较低，生长缓慢，发病距就诊时间往往较长，临

床症状隐蔽，不易引起患者注意，患者有时仅有睾丸沉重不适及胀痛感，偶也可触及无痛性肿物。

2. 超声表现　可分为团块和弥漫型。

团块型：睾丸实质内可见低回声肿物，边界较清楚，形态较规则，内部回声较均匀，少数内见散在点状强回声及小片状无回声，肿物内部血流信号较丰富。

弥漫型：表现为睾丸体积增大，回声减弱，无团块回声，内部血流信号丰富。

（四）诊断及鉴别诊断

1. 诊断　主要根据影像学和组织病理学检查诊断。

2. 鉴别诊断

（1）生殖细胞肿瘤：包括精原细胞瘤和非精原细胞瘤（如胚胎性癌、内胚窦瘤、畸胎瘤、混合性生殖细胞瘤）。

（2）非生殖细胞肿瘤：间质细胞瘤、支持细胞瘤、生殖基质癌，以上肿瘤的混合性者，如错构瘤、黏液性囊腺瘤伴灶性癌变、横纹肌肉瘤、淋巴瘤。

（3）睾丸肿瘤样病变：表皮样囊肿、睾丸炎、睾丸囊肿、睾丸结节。

三、学习要点

1. 精原细胞瘤的病因及分型。

2. 精原细胞瘤的临床表现与超声表现。

3. 精原细胞瘤的诊断及鉴别诊断。

参 考 文 献

［1］Cook MB, Akre O, Forman D, et al. A systematic review and meta – analysis of perinatal variables in relation to the risk of testicular cancer – experiences of the son. International journal of epidemiology, 2010, 39(6): 1605 – 1618.

［2］陈坤, 钱晶, 张卓. 睾丸精原细胞瘤的诊治进展. 山东医药, 2019, 15: 111 – 114.

［3］郝多多, 米骏麟. 隐睾精原细胞瘤破裂超声表现 1 例. 中国医学影像技术, 2019, 12: 1812.

病例 61　睾丸表皮样囊肿

一、病例简介

患者，男，20 岁，8 个月前无明显诱因左侧阴囊出现小结节，无自觉症状；结节逐渐增大，累及右侧阴囊。

现病史、既往史：无特殊。

超声检查如病例 61 图 1 所示：

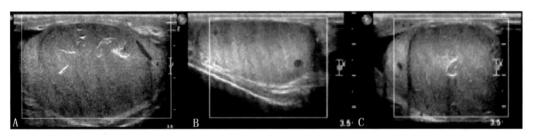

病例 61 图 1　超声检查

病理检查如病例 61 图 2 所示：

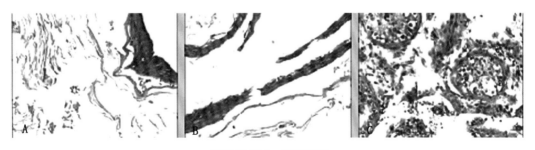

病例 61 图 2　病理结果

注：（左侧睾丸）表皮囊肿，附睾管及曲细精管形态未见明显异常

二、相关知识

（一）概述

睾丸表皮样囊肿又称为角质囊肿，极为少见，约占睾丸肿瘤的 1%，是一种可能起源于生殖系统的不常见良性肿瘤，患者年龄分布范围较广，3～77 岁均有报道，多数患

者年龄为 20 ~ 40 岁。右侧睾丸较左侧略多。

（二）病因

发生于表皮的表皮样囊肿是由于皮肤表皮细胞碎片在异位所生成的囊肿，故又名上皮囊肿。常由于皮肤外伤所致，有时发病与外伤间隔多年，或者伤情轻微而难以回忆。多见于从事手工操作的工人，故以指端和手掌较为常见。此外，趾和跖部也属好发部位，偶见于前额和头顶等部。

（三）临床表现与超声特征性表现

1. 临床表现　多数患者无症状，偶于自检或体检时发现光滑、质硬、无痛性肿块，直径一般为 2 ~ 3cm。少数患者有阴囊疼痛、阴囊肿大或轻微不适感。

2. 超声表现

（1）洋葱环征型：表现为内部呈规则层状洋葱环样或漩涡样排列结构，其中强回声与低回声相互交替分布，其病理基础是病灶内分层排列的角化物。

（2）周边钙化型（蛋壳样钙化型）：表现为周边呈环状或蛋壳样强回声，其病理基础为纤维包膜的钙化，彩色多普勒显示病灶内无血流信号。

（3）类实性肿块型：表现为边界清楚的低回声肿块，呈圆形或卵圆形，内部回声均质。

（4）混合回声型：表现为形态欠规则混杂回声团块，周边可见低回声晕，内部回声混杂，以低回声为主，可见散在的小囊样结构。

（四）鉴别诊断

睾丸表皮样囊肿为囊性肿物，由于其特有的病理学改变，超声声像图表现多样，要注意与实性肿物如纤维瘤等鉴别：表皮样囊肿内部无血流信号，纤维瘤内部可探及血流信号。

三、学习要点

1. 睾丸表皮样囊肿的声像图特征。
2. 睾丸表皮样囊肿的诊断及鉴别诊断。

参 考 文 献

[1] Cook MB, Akre O, Forman D, et al. A systematic review and meta – analysis of perinatal variables in relation to the risk of testicular cancer——experiences of the son. International journal of epidemiology, 2010, 39(6)：1605 – 1618.

[2] 陈坤，钱晶，张卓. 睾丸精原细胞瘤的诊治进展. 山东医药，2019，59(15)：111 – 114.

[3] 郝多多，米骏麟. 隐睾精原细胞瘤破裂超声表现 1 例. 中国医学影像技术，2019，35(12)：1812.

病例 62　附睾横纹肌肉瘤

一、病例简介

患者，男，22岁，未婚，于5个月前无意发现左侧睾丸下方有一大小约2cm的肿块，质硬，无寒战、发热，无恶心、呕吐，无明显阴囊疼痛，无阴囊红肿等，未行特殊治疗，之后发现肿块逐渐增大，于3个月前出现间断疼痛，针刺感，外院检查考虑附睾炎，给予对症治疗，10天后肿块未见明显改变，患者出院后发现睾丸继续增大，遂就诊于我院。

专科检查：左侧睾丸下方可触及大小约5cm×4cm肿块，质硬，表面凹凸不平，活动度差，无压痛，睾丸、附睾界限不清，透光试验阴性。

超声检查（病例62图1）：于左侧附睾尾相应部位探及大小为2.5cm×2.1cm的低回声包块，界限尚清，形态尚规则，内部回声欠均匀，彩色观察其内见红蓝血流信号。

超声提示：左侧附睾尾实性占位性病变。

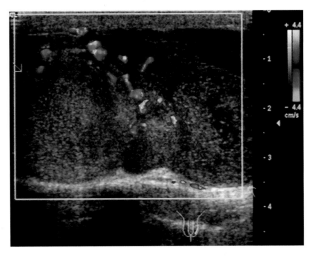

病例62图1　超声所见附睾胚胎性横纹肌肉瘤声像图

病理检查（病例62图2）：形态学改变结合免疫组化结果，符合胚胎性横纹肌肉瘤。

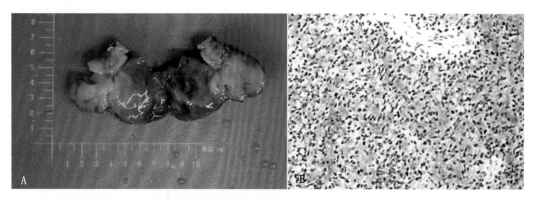

病例 62 图 2 　瘤组织由小圆形或梭形细胞构成，呈片状分布（HE 染色，×100）

二、相关知识

（一）概述

横纹肌肉瘤是起源于横纹肌细胞或横纹肌细胞分化的间叶性肿瘤，可分为胚胎性、腺泡状、多形性或梭形硬化性 4 个亚型。

（二）发病机制

病因及易感风险未知。

（三）临床及超声特征性表现

1. 临床表现　本病发病年龄较小，常表现为单侧阴囊内的无痛性肿块，常为单侧发病，以左侧多见，且多发于附睾尾部，进展快，预后差。

2. 超声表现　胚胎性横纹肌肉瘤一般较大，表现为低回声，呈分叶状，边界清，形态不规则，部分会有液化，彩色血流较丰富。

（四）诊断与鉴别诊断

1. 诊断　是来源于间叶细胞的一种恶性肿瘤。

2. 鉴别诊断　需与附睾结核、附睾腺样瘤及精液囊肿鉴别。

（1）附睾结核：病史较长，肿块内出现钙化强回声伴声影，并累及睾丸，累及阴囊皮肤甚至破溃会形成窦道。

（2）附睾腺样瘤：为良性肿瘤，多表现为高回声或等回声，界限清。

（3）附睾精液囊肿：为无回声，囊壁光滑，后方回声增强。

三、学习要点

1. 附睾胚胎性横纹肌肉瘤的临床表现和病理特点。

2. 附睾胚胎性横纹肌肉瘤的声像图特征及鉴别诊断。

参 考 文 献

[1] 殷波，宋永胜，费翔，等. 原发性附睾恶性肿瘤 4 例临床分析. 中国男科学杂志，2006，12（10）：944 – 945.

病例63 左侧胸壁冬眠瘤

一、病例简介

患者，男，56岁，因"发现左侧胸壁包块1周余"入院。

专科检查：左侧胸壁下缘皮下可触及一大小1cm×2cm包块，质软，活动度尚可，无压痛，无局部红肿及渗出。

超声检查(病例63图1)：左季肋区于皮下脂肪层探及大小3.4cm×0.7cm的较强回声区，界限清，形态尚规则，内部回声尚均匀。彩色观察可见星点状血流信号。弹性图像显示：病灶与周围组织呈均匀的绿色，定量分析，周围正常组织与病灶组织弹性系数应变比值为1.12。

超声提示：左季肋区所见较强回声，脂肪瘤可能性大，病灶弹性评分1分。

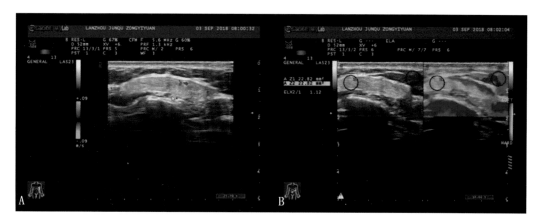

病例63图1　超声检查

注：A：超声二维及彩色多普勒；B：超声二维及弹性成像

左侧胸壁冬眠瘤CT如病例63图2所示：

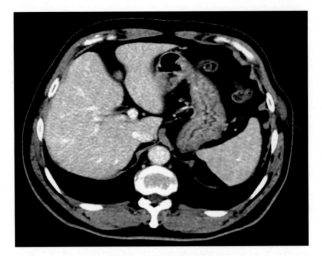

病例 63 图 2　左侧胸壁冬眠瘤 CT

注：红色箭头所示为病变所在

病理检查（病例 63 图 3）：肿瘤细胞由成熟的脂肪细胞和棕色细胞构成。

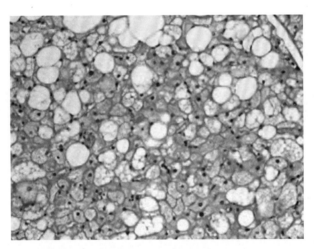

病例 63 图 3　左侧胸壁冬眠瘤病理图（HE，×100）

二、相关知识

（一）概述

冬眠瘤（hibernoma）又称棕色脂肪瘤，是棕色脂肪细胞组成的良性肿瘤。由于它们与冬眠动物的棕色脂肪相似，故称为冬眠瘤。

（二）发病机制

目前病因不明确，可能与遗传因素有关。

（三）临床与超声特征性表现

1. 临床表现　无明显的临床表现，或表现为生长缓慢的软组织肿块，通常无疼痛。

常见于成年人，通常发生于胎儿和新生儿棕色脂肪发生的地方，如肩、颈、腋下、肩胛区、纵隔等。

2. 超声表现　类似于脂肪瘤，肿块回声略强，由于含有一定成分的纤维结缔组织，肿块质地偏硬，后方有衰减，彩色观察可探及血流信号。

（四）诊断及鉴别诊断

1. 诊断　无典型临床表现及特异性影像学特征，病理检查有棕色脂肪细胞确诊。

2. 鉴别诊断

（1）脂肪瘤：是由增生的成熟脂肪组织形成的良性肿瘤，瘤体质地柔软，圆形或分叶状，位于皮下，可以推动，瘤体大小不等，可见于体表的任何部位，以肩、背、腹部为多见，多无自觉症状。质地较软，生长缓慢。

（2）脂肪肉瘤：是起源于脂肪细胞，可向脂肪细胞分化不同阶段的间叶细胞的一种恶性肿瘤。瘤体较大，生长迅速，质地较硬。

三、学习要点

1. 软组织冬眠瘤的临床表现和病理特点。

2. 软组织冬眠瘤的声像图特征及鉴别诊断。

参 考 文 献

[1] 王洲，刘芳欣，任永凤. 臀部冬眠瘤超声表现1例. 中国超声影像学杂志，2012，21（3）：192.

[2] 乔智红，王家强，刘玉，等. 右肩背部冬眠瘤一例并文献复习. 中国医师杂志，2017，19（2）：309－311.

病例64　腹壁隆突性皮肤纤维肉瘤

一、病例简介

患者，男，37岁，因"左腹部肿物伴增长20余年"入院。

专科检查：左腹部脐水平线与左乳头垂线相交部可见大小约3.0 cm×2.5 cm的皮肤肿物，突出皮肤表面约0.6cm，呈暗粉红色，触之质硬，肿物周围皮下可触及范围约5.5cm×5.0cm的皮下肿物，与周围组织界限较明显，无明显包膜，活动度尚可，但较局限。

超声检查：左侧腹壁皮下探及大小2.7cm×2.5cm低回声区，界限清，形态规则，内部回声不均匀，间以较强回声，彩色观察：其内及周边可探及丰富的红蓝血流信号。其下方腹直肌完整连续（病例64 图1）。

超声提示：左侧腹壁低回声肿物，考虑皮肤肿瘤。

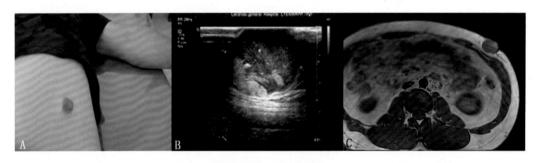

病例64 图1　超声检查

注：A：体表外观图；B：超声二维纵断面。白色箭头所示为低回声病变（M：低回声病变）C：腹壁隆突性皮肤纤维肉瘤核磁。红色箭头为病变所在

核磁检查提示：左侧腹壁皮下脂肪层内异常信号，多考虑皮肤来源良性肿瘤性病变。

病理检查（病例64 图2）：（左下腹）真皮内见纤维组织瘤样增生，形态学改变结合免疫组化染色结果，符合隆突性皮肤纤维肉瘤。

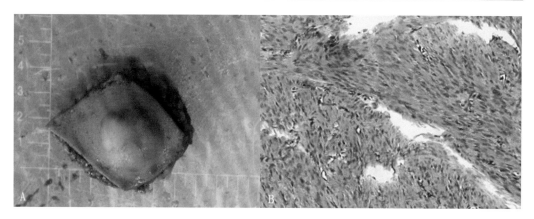

病例 64 图 2　病理检查

二、相关知识

1. 概述　本病是一种发生于真皮和皮下间叶组织的低度恶性肿瘤。侵袭性强，高度复发倾向。

2. 发病机制　病因不明确，可能与外伤、手术等因素有关。

3. 临床与超声特征性表现

（1）临床表现：多发于成年人，好发于躯干、四肢、头颈部。常因无痛性肿块就诊，初期表现为较小的皮下结节，生长缓慢，表面呈淡红色、青紫色或正常肤色。后期迅速生长，向皮肤表面隆起、质地坚韧。

（2）超声表现：多发于皮肤及皮下组织，体积较大，呈椭圆形低回声，CDFI 观察血供丰富，以病灶周边血流显示丰富为主。

4. 诊断及鉴别诊断

（1）诊断：此病罕见，临床上易误诊为良性病变。超声及其他影像学检查有助于诊断，病检确诊。

（2）鉴别诊断

纤维肉瘤：本病是一种常见的软组织肉瘤，是成纤维细胞的恶性肿瘤，可以产生网状纤维及胶原纤维，生长缓慢，好发于中年男性，肿瘤常表现为深在的单发局限性质硬结节，可局部侵袭性生长，浸润至皮下脂肪、肌肉、筋膜等，常切除后复发，病检可确诊。

三、学习要点

1. 隆突性皮肤纤维肉瘤的临床表现和病理特点。

2. 隆突性皮肤纤维肉瘤的声像图特征及鉴别诊断。

参 考 文 献

［1］轩维锋. 浅表组织超声与病理诊断. 北京：人民军医出版社，2015，45 – 47.

病例 65　结核性腹膜炎

一、病例简介

患者，女，60岁，腹部胀痛不适1个月，加重1周。

现病史：患者1个月前无明显诱因出现腹部胀痛，伴有间断恶心。

既往史、个人史等均无特殊。

实验室检查：各项化验检查无特异性改变。

血沉增快：提示细菌感染、组织损伤、结核风湿等疾病活动。

超声提示：腹腔巨大囊性肿物（病例65图1）。

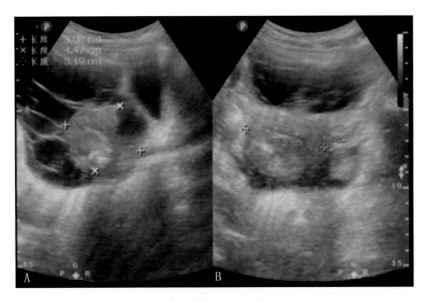

病例 65 图 1　超声检查

增强 CT 提示：腹盆腔大量液性密度影，并广泛腹膜增厚，考虑结核性腹膜炎可能，并腹腔大量包裹性积液（病例65图2）。

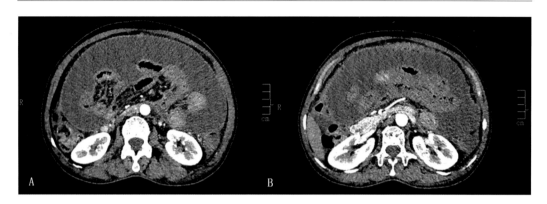

病例 65 图 2　增强 CT

病理诊断（病例 65 图 3）：（腹腔囊壁及囊液）慢性肉芽肿性炎。

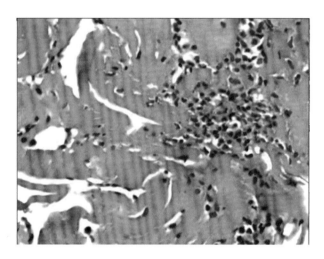

病例 65 图 3　病理诊断

注：高度考虑结核；不除外寄生虫（包虫等）感染

二、相关知识

（一）概述

结核性腹膜炎是由结核分枝杆菌引起的慢性、弥漫性腹膜感染。结核性腹膜炎在任何年龄层均有发病，病理改变为腹膜充血、水肿、毛细血管扩张致液体渗出和纤维蛋白渗出，造成腹腔积液、积脓，腹膜增厚、肠管粘连及肉芽组织增生等。

（二）发病机制及分类

1. 病因和发病机制　本病主要继发于肺结核、腹腔内结核或盆腔结核病灶，相当部分本病患者可同时发现这些结核原发灶。

2. 分类　根据病理解剖特点，分为渗出型、粘连型和干酪型。

（三）临床与超声表现

1. 临床表现　主要临床表现为腹痛、腹胀、发热、消瘦、食欲缺乏等。

2. 超声表现（病例65 图4）

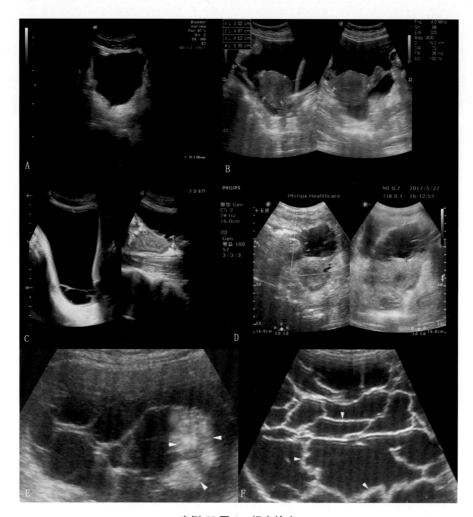

病例65 图4　超声检查

（1）腹水型：腹腔内可探及小片状液性暗区，局限在肠襻之间，亦可见大片状液性暗区，内可见带状强回声和密集的细弱点状回声，振动腹壁点状回声可移动，带状回声可飘动，腹膜增厚，粗糙，表面结节状，不光滑，液性暗区可由带状回声围成类囊肿样结构，称之为结核性假性囊肿。

（2）团块型：由纤维样带状回声和肠管围成团块，肿块边缘不规则，轮廓不清，内部回声强弱相间，其中部分暗区可见翻滚之点状回声，提示肠管被包绕在团块中。

（3）混合型：上述两型同时存在。

（4）结节型：可见单个或融合成团的弱回声区，其包膜呈均匀的低回声，提示淋巴结肿大。

（四）诊断及鉴别诊断

1. 诊断　有以下情况应考虑本病：①中青年患者，有结核病史，伴有其他器官结核病的证据；②长期不明原因发热，伴有腹痛、腹胀、腹水、腹部包块、腹壁柔韧感；③腹水为渗出液，总蛋白 >25g/L，白细胞 >500×10^6/L，以淋巴细胞为主，ADA 活性增高，普通细菌培养阴性；④X 线检查发现肠粘连等征象；⑤PPD 试验呈强阳性。

典型病例可做出临床诊断。不典型病例，主要是有游离腹水病例，可行腹腔镜检查并做活检，符合结核病改变可确诊。有广泛腹膜粘连者应结合腹部 B 超、CT 等检查排除腹腔肿瘤，有手术指征者可剖腹探查。

2. 鉴别诊断　由于本病的临床表现常不典型，往往给诊断带来困难，误诊率较高，国内报告达 14%，约有 1/4 患者经剖腹探查、腹腔镜检查或尸检才确诊，因此应认真进行鉴别诊断。

（1）与有腹水的疾病鉴别：①肝硬化失代偿：患者有肝功异常、门脉高压、脾功亢进、肝病面容及蜘蛛痣等表现。腹水为漏出液。典型病例不难鉴别，但需注意肝硬化腹水的患者有时可合并结核性腹膜炎；②癌性腹水：多为血性腹水，反复腹水检查可找到瘤细胞；③其他缩窄性心包炎、肝静脉阻塞综合征：均可产生腹水，但两者均有相应的心包和肝脏体征，腹水顽固难消。

（2）与发热为主要表现的疾病鉴别：结核性腹膜炎有稽留热时需与伤寒鉴别。伤寒常有表情淡漠、相对缓脉、血清 widal 反应及血培养阳性。

（3）与腹痛为主要症状的疾病鉴别：应注意与克罗恩病、慢性胆囊炎、慢性阑尾炎、消化性溃疡、异位妊娠等疾病鉴别。合并有肠梗阻、穿孔及腹膜炎时，应与其他原因引起的急腹症鉴别。

（4）与腹块为主要体征的疾病鉴别：本病有时与卵巢囊肿、结肠癌、卵巢癌等恶性肿瘤相混淆，应注意鉴别。

三、学习要点

1. 结核性腹膜炎的临床与超声表现。
2. 结核性腹膜炎的诊断及鉴别诊断。

参 考 文 献

[1] 沈小平，管惠华，沈惠英. 超声检查在结核性腹膜炎中的临床诊断分析. 中华医院感染学杂志，2015，(8)：1823-1824，1827.

[2] 叶静，李志华，张建，等. 腹腔探查对结核性腹膜炎诊断价值的临床观察研究. 中国中西医结合外科杂志，2019，25(3)：341-344.

病例 66　腹膜恶性间皮瘤

一、病例简介

患者，男，39岁。因"腹部胀痛不适1个月，发现盆腔肿物1周"入院。

超声检查：盆腔内可见一巨大实性占位，上至脐水平，下至耻骨联合，后方与骶骨紧密相邻，大小约157mm×108mm，形态尚规则，边界清，内回声欠均，彩色多普勒及能量图：内可见丰富的枝状血流信号（2~3级血流信号），并可引出静脉频谱（病例66图1）。左、右侧肾盂分离27mm、28mm，左、右侧输尿管上段内径11mm、16mm（病例66图2）。

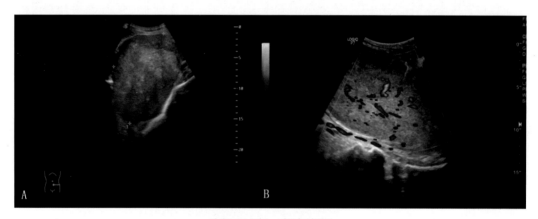

病例66图1　超声检查

注：A：盆腔内巨大实性占位，形态尚规则，边界清，内回声欠均；B：盆腔内巨大实性肿物占位内可见丰富枝状血流信号

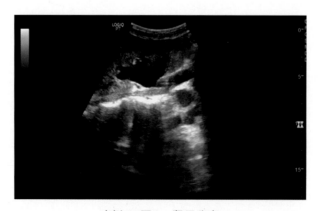

病例66图2　肾盂分离

CT 检查：盆腔内见团块状软组织密度灶，大小约 9.8cm×12cm×16cm，病灶边缘规则，增强扫描呈中等程度持续强化，动脉期其内多发小血管影；直肠壁局部增厚。病灶局部与直肠壁分界不清。双侧输尿管受压，双侧肾盂肾盏及输尿管近端扩张积液（病例 66 图 3）。

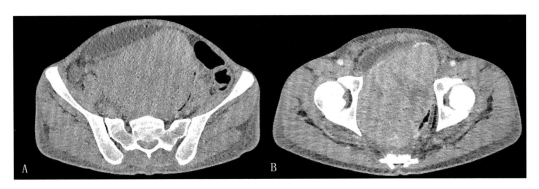

病例 66 图 3　CT 检查

CT 提示：盆腔占位，考虑：肠道来源可能，间质瘤？双侧髂内动脉多发分支供应盆腔肿瘤。

CT 血管三维重建图像提示：盆腔占位，多考虑肠道来源可能。双侧髂内动脉多发分支供应盆腔肿瘤（病例 66 图 4）。

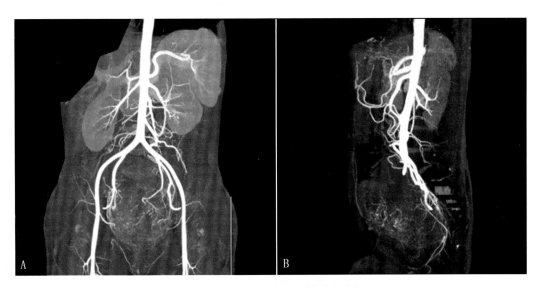

病例 66 图 4　CT 血管三维重建图像

病理所见：超声引导下穿刺活检，送检穿刺组织上皮样异型细胞弥漫浸润，排列呈不规则乳头、巢团及腺管样，核畸形，核质比增加，核仁明显，分裂象易见，胞质中等量，粉染，部分可见黏液样空泡，间质小血管丰富（病例 66 图 5）。

病理诊断：恶性间皮瘤。

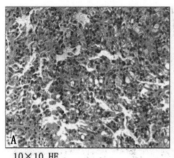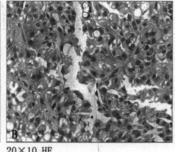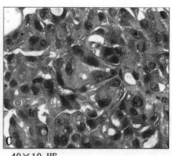

10×10 HE　　　　20×10 HE　　　　40×10 HE

病例66 图5　　HE染色，恶性间皮瘤

二、相关知识

（一）概述

间皮瘤是一种相对少见源于胸腹膜间皮细胞的肿瘤，胸膜间皮瘤发生率高于腹膜间皮瘤发生率，腹膜间皮瘤发病率约占间皮瘤总数的4.5%。腹膜间皮瘤大体组织分型为弥漫型和局限型，其中弥漫型临床多见，局限型罕见，前者侵袭性极强，恶性度极高，存活时间短，死亡率高，发生率占恶性间皮瘤的30%左右。局限型腹膜间皮瘤病理上分为腺瘤样间皮瘤、囊性间皮瘤和恶性间皮瘤，前两者属良性肿瘤。

任意年龄均可发病，以40~60岁多见，国外报道男女比例为2:1。

（二）发病机制及分类

1. 发病机制　目前此瘤的病因尚不明确，国外报道5%患者与石棉暴露相关，但国内研究大多患者均无石棉接触史。

2. 分类　病理上可以分为4种：上皮样间皮瘤、肉瘤样间皮瘤（又称纤维性间皮瘤）、促结缔组织增生性间皮瘤、双相性间皮瘤（又称混合型间皮瘤）。

发生部位：除胸膜外，还可以发生于腹膜、心包膜、睾丸鞘膜。

（三）临床与超声特征性表现

1. 临床表现　本病起病隐匿，临床表现无特异性，早期多无症状，后期可出现腹胀、腹痛、腹部肿块及腹水。

2. 超声表现　MPM的超声表现呈多样性改变，主要为腹膜增厚和腹水，包括脏层腹膜、壁层腹膜及大网膜的不规则增厚，可呈弥漫性增厚或结节样增厚。

使用高频探头探查：肿瘤累及壁层腹膜时，弥漫性增厚的腹膜高低起伏，呈"丘陵"样，以低回声为主，在腹水衬托下呈类似胎盘样改变；肿瘤累及脏层腹膜时肠管外周浆膜增厚，将所覆盖的肠管束缚包裹，形成含有中空肠管在内的"假肾样"包块，若增厚的盆腔腹膜包绕子宫及附件，形成不规则的盆腔肿块，并粘连固定，可呈典型的"冰冻骨盆"表现；肿瘤累及大网膜和肠系膜时，与网膜和肠系膜内的脂肪组织强回声形成强弱不均的"饼样"或"胼胝样"包块，对诊断MPM有重要价值。

（四）诊断及鉴别诊断

1. 诊断　腹膜恶性间皮瘤临床罕见、发病隐匿，且临床表现多无特异性，使得该病早期诊断困难。确诊主要依靠病理诊断,PET-CT对早期发病具有重要意义,因此对于不明原因的腹部肿块、腹痛及腹水等常见临床表现的患者,在排除相关常见病后,可考虑腹膜间皮瘤的可能。

2. 鉴别诊断

(1)结核性腹膜炎:恶性腹膜间皮瘤误诊为结核性腹膜炎,而予抗结核治疗的病例屡有报道,后因抗结核治疗无效而行剖腹探查方确诊。一般来说,结核性腹膜炎以中青年居多,临床上除有腹痛、腹胀、腹水及腹部包块外,发热为常见的临床表现之一。PPD阳性、红细胞沉降率增快,支持结核性腹膜炎的诊断。结核性腹膜炎的腹水以渗出液为多,单核细胞为主,腹水PCR检查及涂片、培养如发现结核杆菌对鉴别诊断有意义。腹水腺苷脱氨酶(adenosine deaminase,ADA)活性增高,可能是结核性腹膜炎。测定腹水乳酸脱氢酶(LDH)对鉴别有一定帮助,腹水中与血清中LDH值的比值>1提示为恶性腹水,临床上对高度怀疑结核性腹膜炎的病例可在严密观察下行正规的抗结核治疗。对抗结核治疗无效或两者鉴别诊断有困难时,应争取尽早行腹腔镜检查或手术探查,病理上发现干酪样肉芽肿,则易与腹膜间皮瘤鉴别。

(2)胃肠道间叶源性肿瘤:包括胃间质瘤、平滑肌源性肿瘤、神经源性肿瘤等,其中胃肠道间质瘤最多见。

胃肠道间质瘤(gastrointestinal stromal tumors,GIST)(病例66 图6)不仅仅发生于胃肠道,还可发生于胃肠道外,包括网膜、肠系膜、腹膜及后腹膜等。

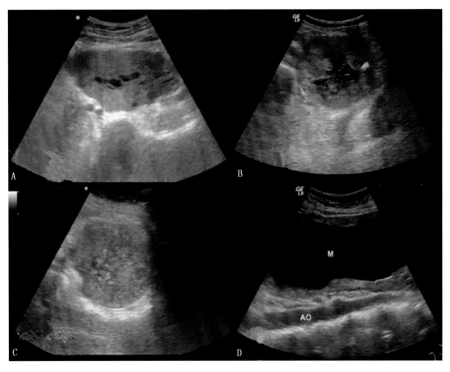

病例66 图6 胃肠道间质瘤

注:A:胃肠道间质瘤,肿瘤来源于小肠,超声表现为囊实性,实性为主;B:胃肠道间质瘤,肿瘤

来源于胃,超声表现为囊实性,实性为主,内见钙化;C:胃肠道间质瘤,肿瘤来源于胃,超声表现为实性;D:胃肠道间质瘤,肿瘤来源于胃,超声表现为囊实性囊性为主

胃肠道外间质瘤(EGIST)缺乏特异性临床症状,早期不易发现,并与胃肠壁或内脏浆膜无关,因此在肿瘤未侵及胃肠壁时,消化道出血和肠梗阻等消化系统症状很少出现,主要表现为腹部包块、腹痛、腹胀等。

当肿瘤体积较大时,由于肿瘤供血不足就表现为肿瘤内部的囊变和坏死,声像图上表现为肿瘤呈囊实性多见。

(3)腹膜后原发性实性肿瘤:以恶性的脂肪肉瘤和平滑肌肉瘤最多。良性肿瘤以神经源性肿瘤常见。鉴别困难,主要依赖于病理诊断。

(4)腹膜后继发性肿瘤:多来源于腹部各脏器的癌瘤(胃癌、卵巢癌、胰腺癌、肝癌及结肠癌等),大部分以淋巴结肿大的形式存在,晚期形成较大的肿块。

三、学习要点

1. 腹膜恶性间皮瘤的临床与超声特征性表现。

2. 腹膜恶性间皮瘤的鉴别诊断。

参 考 文 献

[1] Delgermaa V, Takahashi K, Park EK, et al. Global mesothelioma deaths reported to the World Health Organization between 1994 and 2008. Bull World Health Organ, 2011, 89(10): 716 – 724.

[2] Bridda A, Padoan I, Mencarelli R, et al. Peritoneal mesothelioma: a review. Medscape General Medicine, 2007, 9(2): 32.

[3] Browne K. The epidemiology of mesothelioma. Seminars in Oncology, 2002, 29(1): 18 – 25.

[4] Proti? – Hlusicka D, Ljaljevi? J, Janci? M, et al. [Malignant peritoneal mesothelioma]. World Journal of Gastrointestinal Surgery, 2015, 2(1): 83 – 92.

[5] 赵亚刚, 郭学刚, 周兰, 等. 原发性恶性腹膜间皮瘤临床回顾分析. 中国医师杂志, 2003, 5(6): 777 – 778.

[6] Que Y, Wang X, Liu Y, et al. Ultrasound – guided biopsy of greater omentum: an effective method to trace the origin of unclear ascites. Eur J Radiol, 2009, 70(2): 331 – 335.

[7] 商功群, 王学梅, 阚艳红, 等. 腹膜恶性间皮瘤超声声像图与CT对比分析(附22例报道). 中国超声医学杂志, 2016, 32(7): 659 – 661.

[8] 王建宏, 雷一鸣, 李涛, 等. 超声对恶性腹膜间皮瘤的诊断价值. 临床超声医学杂志, 2013, 15(2): 98 – 100.

[9] 刘新, 谷青, 高庆梅, 等. 高频超声诊断恶性腹膜间皮瘤17例分析. 中国误诊学杂志, 2010, 10(19): 4747 – 4747.

病例67　婴儿前臂上皮样血管肉瘤

一、病例简介

患儿，男，3个月。剖宫产出生后患儿家属未见其异常。近2周发现其右前臂掌侧可触及肿物，热敷治疗后无明显改变，局部皮下肿物进行性增大，质地逐渐变硬，边界不清晰。患儿无发热，寒战，及肿物周围红肿等症状。

专科检查：患者右前臂可触及一4cm×3cm的皮下肿物，质地略硬，局部边界较为清晰，活动度差，手指末梢血运良好，尺、桡动脉搏动较对侧减弱。

超声检查：右前臂屈侧皮下探及一大小约5.2cm×3.0cm的低回声区，界限欠清，形态不规则，内部回声不均匀，可见条状强回声，并间以少量无回声区，彩色观察其内可见较丰富的红蓝血流信号（病例67图1）。

超声提示：右前臂屈侧软组织实性肿物，血管瘤可能性大。

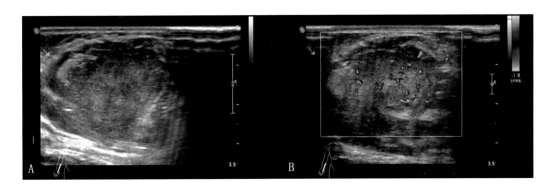

病例67图1　超声检查
注：超声二维及彩色多普勒图像

核磁检查（病例67图2）：核磁显示：右前臂尺侧腕屈肌明显肿大及周围少许渗出改变，目前多考虑炎性病变。

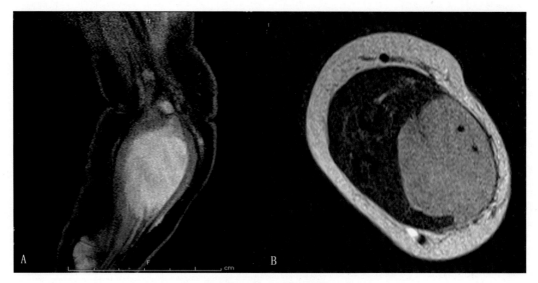

病例 67 图 2　核磁检查

注：右前臂血管肉瘤 MR 图像（MR 检查提示为炎性）

病理检查（病例 67 图 3）：（右前臂）间叶源性低度恶性肿瘤，结合免疫组化染色结果，符合上皮样血管肉瘤。

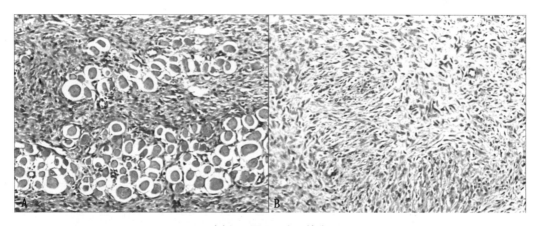

病例 67 图 3　病理检查

注：术后病理（右前臂）间叶源性低度恶性肿瘤，结合免疫组化染色结果，符合上皮样血管肉瘤（HE 染色，×100）

二、相关知识

（一）概述

血管肉瘤是起源于血管内皮的恶性肿瘤，罕见，大多表现为皮肤肿瘤，上皮样血管肉瘤（epithelioid angiosarcoma，EAS）是血管肉瘤的一个亚型，大多发生于深部软组织。

（二）发病机制

可能与外伤和感染有关。

（三）临床与超声特征性表现

1. 临床表现　软组织肿物，进展快，质硬。

2. 超声表现　深部肌层内低回声肿物，界限不清，形态不规则，内部回声不均匀，可见不规则的无回声，CDFI 观察其内血流信号较丰富。

（四）诊断及鉴别诊断

1. 诊断　好发于中老年人，多发于深部软组织，以下肢多见。无特异性临床表现。

2. 鉴别诊断　此病超声表现与软组织脓肿，血管瘤相似。

（1）软组织脓肿：患者软组织表面会出现红、肿、热、痛的表现。声像图表现：肌层内可见边界不清，边缘不规整的低回声或混合回声，脓液稠厚者内见粗点状较强回声，周围肌间束模糊肿胀，CDFI 脓肿周边血流较丰富，脓肿内可无血流。

（2）软组织血管瘤：质较软，病史较长，为缓慢生长的肿物，声像图表现软组织内的较低或较强回声区，界限尚清，欠规则，部分会伴静脉石形成，CDFI 观察其内见丰富的血流信号，挤压后观察血流信号会增多。

三、学习要点

1. 血管肉瘤的临床表现和病理特点。

2. 血管肉瘤的声像图特征及鉴别诊断。

参 考 文 献

［1］吉梦强，陶林．上皮样血管肉瘤 1 例报道并文献复习．农垦医学杂志，2014，36（5）：404 - 405.

［2］张聘聘，杨晓笛，崔志韬，等．臀部上皮样血管肉瘤 1 例．中国肿瘤临床，2016，43（16）：739 - 740.

［3］方玉军，张丽，杨芳娟．超声误诊婴儿前臂上皮样血管肉瘤 1 例．临床超声医学杂志，2018，20（11）：793.

病例 68　上肢肌层内结节性筋膜炎

一、病例简介

患者，男，15 岁，无明显诱因发现左上臂肿物 2 周余入院。

专科检查：左上臂上段外侧可触及明显肿块，质韧，约拇指指腹大小，局部皮肤无红肿、发热、破溃等异常。

超声检查：于左上臂外侧肌层内可见大小约 3.2cm×1.6cm 的较低回声，边界清，形态规则，内部回声欠均匀，其内未见明显肌束回声，彩色观察其边缘内见散在的红蓝血流信号（病例 68 图 1）。

超声提示：左上臂外侧肌层内低回声实性肿物，韧带样纤维瘤可能。

实验室检查：肿瘤相关因子正常。

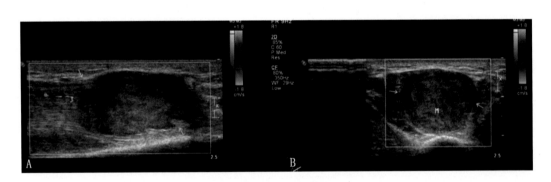

病例 68 图 1　超声检查

注：A：超声二维及 CDFI 纵断面；B：超声二维及 CDFI 横断面

病理检查（病例 68 图 2）：（左上臂）形态学改变结合免疫组化染色结果，符合结节性筋膜炎。

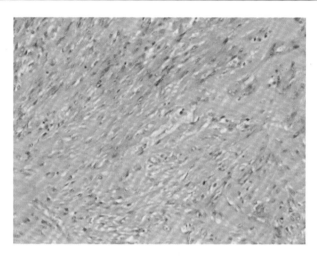

病例 68 图 2　病理检查

二、相关知识

(一)概述

本病是一种由增生性成纤维细胞构成的良性筋膜纤维瘤样增生性疾病,也称假肉瘤样筋膜炎、浸润性筋膜炎或增殖性筋膜炎。分为三个亚型,即皮下型、肌内型和筋膜型,皮下型最常见。

(二)发病机制

可能与外伤和感染有关。

(三)临床与超声特征性表现

1. 临床表现　单发、实性、快速生长的皮下或深部肌组织内的结节,常伴疼痛和触痛,多发者罕见。最常见的发病部位为上肢(特别是前壁屈侧)、躯干、头颈部、下肢,儿童亦可发生于头颅。

2. 超声表现　呈梭形或椭圆形,凸向皮下组织,呈浅分叶状。结节边界不光滑,无包膜。肿块两端分别见筋膜汇合成"筋膜尾征"(特征性改变)。内部回声不均匀,与邻近肌肉相比呈等或较高回声,易发生于黏液变,结节内则出现小的低回声或无回声。CDFI示血供较丰富。

(四)诊断及鉴别诊断

1. 诊断　软组织内快速生长的肿块,触诊质地较硬,活动度差,有压痛。

2. 鉴别诊断　本病需与病灶发生于肌层的增生性肌炎、横纹肌肉瘤、韧带样纤维瘤等鉴别。

(1)增生性肌炎:多见于40~50岁,以躯干、四肢和肩胛等处多见。肌肉内快速出现的无痛性硬韧肿块,并在短时间增大为其主要临床表现。声像图特征性表现为横切面肿物形似干旱泥土的龟裂纹状,呈"地图征"或"龟板征"。

(2)横纹肌肉瘤:成人好发于四肢,肿瘤边缘回声较清楚,光滑或不光滑,多呈椭圆形，内部回声不均匀，可出现不规则无回声区，血流较丰富。

（3）韧带样纤维瘤：又叫侵袭性纤维瘤。好发于生育期妇女，多起于腹壁的肌腱膜结构。表现为生长缓慢的无痛性肿块。具有侵袭性，肿瘤生长和相邻组织浸润迅速，复发率高。病变是一系列成纤维细胞和一定量的致密胶原纤维组成。

三、学习要点

1. 结节性筋膜炎的临床表现和病理特点。

2. 结节性筋膜炎的声像图特征及鉴别诊断。

参 考 文 献

［1］王萌，曲涛，陈敏，等．结节性筋膜炎的高频超声表现．医学综述，2017，23（23）：2736－4739．

［2］张静漪，邱逦，Shyam Sundar Parajuly．结节性筋膜炎的组织病理学分型及其超声表现．中国医学影像技术，2011，27（4）：818－821．

病例69 上肢肌层内增生性肌炎

一、病例简介

患者，男，79岁，因前臂桡侧近端肿物10天就诊。

专科检查：右前臂近端触及一大小约8cm×4cm的梭形包块，表面光滑，质地较硬，压痛感明显，屈曲未见明显不适，末梢血供佳。

超声检查（病例69图1）：右前臂桡侧肌层内探及大小约7cm×3cm的略强回声肿块，界限尚清，包膜不明显，内部回声不均匀，内见数条低回声相间，彩色观察其内可见散在的红蓝血流信号。

超声提示：右前臂肌层内实性肿物，肿瘤可能。

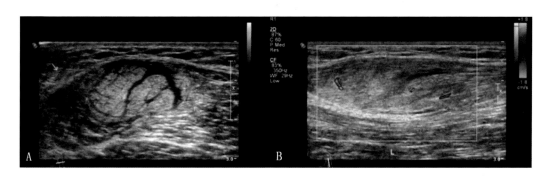

病例69 图1 超声检查
注：A：超声二维横断面呈"地图征"；B：超声二维纵断面肌束增粗

病理检查（病例69图2）：镜下所见，肌纤维间见增生的成纤维细胞。

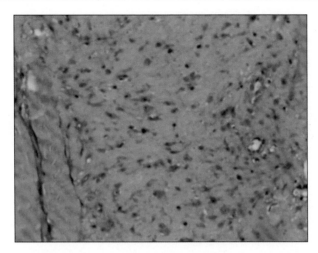

病例 69 图 2　上肢增生性肌炎病理图(HE,×100)

二、相关知识

(一)概述

增生性肌炎是发生在骨骼肌的一种罕见的良性肿瘤样生长疾病。由于其生长迅速,常被误诊为恶性肿瘤而给于不必要的根治性治疗。

(二)发病机制

发病原因不明,有文献报道可能与创伤有关。

(三)临床与超声特征性表现

1. 临床表现　增生性肌炎是一种罕见的结缔组织良性肿瘤样生长的疾病,病因不明。多见于中老年人,男性患者多于女性。以躯干、四肢、肩胛等处多见。肌肉内快速出现无痛性硬韧肿块,并在短时间增大为其主要临床特征。

2. 超声表现　二维及彩色多普勒超声:病变区纵断面连续的肌束明显增粗呈梭形或椭圆形,界限尚清,包膜不明显,正常肌纹理显示不清,横断面呈"地图征"或"龟裂纹征",其内可见肌纤维形态。彩色观察其内可见散在的短棒状红蓝血流束。

(四)诊断及鉴别诊断

1. 诊断　软组织内快速生长的肿块,触诊质地较硬,活动度差,有压痛。

2. 鉴别诊断　本病需与病灶发生于肌层的结节性筋膜炎、横纹肌肉瘤、骨化性肌炎、肌间血管瘤等鉴别。

(1)结节性筋膜炎:也是一种快速生长的良性筋膜成纤维细胞瘤样增生,年轻人较常见,病因不明,多发于皮下、筋膜层,肌层少见。肌层内的低回声肿物内看不到正常的肌纤维回声。

(2)横纹肌肉瘤:成人好发于四肢,肿瘤边缘回声较清楚,光滑或不光滑,多呈椭圆形,内部回声不均匀,可出现不规则无回声区,血流较丰富。

(3)骨化性肌炎:发病慢,病程较长,多有外伤史,病变局限,边缘及其内可见强回声光斑，后方伴声影。

（4）肌间血管瘤：是常见的良性肿瘤，病程长，表现为生长缓慢的无痛性肿物，呈"蜂窝样"改变，彩色多普勒观察可见较丰富的血流信号。

三、学习要点

1. 增生性肌炎的临床表现和病理特点。
2. 增生性肌炎的声像图特征及鉴别诊断。

参 考 文 献

［1］周永昌，郭万学．超声医学．北京：人民军医出版社，2011：1390.

［2］谢洪，周晓红，昌宏．头颈部增生性肌炎 1 例报道及文献复习．中国耳鼻喉颅底外科杂志，2012，18（6）：441 – 444.

［3］方玉军，冯志瑜．上肢增生性肌炎 1 例超声误诊原因分析．临床超声医学杂志，2014，16（10）：687.

病例 70　右手掌蔓状血管瘤

一、病例简介

患者，女，76 岁，发现右手掌肿物伴肿胀不适 1 年余。

现病史：患者源于 1 年前无明显诱因发现右手掌掌中皮下出现三个米粒大小肿物，当时右手掌无明显疼痛、肿胀，掌指关节屈伸未见异常，右手活动、感觉及肌力未见异常，患者自觉肿物瘙痒，但未予重视。随后，肿物逐渐增大并融合成一块，肿物略高于手掌皮肤表面，约 4cm×3cm 大小，并伴有肿胀不适感，无寒战、高热，无大汗淋漓，无恶心、呕吐等不适，遂就诊于当地村卫生室，口服药物（具体不详）一周，患者自觉症状无明显好转，为求进一步治疗，于次日来我院就诊。

既往史：否认高血压、糖尿病病史，否认外伤、颈部血管穿刺等手术史。无药物过敏史。

一般检查：体温：36.7℃，呼吸：16 次/分，心率：68 次/分，血压：124/80mmHg。

神志清楚，口唇无发绀，全身皮肤黏膜无黄染，双侧胸廓无畸形，未触及语颤及胸膜摩擦感，双肺呼吸音清，双下肺未闻及干湿性啰音。

专科查体：右手掌皮下可触及 4cm×3cm 的肿块，质韧，活动度尚可，边界清，皮温略高、压痛阳性，无肿胀、麻木等，右上肢运动、感觉、肌力未见异常。桡动脉搏动良好，末梢血运可，生理反应存在，病理反射未引出。

辅助检查：

浅表彩超提示（病例 70 图 1）：于右手掌皮下探及范围约 4.0cm×2.4cm 的低回声肿块，界限欠清晰，似呈"浸润性"生长，形态不规则，无明显包膜，此肿块质韧，不易压缩呈分叶状，内部回声不均匀，其内可见极度迂曲扩张的管状无回声区，最宽处内径约 0.4mm，部分管状结构内可见较低回声充填（病例 70 图 1A），挤压试验阳性；CDFI 示其内部分管状结构内可见红蓝血流明亮充盈（病例 70 图 1B），肿块周围见环绕血流；能量多普勒超声显示部分管道状结构内见血流充盈；频谱多普勒可记录到动、静脉血流频谱，瘤体其内以搏动性的动脉血流为主，呈高阻型，收缩期峰值血流速度 46cm/s，RI：0.65；静脉血流血流速度约 14cm/s。超声提示：右手掌皮下占位性病变，考虑：①血管瘤；部分管腔内血栓形成？②其他性质病变待排，建议进一步检查。

核磁共振检查：于右侧手掌皮下软组织间隙内见不规则等 T_1 长 T_2 异常信号影，其内见多发结节状稍短 T_1 长 T_2 信号影，DWI 序列为高信号，边界尚清，分叶状，大小约 3.6cm×2.5cm，肌腱穿行其内（病例 70 图 2），临近骨质未见明显异常。提示：右侧手掌软组织间隙占位，考虑肿瘤性病变，建议增强扫描进一步明确其性质。

实验室检查：血液 D-二聚体、凝血因子、肿瘤标志物组合及免疫全项、心肌酶谱及肝肾功能、电解质等均正常范围。

初步诊断：右手掌软组织间隙占位性病变，血管瘤？

术中所见：完善相关检查后在臂丛麻醉下行右手掌包块切除术治疗，术中依次切开皮肤及皮下组织，显露掌腱膜并小心锐性分离，可见延拇长屈肌远端尺侧并环指屈肌腱桡侧广泛浸润，浸润组织无明显固定形态，包绕掌弓血管及神经束，其下曲指肌腱可见上述组织包裹，予小心剥离后切除上述组织，送病理检查。

病理检查：镜下见血管组织大量增生，管腔扩张，管壁增厚，内见多量，凝血样物；病理诊断：（右手掌）蔓状血管瘤并血栓形成（病例70图3）。

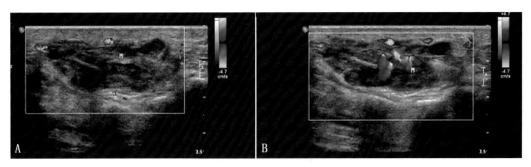

病例70图1　浅表超声检查

注：右手掌皮下低回声肿块，界限欠清晰，似呈"浸润性"生长，形态不规则，呈分叶状，内部回声不均匀，其内可见迂曲扩张的管状无回声区，最宽处内径约0.4mm，部分管状结构内可见较低回声充填（A图），挤压试验阳性。CDFI示其内部分管状结构内可见红蓝血流明亮充盈（B图），肿块周未见环绕血流

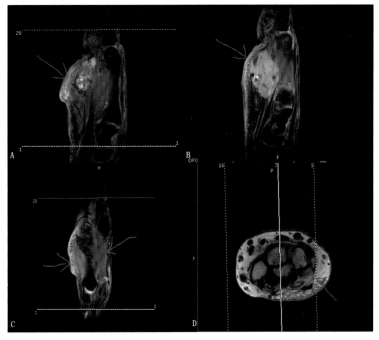

病例70图2　核磁共振检查

注：于右侧手掌皮下软组织间隙内见不规则等 T_1 长 T_2 异常信号影，其内见多发结节状稍短 T_1 长

T$_2$ 信号影，DWI 序列为高信号，边界尚清，分叶状，大小约 3.6cm×2.5cm，肌腱穿行其内，邻近骨质未见明显异常

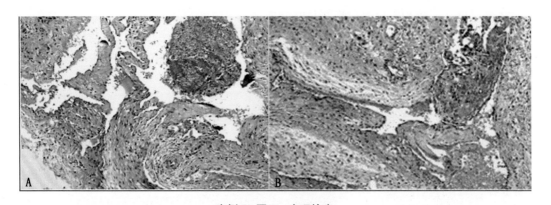

病例 70 图 3　病理检查
注：镜下见血管组织大量增生，管腔扩张，管壁增厚，内见多量，凝血样物

二、相关知识

1. 概述　软组织血管瘤大多数是海绵状血管瘤，蔓状血管瘤较少见，瘤体呈梭形，内呈"网格状"或"蜂窝状"，形态不规则，边界不清晰，向周围组织延伸，呈浸润性生长；蔓状血管瘤 80% 长成巨大血管瘤，好发于头、面、颈部及肢端，不仅影响容貌且可压迫及浸润周围组织，或因出现溃疡、出血而影响器官功能，极少数甚至可出现恶变，婴儿头皮下的蔓状血管瘤往往发展较快，可破坏颅骨，与颅内静脉相连，无消退可能。本例患者病灶位于右手掌皮下软组织内，术中见延拇长屈肌远端尺侧并环指屈肌腱桡侧广泛浸润，浸润组织无明显固定形态，包绕掌弓血管、神经束及曲指肌腱，皮肤表面未见破溃；二维超声可清楚显示病灶位置、形态内部回声，尤其迂曲扩张的管状结构，部分管状结构内见较低回声充填，考虑是血管内血栓形成，彩色多普勒及能量多普勒超声均显示其内有动静脉血流信号，动脉以高速低阻力频谱为主，多表明可能存在动静脉瘘。

2. 病理　血管瘤也是血管肿瘤，是通过血管内皮而进行增殖为主要特性的一种胚胎良性肿瘤；临床表现为病变部位隆起，质地柔软，部分患者有压痛，可扪及血管搏动，皮温增高，瘤体有压缩性和膨胀性，有明显动静脉瘘的肿瘤可触及震颤，听诊时可听到血管杂音，局限于血管末端的蔓状血管瘤，可在指（足趾）或手掌（脚底）发现不规则的几个柔软肿块相连接，皮肤可呈紫灰色，易误诊为海绵状血管瘤。所以，本病需要与软组织海绵状血管瘤、淋巴管瘤及肌肉内血肿相鉴别。

3. 超声特点及扫查方法　超声诊断软组织蔓状血管瘤的病变范围，有诸多优势：①可动态观察；②可观察病灶部位、层次、毗邻关系；③可测量血流动力学数据。为临床手术方案制定、术前准备、术后随访及预后评估提供可靠信息。更重要的是可以了解病灶内血管血栓形成情况。随着彩色多普勒等超声技术的迅猛发展和不断完善，对选用手术或电化学治疗及对疗效和预后的评价有重要的价值，在临床诊断及治疗中发挥着重要作用，是蔓状血管瘤的首选检查方法，亦是一种廉价、无创、简便易重复使用的诊断方法。

4. 鉴别诊断

（1）海绵状血管瘤：是在出生时即出现的低血流量的血管畸形，又称为静脉畸形，一般发展较慢，常在儿童期和青春期增大，成人期增大不明显，因大多数静脉畸形呈"海绵状"，故得名，其表面隆起、高低不平，呈蓝色或浅紫色，超声具有明显的二维特征，表现为形态多样的窦状扩张管样结构，彩色多普勒示其内见丰富的红蓝血流信号；在治疗方法和预后上有很大不同，海绵状血管瘤电化学治疗较好，蔓状血管瘤电化学治疗效果较差，需要手术治疗。

（2）淋巴管瘤：是一种由海绵状或囊状扩张的淋巴管组成的良性肿瘤或畸形，为大小不等的淋巴管及窦腔。二维超声显示：外形不规则，呈多房性囊性包块，界限清晰，彩色观察瘤体内可见丰富的红蓝血流信号，频谱多普勒可记录到流速较快的动脉血流频谱。

（3）软组织恶性肿瘤伴动静脉瘘：查体肿块处可扪及震颤，局部皮温高，质韧、活动度差，皮肤凹陷，二维超声可见瘤体向周围组织浸润性生长，呈"蟹足样"改变，彩色血流示瘤体内可见丰富的红蓝血流信号，频谱多普勒记录到连续性搏动性血流频谱。

（4）肌肉内血肿：或称肌间血肿，多见于外伤后或医源性有创操作后；亦可见于因子或凝血功能障碍的患者，除肌间血肿外，可合并皮肤、黏膜广泛出血；凝血因子缺乏以先天性因素为主，后天获得性凝血因子缺乏，以维生素 K 依赖因子缺乏为最常见。

三、学习要点

1. 掌握蔓状血管瘤的病理、超声特点及扫查方法。
2. 掌握蔓状血管瘤的鉴别诊断。

参 考 文 献

［1］张爱红，宋远鹏，张建刚，等．浅表海绵状血管瘤的超声诊断与病例对照．中国医学创新，2012，18(9)：74－75．
［2］刘艳红，刘淑敏．皮下海绵状血管瘤的超声诊断及意义．河南外科学杂志，2011，17(6)：107－108．
［3］史海宏．高频彩超对蔓状血管瘤鉴别诊断的研究．医药论坛杂志，2010，31(16)：129－130．
［4］郑力，黄福光，潘尹，等．皮肤软组织血管瘤的超声分型及诊断价值．中国超声医学杂志，2001，17(5)：394－395．

病例71 阑尾黏液性腺癌

一、病例简介

患者，男性，72岁，前1天体检发现腹腔肿物及腹腔积液入院。

现病史：患者自诉于入院前1天在我院体检行腹部彩超检查，提示：脂肪肝、肝囊肿、肝内胆管结石、右下腹混合回声团块——考虑后腹膜来源占位性病变、腹腔积液、脾大、胆囊切除术后。无腹部胀痛不适，无后背部胀痛不适，无恶心、呕吐，无发热、无胸闷、气短，无心悸、呼吸困难等不适。今为求进一步治疗，遂就诊于我院普外一科，以"腹部肿物、腹腔积液"收住入院。患者自患病以来，神志清、精神可、饮食、睡眠尚可，大小便正常。

既往史：患者于20余年前因胆囊结石在我院行胆囊切除术。2型糖尿病病史6年，口服降糖药物，血糖控制尚可；高血压病史半年，口服药物控制血压，血压目前口服药物后监测为：120/90mmHg；否认"肝、脑、肺、肾"等重大脏器相关疾病史，否认"肝炎、结核"等急慢性传染病史，按计划预防接种。

否认外伤史；否认血及血制品输注史；否认其他药物过敏及长期用药史。

专科查体：腹部微隆，未见胃肠形及蠕动波，腹壁静脉无曲张，上腹部可见一长约10cm陈旧性手术瘢痕，腹软，上腹部轻微压痛，无反跳痛及腹肌紧张，肝脾肋下未触及，Murphy征阴性，肝、肾区无叩击痛，腹水征阳性，肠鸣音适中。

实验室检查：血沉：ESR：6mm/h；结核抗体：TB-IgG：阴性；浆膜腔积液生化：TP：38.0g/L，ADA：6.1U/L，LDH：156U/L，GLU：8.31mmol/L；浆膜腔积液常规：淡黄色，微浑，量少，少量凝块，阴性。肿瘤标志物：癌胚抗原CEA>100mmol/L(0~5.00)，血常规(-)，乙肝三系统(-)，免疫三项(-)。

超声检查(病例71图1)：右下腹扫查：腹腔内可见范围约40mm×38mm囊性无回声，边界欠清，壁厚欠光滑，内部回声不均匀，内透声欠佳，可见光带分隔，CDFI：内未见明显血流信号。其囊性无回声左侧可见一盲管样回声，范围约25mm×12mm，管腔内径约7.5mm，管壁厚约3.2mm，CDFI：管壁上可见少许点状血流信号。该囊性无回声周边可见网膜状增厚片状低回声，边界欠清，较厚处约17mm，CDFI：其内血流信号不明显。腹腔多间隙可见游离性液性暗区，最大前后径约68mm。

超声提示：

1. 右下腹不均匀囊性无回声——考虑阑尾来源黏液性肿瘤。

2. 右下腹盲管样回声——考虑增粗阑尾；多为肿瘤压迫所致。

3. 右下腹片状低回声——考虑增厚腹膜。

4. 腹腔积液。

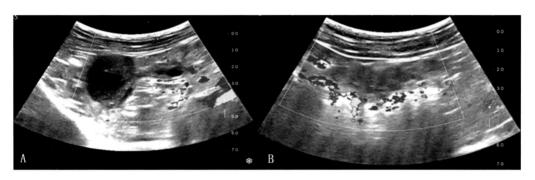

病例 71 图 1　超声检查

注：A：右下腹阑尾区混合回声区与一盲管样回声相连续；B：腹腔内不均匀片状低回声区

CT 平扫：腹膜后见大小约 36mm×32mm 低密度影，边缘光滑，内密度均匀，CT 值约 20Hu，腹膜增厚，肠系膜密度增高，大网膜增厚呈饼状。

CT 提示（病例 71 图 2）：后腹膜占位，腹腔积液，腹膜增厚，"网膜饼"形成，多考虑腹膜广泛转移，建议增强检查。

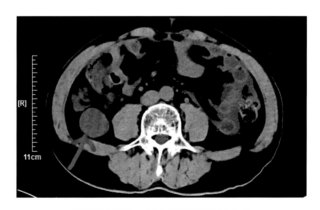

病例 71 图 2　CT 示后腹膜囊性占位

注：箭头所示为囊性占位所在

胃镜检查示：十二指肠球部息肉、慢性萎缩性胃炎伴胆汁反流、（胃窦小弯）黏膜轻度慢性炎，萎缩（＋），肠化（＋），活动度（＋）。灶区低级别上皮内瘤变；（胃窦大弯）黏膜轻度慢性炎，萎缩（＋），活动度（＋）。

肠镜检查提示：慢性结肠炎，横结肠多发憩室。

腹腔镜下腹膜活组织检查见：腹腔内广泛淡黄色透明样组织种植，网膜、肝脏及腹腔组织广泛粘连。

病理诊断（病例 71 图 3）：考虑高分化黏液腺癌/腹腔假黏液瘤。

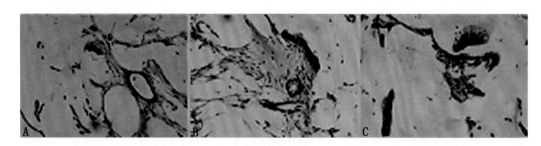

病例71 图3 HEX1

二、相关知识

1. 概述 原发性阑尾恶性肿瘤是一类在临床工作中十分少见的消化道肿瘤，通常占胃肠道恶性肿瘤 0.4%～1.0%。随着腹腔镜、肠镜、CT 等诊断技术的应用及更新，以及原发性阑尾恶性肿瘤发病率本身可能升高等原因，近年来其发病率有增高趋势。现多将原发性阑尾恶性肿瘤分为以下四种类型：结肠型腺癌、黏液腺癌、神经内分泌癌和杯状细胞癌。阑尾黏液腺癌与结肠型腺癌在生物学特性及组织学特性上完全不同，该病发病年龄平均为 60 岁，男女无明显差异，目前尚没有明确的病因或危险因素。

2. 临床表现 阑尾黏液性腺癌患者由于肿瘤的生长对阑尾腔造成压迫，进而引起阑尾腔狭窄，最终可能导致阑尾炎症的发作，出现右下腹胀痛，随着病情进展，局部网膜与癌肿粘连包裹形成肿块。当继发感染时则出现发热及右下腹痛，临床上常与急慢性阑尾炎或阑尾周围脓肿相混淆，所以阑尾恶性肿瘤患者与急性阑尾炎或慢性阑尾炎急性发作期的临床症状及影像学的表现极为相似。

3. 超声表现

(1)腹腔内囊实性包块，一端与阑尾相延续或与盲肠紧贴。

(2)囊壁完整且较厚，与周边组织分界清，囊腔内为液性暗区。

(3)"洋葱皮样改变：呈高低相间的回声分层排列。

(4)CDFI：内部无血流信号，少数囊壁上可见极少量彩色血流信号。

4. 鉴别诊断 阑尾黏液腺癌主要与阑尾脓肿及右侧腹腔内肠道肿瘤相鉴别。阑尾脓肿局部压痛明显，阑尾区为不均匀低回声或含液性的低回声肿块，合并阑尾腔内粪石或气体时有强回声。肠道肿瘤时肠管壁多不规则增厚，呈低回声，中心可见不规则气体强回声，呈"假肾征"，血流信号较丰富。阑尾黏液腺癌发病机制为癌肿堵塞阑尾管腔，腺体分泌排除障碍，黏液堆积升高管腔内压力，出现右下腹胀痛。随着病情进展，局部网膜与癌肿粘连包裹形成肿块。当继发感染时则出现发热及右下腹痛，临床上常与急慢性阑尾炎或阑尾周围脓肿相混淆。当肿瘤生长进展可出现管壁穿孔，肿瘤后向腹腔或盆腔扩散，癌结节在腹盆腔器官及网膜种植及粘连成块，可产生大量腹水，临床称腹膜假黏液瘤。

原发性阑尾恶性肿瘤术前诊断困难，术前应结合超声和 CT 资料，术中应行冰冻病理明确诊断，腹部多普勒超声检查常为首选方法，通过简单、易行、无创的检查手段可以实时多切面观察，高频探头与低频探头相结合，在直接、反复观察肿块的同时，还可以观察相邻组织及肿块的相对活动度，并可初步分辨肿块的良恶性。但由于阑尾恶性肿瘤常与阑尾炎、阑尾脓肿、右侧肠道肿瘤等混淆，所以需要加大对该疾病的鉴别诊断，减少误诊及漏诊率，在阑尾恶性肿瘤的术前诊断中发挥作用。

三、学习要点

1. 掌握阑尾黏液性腺癌的超声表现。
2. 掌握阑尾黏液性腺癌的鉴别诊断。

参 考 文 献

［1］曹海根，王金锐. 实用腹部超声诊断学(第 2 版). 北京：人民卫生出版社，2006.
［2］吴在德，等. 外科学(第 7 版). 北京：人民卫生出版社，2008.
［3］李安华. 腹部超声诊断临床图解. 北京：化学工业出版社，2019.

病例 72　左侧腹股沟圆韧带囊肿

一、病例简介

患者，女，56 岁，因"发现左侧腹股沟包块半年无法还纳"入院。

专科检查：左侧腹股沟区可见一约 3cm×2cm 大小包块，质软，无压痛，包块不活动，与周围组织界限较清，平卧后用手还纳包块不缩小。外环口不大，咳嗽冲击试验阴性。

超声检查（病例 72 图 1）：左侧腹股沟区可探及范围约 2.1cm×1.4cm 无回声，壁较厚，边界尚清，形态规整，其内回声欠均匀，见前后径为 0.45cm 条状低回声向上似与腹腔相连通，站立位瓦氏动作时略增大。

超声提示：左侧腹股沟囊性包块，考虑股疝。

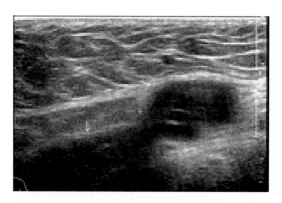

病例 72 图 1　超声二维纵断面

左侧腹股沟圆韧带囊肿如病例 72 图 2 所示：

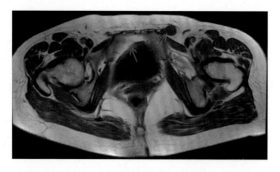

病例 72 图 2　左侧腹股沟圆韧带囊肿（CT 图）

病理检查(病例 72 图 3)：镜下所见，由增生的纤维组织构成，有多量炎性细胞浸润，局部见一柱状上皮管腔。(左侧腹股沟)符合圆韧带囊肿。

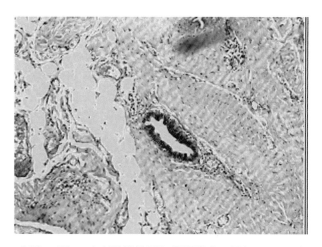

病例 72 图 3　左侧腹股沟圆韧带囊肿病理图(HE，×100)

二、相关知识

(一)概述

本病又叫 Nuck 管囊肿，是一种少见的韧带囊肿。圆韧带周围为固有腹膜所包裹在正常情况下其之间的腔隙消失，如果某一局部腔隙有残留并有积液形成则形成囊肿。

(二)发病机制

腹膜鞘状突随子宫圆韧带下降到大阴唇，叫作 Nuck 管，正常情况下出生时闭合，如果未闭合，鞘状突遗留的口径较小，腹腔内的液体可经过鞘状突管达到腹股沟区或大阴唇处，形成圆韧带囊肿。

(三)临床与超声特征性表现

1. 临床表现　中青年女性多见，多见于右侧。位于腹股沟处可扪及表面光滑的肿块，或位于小阴唇的上部分具有蒂的肿块，活动但不能退回。

2. 超声表现　腹股沟区的无回声区，界限清，形态规则，其内透声性好，改变体位或挤压后观察无明显变化。

(四)病理特点

囊内为清澄液体，内壁为单层立方形或扁平形的间皮细胞，囊壁外附有圆韧带的平滑肌组织。

(五)诊断及鉴别诊断

1. 诊断　腹股沟区无法还纳的囊性包块。

2. 鉴别诊断

(1)股疝：疝囊经股环股管自卵圆孔突出，好发于 40 岁以上妇女，肿块较小，常在腹股沟韧带下方卵圆窝处表现为一半球形突起，平卧还纳疝内容物，疝块多不能完全回纳，咳嗽冲击感不明显，易嵌顿。

（2）腹股沟脂肪瘤：脂肪瘤生长缓慢，不能还纳，脂肪瘤基底不固定而活动度较大，股疝基底固定而不能被推动。

（3）大隐静脉曲张结节样膨大：卵圆窝处结节样膨大的大隐静脉在站立或咳嗽时增大，平卧时消失，压迫股静脉近心端可使结节样膨大增大，下肢有静脉曲张者对鉴别诊断有重要意义，超声检查有助于鉴别诊断。

（4）淋巴管瘤：呈条状或管状无回声，一般可见多个分隔，改变体位及挤压后无明显变化。

三、学习要点

1. 腹股沟圆韧带囊肿的临床表现。

2. 腹股沟圆韧带囊肿的声像图特征及鉴别诊断。

参 考 文 献

[1] 邱金旭，杨冬艳，王辉，等. 超声诊断子宫圆韧带囊肿 4 例. 中国医学影像学杂志，2015，23（3）：229 - 230.

病例 73　会阴部侵袭性血管黏液瘤

一、病例简介

患者，女，41 岁，因"发现会阴部肿物 3 个月余"入院。

专科检查：会阴部近右侧大腿根部可见皮肤局限性隆起，表面皮肤无红肿、破溃、皮疹等，皮温不高，触之于皮下可扪及一质软包块，大小约 2cm×5cm，与皮肤无粘连，活动度好，无波动感及搏动感，触之轻度压痛。

超声检查（病例 73 图 1）：于肛门右下缘至会阴部探及 5.0cm×2.2cm 的不规则的低回声区，界限欠清，内部回声不均匀，其内可见不规则无回声区并见密集细小光点漂浮。彩色血流未见异常。

超声提示：肛门右下缘囊实性包块，多考虑炎性包块。

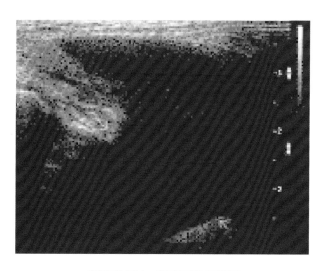

病例 73 图 1　超声二维纵断面

CT 检查提示（病例 73 图 2）：盆腔 - 会阴 - 右侧肛旁区疝，疝内容物为囊性包块，多考虑良性病变，囊性畸胎瘤？囊性神经鞘瘤？

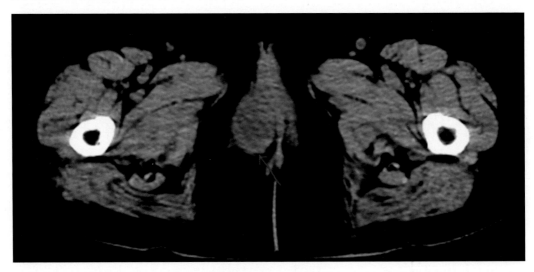

病例73 图2　CT检查

注：盆腔－会阴－右侧肛旁区囊性包块。箭头所示为病变所在

病理检查（病例73 图3）：（会阴）侵袭性血管黏液瘤。

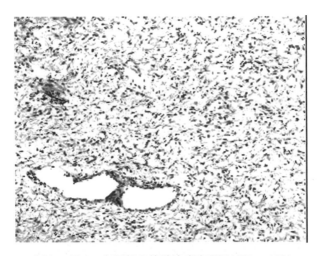

病例73 图3　会阴部血管黏液瘤病理图（HE，×100）

二、相关知识

（一）概述

本病是一种临床罕见、具有局部侵袭特性的良性肿瘤，以局部浸润性生长、较高的局部复发率及无远处转移为特点。好发于女性盆腔及会阴区。

（二）发病机制

病因和发病机制目前尚不清楚。有研究认为，本病由血管周围具有多向分化潜能的干细胞分化而来。

（三）临床与超声特征性表现

1. 临床表现　好发于女性外阴、盆腔，男性多见于精索、腹股沟、阴囊、肛周和会阴的深层软组织内，跨盆膈生长常见，生长缓慢，呈浸润性生长。

2. 超声表现　肿瘤体积较大时形态不规则，内部呈均匀的低回声或类似于无回声，边界尚清晰，无明显包膜，彩色观察其内血流信号不明显。

（四）病理特点

大体标本无包膜或部分包膜，切面灰白色，质软，呈黏液样。镜下可见瘤细胞呈星形或梭形，散布于疏松的黏液基质及胶原纤维中。

（五）诊断及鉴别诊断

1. 诊断　临床缺乏特异性，常与其他良性疾病如巴氏腺囊肿、疝、盆腔脓肿、膀胱、精索及阴囊内肿瘤等难以鉴别，术前诊断较困难。影像学检查，超声及 CT 一般仅能提示软组织肿块的大小、部位，肿瘤与周围组织分界欠清，有学者认为 MRI 具有特征性表现，特别是增强扫描可显示肿物内部特征性的"漩涡"状结构。

2. 鉴别诊断

（1）脂肪瘤：是由增生的成熟脂肪组织形成的良性肿瘤，瘤体质地柔软，圆形或分叶状，位于皮下，可以推动，瘤体大小不等，可见于体表的任何部位，以肩、背、腹部为多见，多无自觉症状。

（2）肌内黏液瘤：多发于肢体较大的肌肉内，超声及影像学无法确诊。

三、学习要点

1. 侵袭性血管黏液瘤的临床表现和病理特点。
2. 侵袭性血管黏液瘤的声像图特征及鉴别诊断。

参 考 文 献

［1］钞晓培，万希润，滕丽荣. 外阴侵袭性血管黏液瘤累及盆腔伴子宫肌瘤 1 例及文献复习. 生殖医学杂志，2018，27（5）：474－478.

［2］闫浩，秦幸茹，任莹. 侵袭性血管黏液瘤的影像学研究. 中国临床医学影像杂志，2018，29（9）：645－648.

病例 74　色素沉着绒毛结节性滑膜炎

一、病例简介

患者，女，52 岁，无意间发现右膝外侧逐渐增大肿物，突起于皮肤，压迫时疼痛。

超声检查（双侧膝关节对照）：双膝关节软骨厚度及回声尚均匀，关节面骨皮质表面尚规则，双侧膝关节髌上囊均可见积液回声，左侧最大液深约 4.5mm，右侧最大液深约 3.5mm，其内可探及点状强回声漂浮。右侧膝关节髌下深囊内可见约 1.6mm 的液性暗区，内透声好。右侧膝关节髌下脂肪垫内可探及范围约 42mm×30mm×19.8mm 囊实性肿物，边界清，内可见网格样实性弱回声，间有小片状血流信号，实性部分内可探及极其丰富的条状血流信号，可录得动静脉血流频谱，部分切面该肿物似与膝关节腔相延续。双侧股四头肌腱、髌腱、内外侧副韧带及支持带，髂胫束、鹅足腱未见肿胀及撕裂（病例 74 图 1）。

超声提示：双侧膝关节髌上囊积液；右侧膝关节髌下深囊积液；右侧膝关节髌下脂肪垫内囊实性肿物（血供极其丰富）：色素沉着绒毛结节性滑膜炎可疑。

核磁检查：右膝关节对应关系如常，组成关节诸骨边角骨质增生变尖，关节面下见多发片状稍长 T_1 质子加权高信号影，内侧关节间隙变窄，关节面尚光整；外侧半月板前角内见高信号。右侧胫骨前缘可见大小约 2.3cm×4cm×2.4cm 的斑片状异常信号影，T_1WI 上呈低信号，PDWI 上呈高信号，可见分隔影，增强分隔强化，腔内未见强化。外侧副韧带信号增高，内侧副韧带走行如常，未见明显异常信号。前、后交叉韧带及内外侧髌韧带形态、信号未见异常。髌上囊见少量积液，右膝关节周围软组织未见异常信号。

核磁提示：右膝关节退行性改变，髌上囊少量积液；右膝关节前缘异常信号，考虑滑膜囊肿；右膝外侧副韧带损伤。

镜下所见：所见组织镜下为纤维脂肪及滑膜组织，滑膜细胞未见明显异常，少量淋巴细胞散在浸润（病例 74 图 2）。（右膝关节滑膜）慢性炎。

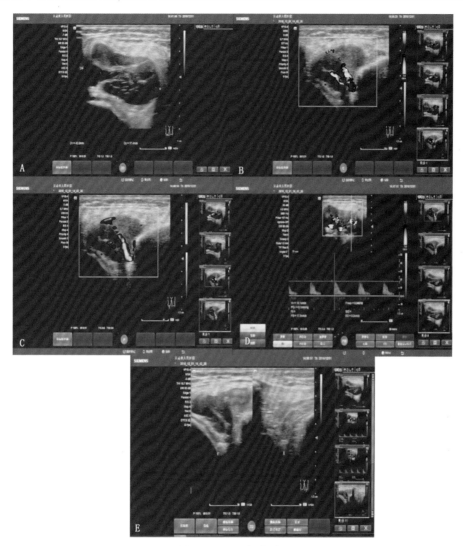

病例 74 图 1　超声检查

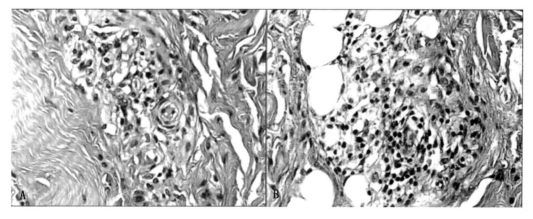

病例 74 图 2　镜下所见

二、相关知识

(一)概述

色素沉着绒毛结节性滑膜炎(PVNS)是一种病因不明的滑膜良性增生性疾病,较少见,主要是指关节、滑囊及腱鞘内的滑膜呈结节状或绒毛状进行性增生,本病以膝关节最为多见。

(二)发病机制及分类

病因不明,说法不一。总结起来,主要有以下4种:①脂质代谢紊乱;②创伤及出血;③炎症;④肿瘤。

根据临床表现,分为弥漫型和结节型。

(三)临床与超声特征性表现

1. 临床表现　常表现为关节的无痛肿胀或轻度疼痛伴肿胀。偶尔可以出现急性的关节疼痛和肿胀,患者还可能出现关节绞锁等症状。对于年轻患者出现的难以解释的髋部疼痛应考虑有 PVNS 的可能。PVNS 有两种表现形式:弥漫型和结节型。结节型最常见于手部,弥漫型最常见于膝关节。PVNS 也可见于髋关节、踝关节和肘关节等部位。

2. 超声表现　病变的关节均可见不同程度的关节积液;均可见增厚的滑膜,并有结节状隆起,部分结节较多者融合成较大肿块,隆起的结节大部呈低回声等,少数可见偏强回声;结节表面不光滑,部分患者的关节腔内或结节表面可见绒毛样突起;增生的滑膜或结节内均可见较丰富的彩色血流信号;部分患者关节软骨表面可见骨质侵蚀性改变。

(四)诊断及鉴别诊断

1. 诊断　肉眼观病变标本呈褐色,这是由于广泛的含铁血黄素沉积造成的。本病常伴有关节的血性积液,致使一些观察者认为此症是一种血管异常,而结节性滑膜炎是一种真正的肿瘤或一种反应性病变,因此两者是不同的。但两者的这种区别在组织学上却不明显,因而一些作者用“色素沉着绒毛结节性滑膜炎”这一个名称来包括这两种滑膜病变。根据临床病变表现为无痛性软组织肿块,通常位于手指和足趾处。也可见于其他关节(尤其是膝关节)及腱鞘。单关节发病的规律,结合关节镜影像学检查及病理可以诊断。

2. 鉴别诊断

(1)类风湿性关节炎:好发于小关节,多关节发病,女性多见,类风湿因子多为阳性,滑膜增厚呈结节状不明显。

(2)滑膜软骨瘤病:软骨结节多边缘光滑,且有钙化或骨化,故结节多呈大小不等的强回声伴声影。如结节脱落则形成关节内游离体。

(3)滑膜肉瘤:多发生于膝关节,以膝关节最为多见,肿瘤呈结节状或椭圆形,边缘清晰,呈均匀低回声,CDFI 显示肿块内血流丰富。超声并可见骨质侵蚀性改变及滑膜反应。本病与 PVNS 较难鉴别。

(4)滑膜型关节结核:超声可见滑膜增厚,回声增强,表面不光滑,形成结节较少见，晚期可形成干酪样肉芽肿和死骨，CDFI 显示肿块内无明显血流信号，首先在关节边缘可见局限性骨质破坏，较早即可出现骨质疏松改变。而 PVNS 的骨质破坏面从持重面扩展到关节边缘，多无骨质疏松及死骨。

三、学习要点

1. 色素沉着绒毛结节性滑膜炎的临床与超声表现。
2. 色素沉着绒毛结节性滑膜炎的诊断及鉴别诊断。

参 考 文 献

[1] 王华,倪青,高宇哲,等. 核因子 – κBp65 和细胞间黏附分子 – 1 在浆细胞性乳腺炎中的表达意义. 中华实验外科杂志,2016,33(4):947 – 949.

[2] 唐文,何山,郑轲,等. 浆细胞性乳腺炎的临床研究. 中华实用诊断与治疗杂志, 2008, 22(11): 810 – 811.

[3] Mchoney M, Munro F, Mackinlay G. Mammary duct ectasia in children: Report of a short series and review of the literature. Early Human Development, 2011, 87(8): 527 – 530.

病例 75　促结缔组织增生性小圆细胞肿瘤

一、病例简介

患者，男，17 岁，主因"发现腹部肿物 6 个月余，增大 2 个月"入院。

现病史：患者自诉 6 个月前无意中发现上腹部出现一拳头大小的肿物，无任何不适症状，未在意。近 2 个月来患者发现该肿物较前明显增大，伴有腰背部酸胀不适，无恶心、呕吐，无腹痛、腹泻等不适症状。病程中，患者精神、饮食、睡眠尚可，大小便正常，体重未见明显变化。

专科查体：腹软，右上腹部略膨隆，可触及一 30cm×25cm 大小的不规则肿物，质中，活动度差，有轻压痛；无腹壁静脉曲张，未见肠型及蠕动波。无液波震颤，无震水音。肝脾肋下未触及，肝浊音界存在，肝上界位于右锁骨中线第 5 肋间，胆囊肋下未触及，Murphy 征阴性。双肾区无叩痛。腹部鼓音区正常，无移动性浊音，肠鸣音正常，未闻及腹部血管杂音。

实验室检查：血红蛋白：151.0g/L，血小板计数：286×10^9/L，红细胞计数：5.41×10^{12}/L，白细胞计数：10.4×10^9/L，总蛋白：68.2g/L，白蛋白：32.8g/L，谷丙转氨酶：57U/L，谷草转氨酶：26U/L，总胆红素：19.4μmol/L，直接胆红素：7.8μmol/L。

超声所见：腹腔内巨大囊实性混合回声肿物影，以囊性为主，边界尚清，CDFI 可探及血流信号；肝脏、胆囊、胰腺及右肾、门静脉、下腔静脉等周围组织受压，与肝脏及右侧肾上腺分界不清（病例 75 图 1）。

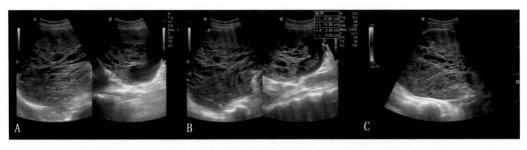

病例 75 图 1　超声检查

CT 报告：腹膜后巨大占位病变，凸向腹腔生长，并下腔静脉受侵，肝尾状叶受侵，胰十二指肠动脉为主要供血动脉，肝动脉、右肾动脉及门静脉推挤（病例 75 图 2）。

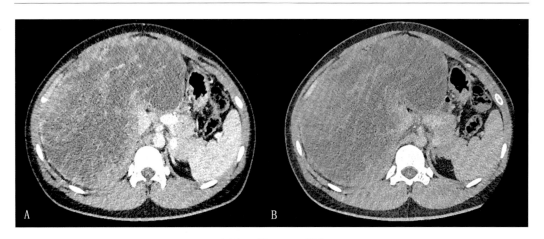

病例 75 图 2 CT 报告

CT 血管成像报告:腹膜后巨大占位病变;下腔静脉受压、移位,局部受侵(病例75 图 3)。

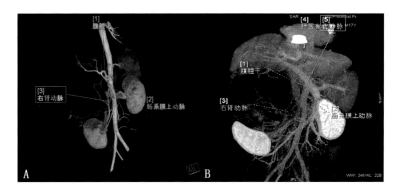

病例 75 图 3 CT 血管成像

MRI 报告:腹膜后占位病变,多考虑恶性,肝脏及右肾呈明显受压改变(病例75 图 4)。

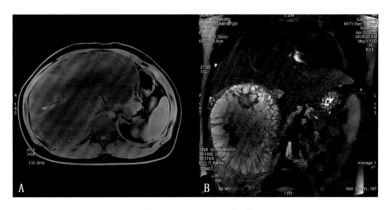

病例 75 图 4 MRI 报告

免疫组化:CKP(点灶 +),EMA(-),Desmin(-),SMA(-),Vimentin(+),WT(-),CD99(+),CD56(-),CD57(-),NSE(-),CgA(-),Syn(-),CD45(-),GFAP(-)。

病理结果：（腹膜后）小细胞恶性肿瘤结合临床及免疫组织化学染色结果，高度考虑：促结缔组织增生性小圆细胞肿瘤。

二、相关知识

（一）概述

促结缔组织增生性小圆细胞瘤（DSRCT）是一种易发于青少年或年轻男性的小圆细胞恶性肿瘤，多累及浆膜表面，尤其是腹膜。本病主要发生于腹腔、盆腔，亦有原发于胸膜、睾丸、脑、骨等处。

（二）临床与超声表现

1. 临床表现　为非特异性腹痛、腹部包块、腹水及肠梗阻，可伴发热、贫血、消瘦等恶病质表现，肿瘤易引起腹膜多发种植播散和邻近脏器的直接侵犯，肝脏多发转移也比较常见，也可转移至肺、睾丸旁、腹膜后、锁骨上及腹股沟淋巴结。许多病例可累及泌尿生殖系统，出现尿频、尿路梗阻等症状，输尿管梗阻是泌尿系最常见并发症。

2. 超声表现　DSRCT 的超声检查主要表现为腹腔巨大肿块，回声不均匀，多普勒血管显像显示血供丰富，或表现为边界清楚的低回声肿块，其中心可见无回声区，可由于肿瘤出血或坏死表现为异质性。

（三）诊断与鉴别诊断

1. 诊断

确诊：主要依赖于病理组织学，免疫组化检测和细胞遗传学检查。

诊断要点：

（1）DSRCT 是一种主要发生于腹膜的高度恶性小圆细胞肿瘤，青少年男性好发。

（2）CT 扫描显示多发分叶状无明确器官来源的软组织肿块。

（3）实验室检查没有特异性，但可有血浆 CA125 及 NSE 增高。

（4）组织学特征为瘤细胞呈不规则的大小不一的巢团和梁索状结构，并埋没在增生的纤维结缔组织中。

（5）免疫组化显示瘤细胞具有多向分化的特点，同时表达上皮源性、神经源性、间质性和肌源性标志物。

（6）电镜下特征性结构为瘤细胞胞质内核旁区有漩涡状排列的中间丝，呈小球样聚集。

（7）遗传学基因分析显示有 22 号染色体断裂，并发生易位 t（11：22）（p13：q12），表达特异的 EWS – WT$_1$ 蛋白。

2. 鉴别诊断

（1）骨外尤文肉瘤：发生于软组织内罕见恶性小细胞肿瘤。多见于 4 ~ 25 岁儿童及青少年，平均发病年龄约 20 岁，40 岁以上罕见。多发生于躯干，尤以臀部、脊柱旁、盆腔、下肢多见。常位于深部软组织，出血坏死常见。可累及相邻骨骼、神经、骨髓引起感觉、运动障碍。转移率高，预后差。免疫表型：CD99（＋）、CgA（＋）、Syn（＋）。

（2）外周原始神经外胚层瘤：一组具有多分化潜能的小圆细胞恶性肿瘤。多见于 10 ~ 15 岁儿童和青少年，平均发病年龄约 20 岁，40 岁以上较少见，男性多见。好发于脊柱及四肢等部位，极少见于子宫、卵巢、肾脏及会阴皮肤等实质脏器。恶性度高，预后极差，局部复发及远处转移是治疗失败的主要原因。免疫表型：CD99（＋）、Syn（＋）、NSE（＋）、CD45（－）。

（3）横纹肌肉瘤：间叶细胞恶性肿瘤。其中腺泡型多见于青少年，平均年龄约 12 岁，男性多见。可发生于身体任何部位，多发生于头颈部及泌尿生殖系。可触到比较有弹性且不伴有疼痛的坚硬包块。压迫周围神经和侵犯周围组织器官时可引起疼痛、压迫症状和感觉障碍。早期即可出现淋巴结和血行播散转移，恶性度较高。免疫表型：Des（＋）、SMA（＋）、Vim（＋）、Myo（＋）。

CT 检查上，DSRCT 应与其他原发瘤，如原发于腹腔的间皮瘤和浆液性乳头状瘤，卵巢生殖细胞肿瘤和交界性肿瘤以及淋巴瘤等鉴别。病理上，需与其他小细胞恶性肿瘤，如原始神经外胚层瘤、横纹肌肉瘤、神经母细胞瘤、骨外尤文肉瘤及分化差的小细胞癌、Merkel 细胞癌、恶性间皮瘤等进行鉴别。

三、学习要点

1. 促结缔组织增生性小圆细胞肿瘤的超声表现。
2. 促结缔组织增生性小圆细胞肿瘤的诊断与鉴别诊断。

参 考 文 献

［1］Gerald WL, Rosai J. Case 2：Desmoplastic small tumor with divergent differentiation. Pediatr Pathol, 1989, 9(2)：177 – 183.

［2］Furman J, Murphy WM, Wajaman Z, et al. Urogenital involvement by desmoplastic small round – cell tumor. JUrol, 1997, 158：1506 – 1509.

［3］Pickhardt PJ, Fisher AJ, Balfe DM, et al. Desmoplastic small round cell tumor of the abdomen：radiologic histopatholigic correlation. Radiology, 1999, 210(3)：633 – 638.

［4］Ordonez NG. Desmoplastic small round cell tumor：an ultrastructural and immunohistochemical study with emphasis on new immunohistochemical markers. Am J Surg Pathol, 1998, 22(11)：1314 – 1327.

［5］Lae ME, Roche PC, Jin L, et al. Desmoplastic small round cell tumor：a clinicopathologic, immunohisto-chemical and molecular study of 32 tumors. Am J Surg Pathol, 2002, 26(7)：823 – 835.

［6］Fizazi K, Farhat F, Theodore C, et al. Ca125 and neuron – specific enolase(NSE) as tumour markers for intra – abdominal desmoplastic small round cell tumours. Br J Cancer, 1997, 75(1)：76 – 78.

［7］Gil A, Portilla AG, Erwin A, et al. Clinical Perspective on Desmoplastic Small Round Cell Tumor. Oncology, 2004, 67(3 – 4)：231 – 242.

［8］Suchaxa Y, Yazawa Y, Hitachi K. Intraabdominal desmoplastic small round cell tumor：results of ifos-famide – based chemotherapy. Int J Clin Oncol, 2004, 9(2)：134 – 138.

［9］Elhajj M, Mazurka J, Daya D. Desmoplastic small round cell tumor presenting in the ovaries：report of a case and review of the literature. Int J Gynecol Cancer, 2002, 12(6)：760 – 763.

［10］Mazuryk M, Paterson AHG, Temple W, et al. Benefit of aggressive multimodality theraph with autologous stem cell support for intra – abdominal desmoplastic small round cell tumor. Bone Marrow Transplantation, 1998, 21：961 – 963.

病例76　神经纤维瘤病

一、病例简介

患者，男，23岁，因背部、臀部、大腿后方等多部位体表肿物7年，渐进性生长2年就诊（病例76图1）。

一般检查：背部、臀部、大腿后方等多部位皮肤表面色素沉积，大范围皮肤明显隆起、增厚。

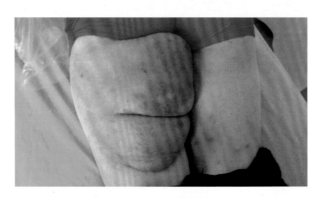

病例76图1　体表肿物

超声所见：左侧臀部、大腿后方、腰部皮下见大范围略低回声团，边界不清，内部回声不均，可见裂隙样无回声，臀部硬结处范围约65mm×40mm不均质液性包块，内透声好，内可探及稀疏血流信号（病例76图2）。

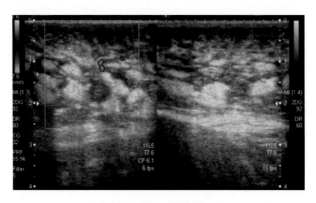

病例76图2　超声检查

超声提示：左侧臀部、大腿后方、腰部皮下肿物（纤维瘤病？）。

后两次超声检查分别提示为：左臀部血管瘤？

皮下脂肪异常堆积症可能。

经超声引导注入硬化剂（病例 76 图 3）。

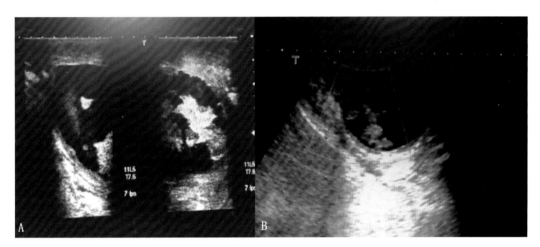

病例 76 图 3　经超声引导注入硬化剂

病理结果（病例 76 图 4）：术后病理结果为神经纤维瘤病。

临床诊断：神经纤维瘤性橡皮病。

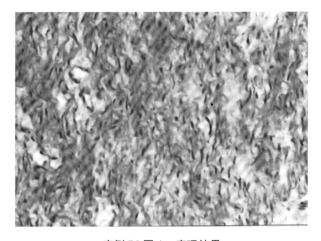

病例 76 图 4　病理结果

二、相关知识

（一）概述

神经纤维瘤病（neurofibromatosis，NF）是一组起源于神经上皮组织少见的常染色体显性遗传性疾病，典型表现为神经系统、骨骼和皮肤发育异常。主要包括 1 型神经纤维瘤病和 2 型神经纤维瘤病及施万细胞瘤病。

（二）发病机制及分类

1. 发病机制　本病的发病机制未明，可能是神经嵴发育异常，认为与神经生长因子生成过多或活性过高，促使神经纤维异常增殖，导致肿瘤生长有关。

2. 分类　1 型神经纤维瘤病一般分为结节型、丛型及弥漫型三种类型。丛状神经纤维瘤是神经干及其分支弥漫性神经纤维瘤，主要累及皮肤及皮下组织大量增生，引起该区域或肢体弥漫性肥大，称为神经纤维瘤性橡皮病，本例属于 1 型丛状神经纤维瘤性橡皮病。

（三）临床与超声表现

1. 临床表现　1 型临床表现为皮肤色素沉着，牛奶咖啡斑和多发神经纤维瘤病，可伴有智力下降，可恶变。2 型多是累及中枢神经系统的神经皮肤综合征，可累及多系统脏器，故有多种临床表现。

2. 超声表现（1 型丛状神经纤维瘤性橡皮病）　皮肤及皮下脂肪层受累时表现为皮肤及皮下脂肪层增厚，边界不清，形态不规则，片条状弱回声中可见线片状稍强回声，呈"羽毛状"排列；脂肪层深面软组织（肌肉、肌腱等）受累时表现为大量密集的结节状、团块状的弱回声，其间可见正常的肌肉或肌腱回声，且分界较清楚；病变区血流信号丰富。

弥漫型丛状神经纤维瘤病超声图像特征为皮肤、皮下软组织增厚，呈"羽毛状"结构，或脂肪层深面软组织内大量结节状或者团块状弱回声，同时结合病变皮肤处典型的棕褐色色素沉着有助于诊断（病例 76 图 5）。

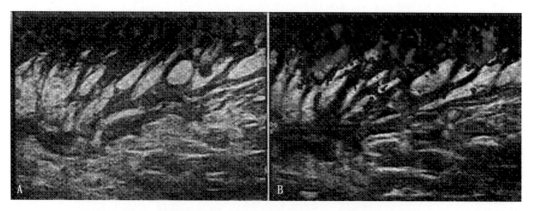

病例 76 图 5　低回声为神经纤维束，高回声为神经纤维周围的结缔组织

（四）诊断及鉴别诊断

1. 诊断

NF1 型诊断标准（美国 NIH，1987）：6 个或 6 个以上牛奶咖啡斑，青春期前最大直径 >5mm，青春期后 >15mm；腋窝和腹股沟区雀斑；2 个或 2 个以上神经纤维瘤或丛状神经纤维瘤；一级亲属中有 NF1 型患者；2 个或 2 个以上 Lisch 结节；骨损害。

NF2 型诊断标准：影像学确诊双侧听神经瘤，一级亲属患 NF2 型伴一侧听神经瘤，或伴神经纤维瘤、脑(脊)膜瘤、胶质瘤、Schwann 细胞瘤中的两种,青少年后囊下晶状体浑浊。

2. 鉴别诊断

(1)脂肪瘤:皮下脂肪瘤一般边界较清楚,形态多呈梭形,较规则,内部回声较弥漫型神经纤维瘤均匀,脂肪瘤内部常无明显的血流信号,局部也无色素沉着。

(2)血管瘤:神经纤维瘤病皮肤、皮下脂肪层的"羽毛状"声像图和(或)深部的密集结节状、团块状弱回声常合并存在,病变区皮肤呈棕褐色色素沉着,而海绵状血管瘤超声表现为管网状杂乱回声,可合并血栓、静脉石,皮肤表面呈紫红色。

(3)血管畸形(KTS):发生于四肢时,需与浅静脉畸形尤其是先天性静脉畸形伴骨肥大综合征相鉴别,后者的典型三联征包括皮肤毛细血管瘤(痣)、皮肤浅静脉曲张和骨与软组织增生。先天性静脉畸形骨肥大综合征皮肤可表现为红斑,而非棕褐色色素沉着。

三、学习要点

1. 神经纤维瘤病的超声表现。
2. 神经纤维瘤病的诊断及鉴别诊断。

参 考 文 献

[1] Raffin Delphine, Zaragoza Julia, Georgescou Gabriella, et al. High – frequency ultrasound imaging for cutaneous neurofibroma in patients with neurofibromatosis type I. Eur J Dermatol, 2017, 27(3): 260 – 265.

[2] Karabacak Ercan, Tekin Levent, Carl Alparslan Bayram, et al. Ultrasound imaging for neurofibromatosis: from the dermatologist's perspective. J Dtsch Dermatol Ges, 2014, 12(5): 420 – 422.

[3] Ambardekar Aditee Parag, Ganesh Arjunan, Schwartz Alan Jay. The value of ultrasound in the safe care of a patient with neurofibromatosis. Anesthesiology, 2013, 118(5): 1206.

[4] 吴克钻,朱策均,杨世海,等. 结节型神经纤维瘤的超声诊断及鉴别诊断. 现代医用影像学, 2017, 26(2): 222 – 226.

[5] 李明,赵新美,丁炎,等. 外周神经鞘膜肿瘤超声误诊分析. 临床超声医学杂志, 2016, 18(11): 753 – 755.

病例77　骨化性肌炎

一、病例简介

患者，男，10岁。

主诉：发现步态不稳，伴右大腿疼痛不适1个月余。

现病史：患者家属诉入院前1个月余发现患者步态不稳，伴右大腿前外侧压痛，曾就诊于宕昌县医院，完善CT检查示：位于右侧大转子外侧臀中肌处椭圆形块密度影，来源于臀中肌良性占位？给予抗感染、止痛等对症治疗后，症状未见缓解，建议转上级医院，遂至我科门诊。患者自发病以来，神志清，精神可，饮食睡眠正常，大小便未见异常，体重未见明显改变，无发热盗汗，无心慌胸闷。

专科检查：右侧髋关节皮肤颜色正常，无红肿，皮肤感觉正常，皮温不高，右大转子顶点近端2cm处可触及3cm×4cm质硬包块，伴有压痛、叩击痛。左侧髋关节活动度可，右侧髋关节屈伸、内收外展活动受限。双下肢主要肌肌力4级，肌张力正常，无肌张力亢进。双侧膝、踝及足指关节屈伸活动良好，双足拇指背伸肌力Ⅴ级。双侧膝腱反射、跟腱反射存在，无亢进肢体远端感觉及血运正常。4字试验（-），大腿滚动试验（-），Patick试验（-），Trendelenburg征（-），托马斯试验（-），髌阵挛（-），踝阵挛，双侧巴氏征（-）。

实验室检查：血常规（临检）：中性粒细胞计数：$7.20×10^9$/L，红细胞计数（RBC）：$4.87×10^{12}$/L，白细胞计数（WBC）：$9.9×10^9$/L；红细胞沉降率测定（临检）：血沉：39mm/h；细菌感染二项测定：降钙素原：0.068ng/ml，白介素-6：13.4pg/ml。

超声检查：患者所述体表部位探查：右大腿根部前外侧（相当于臀中肌近股骨大转子附着处）肌层内肌束回声紊乱，不均匀，见不均质回声肿物，大小约53mm×43mm×31mm，边界尚清，形态欠规则，回声不均，见多发散在团状强回声，后伴声影，见异常血流信号（病例77图1）。

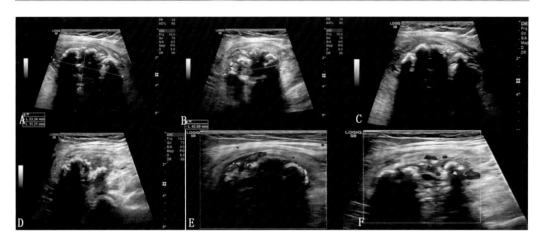

病例77 图1　超声检查

超声提示：右大腿根部前外侧（相当于臀中肌近股骨大转子附着处）肌层内不均质回声肿物。

右侧股骨正侧位片所见：右股骨形态、骨密度正常，未见明确骨质增生及破坏；周围软组织明显肿胀；右髋关节未见异常。

右侧股骨正侧位片提示：右股骨骨质未见异常，周围软组织肿胀。

术后病理：

免疫组织化学染色结果：SMA（＋）、desmin（－）、S－100（－）、caldesmon（－）、Vimentin（＋）、CD34（－，微血管内皮细胞＋）、P53（野生型）、Ki－67（index：50%）。

病理诊断：（右股骨横纹肌肿瘤）结合临床、影像学资料及免疫组织化学染色结果：高度考虑骨化性肌炎。

二、相关知识

（一）概述

骨化性肌炎是一种发生在正常肌肉或其他软组织中的非肿瘤性病变，是软组织的无菌性炎症反应，为一种良性、局限性、含非肿瘤性钙化或骨化的软组织肿块。病理组织以纤维组织增生为特征，可导致严重的运动功能障碍。

（二）病因及分型

1. 病因　各种创伤是导致骨化性肌炎的重要原因，全身易受伤的部位均是该病发生的重点区域，例如最常见于下肢，除发生于肌肉组织外，临床亦见于皮肤、皮下组织、筋膜、肌腱、血管壁、韧带、骨骼肌、关节附近的纤维组织内。部分资料表明，各种损伤和炎症等均可造成多能间叶细胞或成纤维细胞转化为成骨细胞，从而导致局限性骨化性肌炎。

2. 分型

（1）进行性骨化性肌炎（myositisossificans progressive，MOP）：又称为进行性骨化纤维发育不良（fibrodysplasia ossificans progressiva），是一种常染色体显性遗传病，该病在患者全身多处肌肉、筋膜及韧带内进行性地异位骨化。

（2）外伤性骨化性肌炎（myositis ossificans traumatic，MOT）：又称为局限型骨化性肌炎，一般指单次或反复多次创伤后，在创伤处肌肉或肌肉群中形成的异位骨化。

（3）感染性骨化性肌炎：国内有学者近期在颌面部翼内外肌、咀嚼肌群等发现因牙源性感染导致骨化性肌炎。

（4）特发性骨化性肌炎：一种较罕见的无明显创伤或其他病因的骨化性肌炎，一般将其归类于局限型骨化性肌炎。

（三）临床与超声特征性表现

1. 临床表现　本病好发于男性，以四肢大的肌群、肘关节、臀部等部位多见。有报道显示 60%～75% 的临床患者曾有过创伤史，可为一次严重的损伤，或反复多次的较轻的。临床上分为 4 期：

1 期：为炎症反应期，表现为软组织内局部肿物明显增大、肿胀，该阶段常误诊为肿瘤、感染或血栓性静脉炎等。

2 期：为活跃期，病灶局部皮温升高，压痛明显，肿块质硬。

3 期：为成熟期，病灶出现壳状骨性软骨，触之坚硬，多不可推动，可导致关节功能受限、僵硬，该期部分病灶与成骨肉瘤较难区分。

4 期：为恢复期，病灶多停止生长，并逐渐缩小。除少数活跃期术后复发外，一般预后良好，并有自限性，偶可自愈或完全骨化，骨化性肌炎鲜有恶变的报道。

2. 超声表现

早期（急性水肿期）病变：表现为病变部位软组织肿胀，肌层或肌间隙见不规则低回声区，边界清楚或欠清，内回声不均匀，CDFI 示其周边及内部可见点状血流信号。早期病变未出现明显钙化。

中期（增殖肿块期）病变：该期开始出现早期钙化，沿着肌肉羽状结构分布在肿物周边，逐渐形成典型的"环带现象"，这是骨化性肌炎的主要特征。表现为软组织内不均质低回声肿块，边界清楚，3～8 周后肿块周围开始出现斑片状骨样组织和钙化，肿块中心出现单个或多个强回声团，后方有声影。一般骨化自肿块边缘向中心发展，该期肿块未完全骨化。

晚期（钙化修复期）病变：该期病灶大多完全骨化，表现为软组织内不规则片状强回声或不连续的壳状强回声，表面凹凸不平，其后方可见声影，后缘边界不清。病灶 5～6 个月发展到成熟期，钙化肿块逐渐缩小，边缘清楚，表现为不透声的骨性包块，CDFI 示：成熟骨化的肿块内血流信号不明显。

（四）诊断及鉴别诊断

1. 诊断　根据病因、临床表现及实验室检查、影像学检查即可做出诊断。

2. 鉴别诊断

（1）早期病变鉴别：该阶段图像缺乏特征性而容易误诊，需与以下疾病相鉴别：

1）创伤后肌层内血肿：声像图表现为肌层内不均匀低回声团块，与本病早期声像图相近，但血肿边缘不清，内部多有液性区，而骨化性肌炎肿块边界比较清晰，一般无液性区。

2）肌层内脓肿未液化时：也表现为低回声肿块，边界不清，内部回声杂乱，与本病难以鉴别，但结合临床病史，脓肿多有发热，白细胞及中性粒细胞计数升高。

3）肌层内肿瘤：多为低回声肿块，如纤维肉瘤等，但是肿瘤多无创伤史，该期除穿刺活检外，可短期内动态观察肿物变化有助鉴别。

（2）中晚期病变鉴别：该阶段病变骨化不全时需与含钙化或骨化的软组织恶性肿瘤相鉴别，如骨外骨肉瘤、脂肪肉瘤、滑膜肉瘤等，其中骨外骨肉瘤较难鉴别。骨外骨肉瘤，好发长管状骨，持续肿痛，一般中心向周围成骨，骨样组织排列紊乱，可见成骨性病灶与骨组织相连。超声检查要仔细观察有无异常的软组织回声延展到强回声钙化以外，骨化性肌炎的低回声病变局限于骨化范围之内，体积随时间逐渐缩小，邻近骨皮质的骨膜完整（病变不侵及骨组织）；而骨皮质旁骨肉瘤钙化分散，且以病灶中心明显，肿块短时间内有明显增大趋势，这是两者的最大区别。如果邻近的骨皮质骨膜正常，则可以除外皮质旁骨肉瘤。超声显示不满意时 CT 检查有助于诊断。

三、学习要点

1. 骨化性肌炎的病因和分类。

2. 骨化性肌炎的声像图特征。

3. 骨化性肌炎的诊断及鉴别诊断。

参 考 文 献

［1］Demir MK，Beser M，Akinci O. Case 118：Proliferative myositis. Radiology，2007，244（2）：613 – 616.

［2］唐和虎，洪毅. 脊髓损伤后异位骨化. 中国康复理论与实践，2005，11（2）：115 – 117.

［3］杜良杰，李建军. 脊髓损伤后神经源性异位骨化. 中国康复理论与实践，2005，11（3）：196 – 197.

［4］孙晖，白雪飞. 早期肢体康复训练在预防异位骨化中的作用. 中国康复理论与实践，2005，11（1）：67.

［5］于啸，张欣贤，辛涛，等. 儿童进行性骨化性肌炎一例. 放射学实践，2019，34（9）：1054 – 1055.

［6］谭莹莹，叶欣. 膝部外伤后继发骨化性肌炎 1 例. 法医学杂志，2016，32（6）：478 – 479.

［7］钟静，尹家保，杨浩，等. 彩色超声联合多平面成像技术诊断骨化性肌炎及分期. 生物医学工程与临床，2017，21（2）：171 – 173.

［8］孟淑琴，孙晓淇，宫丽华，等. 骨化性肌炎 15 例的临床病理学分析. 中华病理学杂志，2008，37（10）：665 – 669.

病例 78　恶性纤维组织细胞瘤

一、病例简介

患者，女性，88岁，主因"右颞部恶性肿物切除术后14年，复发增大2个月"住院，14年前外院行颞部肿物切除术，术后恢复良好，2个月前发现右侧颞部肿物复发，并生长迅速，伴周围灼热感，轻度破溃并少量渗液。

超声所见：右侧颞部皮下可见一混合回声肿物，中低回声为主，突出体表，大小约33mm×30mm×15mm，外形欠规则，边界清，内部回声不均匀，后方回声稍增强，CDFI：内可见丰富血流信号（病例78图1）。

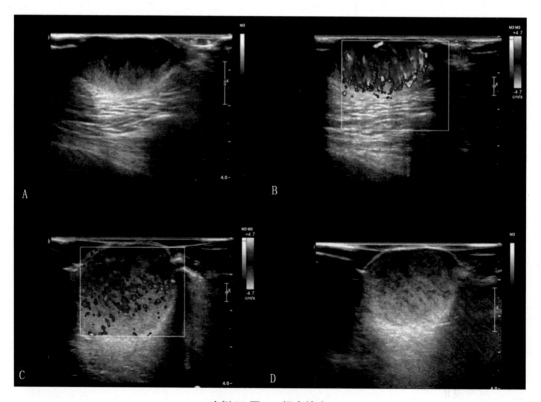

病例78图1　超声检查

病理诊断：（右侧颞部）结合免疫组化结果，符合多形性恶性纤维组织细胞瘤/未分化高级别多形性肉瘤。

二、相关知识

（一）概述

恶性纤维组织细胞瘤（MFH），在 20 世纪 70—80 年代相当常见，当时有观点认为"纤维肉瘤几乎从不呈现为多形性"，而衍生出多形性肉瘤是一类新肿瘤的观点，以致当时许多命名为多形性横纹肌肉瘤、多形性平滑肌肉瘤或多形性脂肪肉瘤等称谓的肿瘤被命名为 MFH。如今，许多新的证据的出现，让质疑 MFH 严格性的声音越来越多，如基因方面，有研究表明 MFH 并无独特的基因表达谱，不足以构成一类新的肿瘤。因此，这些肿瘤命名为未分化多形性肉瘤更为准确。恶性纤维组织细胞瘤（MFH），是一类间叶组织来源的恶性肿瘤，好发于四肢、躯干及腹膜后等深部软组织及骨组织，多见于大腿前部。瘤体多呈局限性、膨胀性生长并伴有出血和坏死。MFH 约占成人肉瘤的 5%，发生于颌面部的 MFH 则占全身 MFH 的 1% ~ 3%，MFH 的好发年龄为 50 ~ 70 岁，男性比女性多见。

（二）发病机制及分类

1. 发病机制　病因尚不明，发病机制还不清楚。

2. 分型　组织病理上有多种亚型：黏液样亚型、炎症性亚型、血管瘤样亚型、巨细胞亚型。

（三）临床与超声表现

1. 临床表现　恶性纤维组织细胞瘤常位于长骨，依次为股骨、胫骨和肱骨，像骨肉瘤一样，较常发生于股骨远端和胫骨近端，与骨肉瘤不同的是此病更容易从干骺骨干——干骺端向骨干侵犯。由于患者一般是成人，因此可侵及骨骺。有时可仅发生于骨干，或仅在短骨和扁平骨见到。

一般在患者就诊时，症状（疼痛和肿胀）出现的时间很短，但有时可在 1 ~ 2 年以上。

临床上类似隆突性纤维肉瘤，呈隆起性圆形肿瘤，直径 1 厘米到数厘米，常呈淡红色或暗黑色并进行性增大。肿瘤多位于皮下组织。1/3 患者发生于大腿和臀部，有时发生于放射性皮炎或慢性溃疡的基础上。高峰发病期为 20 岁。

2. 超声表现　肿物往往平行于身体长轴，位于肌层或皮下，边界清，可见包膜或包膜不完整，内部回声不均匀，肿物内部及周边可见丰富的血流信号。

（四）诊断及鉴别诊断

1. 诊断　术前无论临床，还是影像，均难以确诊 MFH，容易误诊，需术后通过病理、免疫组化等方式进行诊断。

2. 鉴别诊断

（1）骨肉瘤：鉴别要点是骨肉瘤常有明显的骨膜反应及 Codman 三角，以及多种形态、不同密度的瘤骨，发病年龄以青少年多见。

（2）纤维肉瘤：其鉴别主要依据病理学检查。

三、学习要点

1. 恶性纤维组织细胞瘤的超声表现。

2. 恶性纤维组织细胞瘤的诊断及鉴别诊断。

参 考 文 献

［1］ Liang Hai – Yan，Hu Xin – E，Xu Wan – Li，et al.［Ultrasound and MRI features of malignant fibrous histiocytoma of soft tissue］. Zhongguo Gu Shang，2019，32(8)：736 – 741.

［2］ Orenstein Jan Marc，The so called"malignant fibrous histiocytoma"is actually an unusual fibrosarcoma. Ultrastruct Pathol，2014，38(1)：52 – 54.

［3］ 吴妃生，潘红日，徐晓峰. 多模态影像学成像在骨恶性纤维组织细胞瘤诊疗中的应用. 中国 CT 和 MRI 杂志，2020，03：117 – 120.

［4］ 李朋，谷文光，李得见. 恶性纤维组织细胞瘤的诊断与治疗进展. 中国矫形外科杂志，2015，23 (17)：1597 – 1599.

［5］ Hollmig S Tyler，Kirkland E Brent，Henderson Michael T，et al. The evolving conception and management challenges of malignant fibrous histiocytoma. Dermatol Surg，2012，38(12)：1922 – 1929.